자세와 동작을 이해하는
움직임 해부학

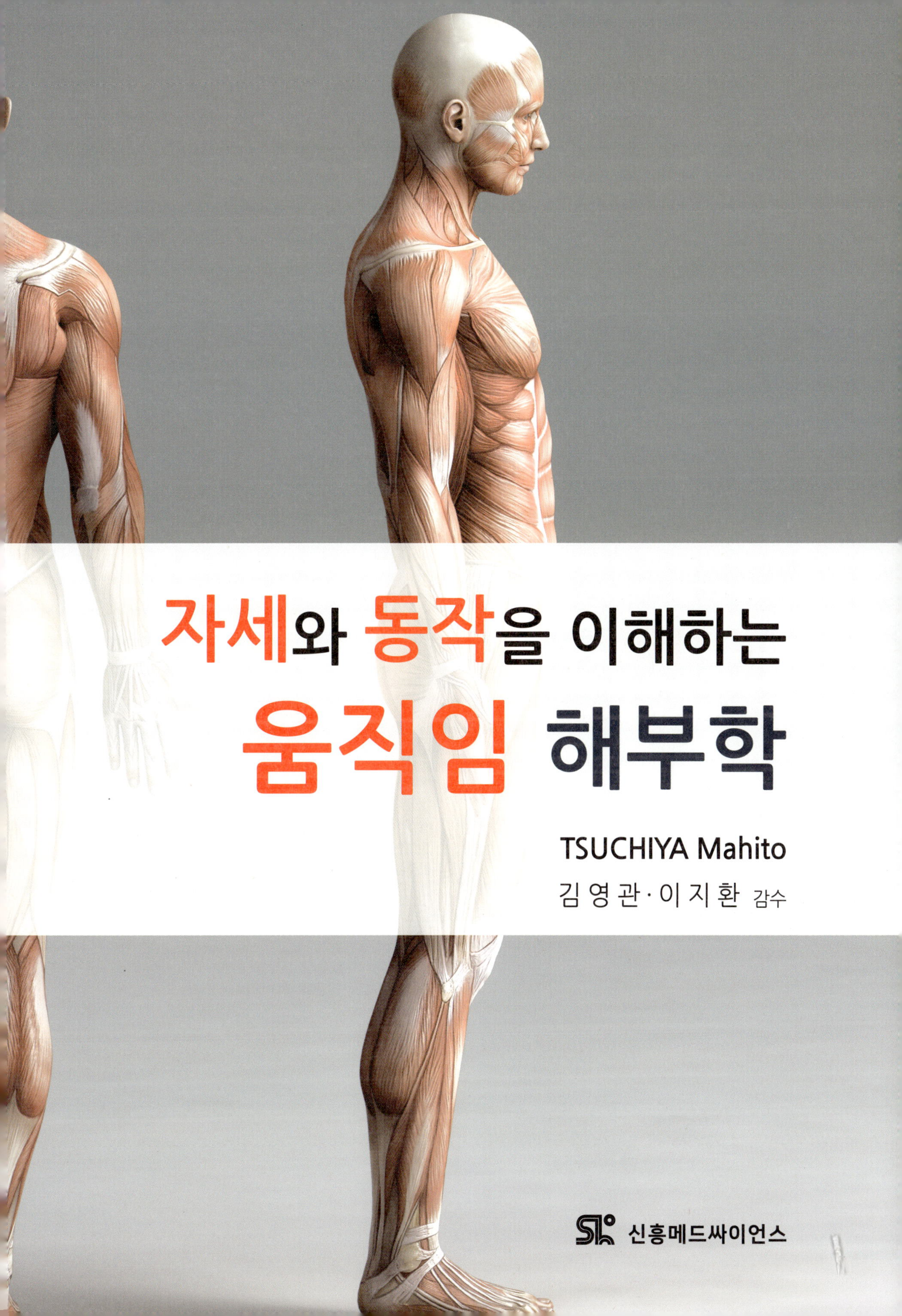

자세와 동작을 이해하는 움직임 해부학

TSUCHIYA Mahito

김영관 · 이지환 감수

신흥메드싸이언스

자세와 동작을 이해하는 움직임 해부학

발 행	2021년 12월 28일
지 은 이	TSUCHIYA Mahito
감 수	김 영 관, 이 지 환
발 행 인	홍 성 혁
발 행 처	**신흥메드싸이언스**
디 자 인	박 은 경
주 소	서울시 강서구 마곡중앙1로 10, 907호 (마곡동 한일노벨리아타워)
등록번호	제318-2007-000077호
전 화	02-6956-8670
팩 스	02-6956-8671
홈페이지	www.shmed.co.kr
I S B N	978-89-6498-076-7 93510
정 가	35,000원

▪ 김 영 관

현) 전남대학교 체육교육과 교수, 생체역학 전공
현) 광주전남스포츠의학회 회장
Arizona State University 박사, 생체역학
Texas Christian University 석사, 운동제어
한국과학기술원(KAIST) 석사, 항공우주공학

▪ 이 지 환

경희대학교 스포츠의학 전공
원광디지털대학교 자연건강학 석사 졸업
현) 힐링무브-자세움직임 아카데미 대표
현) 대한파사폄석협회 대표강사
전) S바디워크 필라테스 목동점 지점장

시작하며...

어린이의 체력 저하, 운동선수의 부상·장애의 문제, 생활습관병의 만성화, 고령자의 건강과 체력 관리의 문제 등, 스포츠 지도자, 체육 지도자, 피트니스 강사, 트레이너, 코치, 체육계 대학·관계 학과 학생 등, 지금 시대의 「체육」「피트니스」「건강 만들기」「생활습관병 예방」「케어 관리」「건강 스포츠」의 영역에서 지도하는 여러분에게는 정말로 큰 감사와 기대를 하고 있습니다.

그 기대에 부응하기 위해서는 지도자가 클라이언트(운동의뢰자) 개개인 신체의 종합적인 컨디션 상태를 정확하게 파악하고, 거기에 맞추어 안전하고 효과적인 개별 프로그램을 만들고 지도할 수 있는 수준의 지식과 기능을 갖추어야 합니다. 일단 운동은 할 수 있다고 해도 현대사회에서는 허리가 아프다, 무릎이 아프다, 어깨가 아프다, 어디가 아프다고 하는 분들이 굉장히 많아지고 있습니다. 그러한 분들에게 안전하고 효과적인 운동 지도를 실시하기 위해서는, 당연히 거기에 상응하는 레벨의 지식과 기능을 몸에 익혀 두지 않으면 안됩니다. 그 중에서도 「신체의 구조(해부학)」「운동(운동학)」을 이해하는 것은, 안전하고 효과적인 운동 지도를 실시하기 위해서는, 필요 불가결한 일입니다. 그러나, 「신체의 구조(해부학)」라고 하면, 읽는 법도 어려운 용어들을 외우는 것보다 이미지화해 버려, 중요한 것은 알고 있지만, 좀처럼 의지가 생기지 않는 분이나 필요한 지식이 너무 많아서 무엇부터 손을 대야 좋을지 모른다고 하는 분도 계시지 않을까요.

그래서 이 책에서는 앞으로 운동 지도자·트레이너를 목표로 하는 여러분이나 레벨 업을 목표로 하는 지도자가 보다 효율적으로 운동 지도에 필요한 지식이나 기능을 공부하기 위해 필요한 기본에 대해시 정리해 보았습니다. 한 번쯤, 어렵다고 느끼는 해부학이나 운동학의 지식(「근육이 부착하는 방법」「이는곳과 닿는곳」「관절 운동」「자세」 등, 본서와 같이 정리하면, 현장 지도에 바로 도움이 될지도 모릅니다. 「근육과 관절 운동」「근육과 자세·뼈의 배열 관계」를 본서와 같이 파악하면, 「신체의 탐구」나 「신체의 구조」에 근거한 운동 지도를 심화해 나가는 좋은 계기가 될지도 모릅니다. 또한, 인체의 중심에 위치하는 척주, 골반에 대해서도 정리가 되어 있습니다. '신체의 중심', '신체의 줄기'인 척추, 골반입니다만, 너무 가까이에 있어서, 의외로 보이지 않는 것도 많을지도 모릅니다. 이해를 높이는 계기로 활용하시기 바랍니다. 본서에서는, 우선 '중심'을 빠짐없이 확인한다는 의미에서도, 근육에 대해서는 「골반에 붙는 30근+ α (짧은등근육)」로부터 보는 것을 제안해, 해설하고 있습니다.

본서를「신체」나「자세」「움직임」을 탐구하는 단서로서 많은 깨달음을 발견하는 기쁨,「신체의 구조에 근거한 운동 지도」의 즐거움, 깊이를 찾아내는 입문서(가이드)로서 유용하게 써 주실 수 있으면, 기쁘게 생각합니다. 여러분의 운동 지도가 클라이언트에게 환영과 감사 받으며, 여러분 자신이 한층 더 보람과 자부심을 느끼게 되기를……. 여러분의 한층 더 활약하시기를 진심으로 기원합니다.마지막으로 항상 함께 해주시는 학생분들, 지도자분들 정말 감사합니다. 매회 여러가지 '깨달음'을 받을 수 있는 것도 여러분 덕분입니다. 앞으로도 잘 부탁드립니다.

TSUCHIYA Mahito

● 본서에서 소개하고 있는 '움직임'(트레이닝)에 관한 주의

본서에서는, 주로「근육」의 시점으로부터 관절운동을 해설하고 있습니다. 관절운동이 충분히 원활하게 이루어지기 위해서는 관련된 관절이나 그 주변조직, 근육, 근막 등의 좋은 컨디션이나 신경계 등 다른 기관의 기능도 필요합니다.

목차

Part 2

배곧은근과 척주세움근

- 몸통 부위의 굽힘과 폄에 작용하는 근육 -

Part 3

엉덩허리근과 큰볼기근

- 엉덩관절의 굽힘 · 폄에 작용하는 근육 ① -

Part 4

넙다리곧은근, 넙다리빗근과 햄스트링

- 엉덩관절의 굽힘 · 폄에 작용하는 근육 ② -

Part 1

근육과 「움직임」 「자세(뼈의 배열)」를 이해하는 방법

자세와 움직임을 이해하기 위한 첫 걸음으로 「근육」, 「관절운동」, 「자세(뼈의 배열)」를 설명합니다. 지금부터 「자세와 움직임」을 보는 관점을 높이고 레벨업하기 위해 중요한 기본과 방법을 소개하겠습니다.

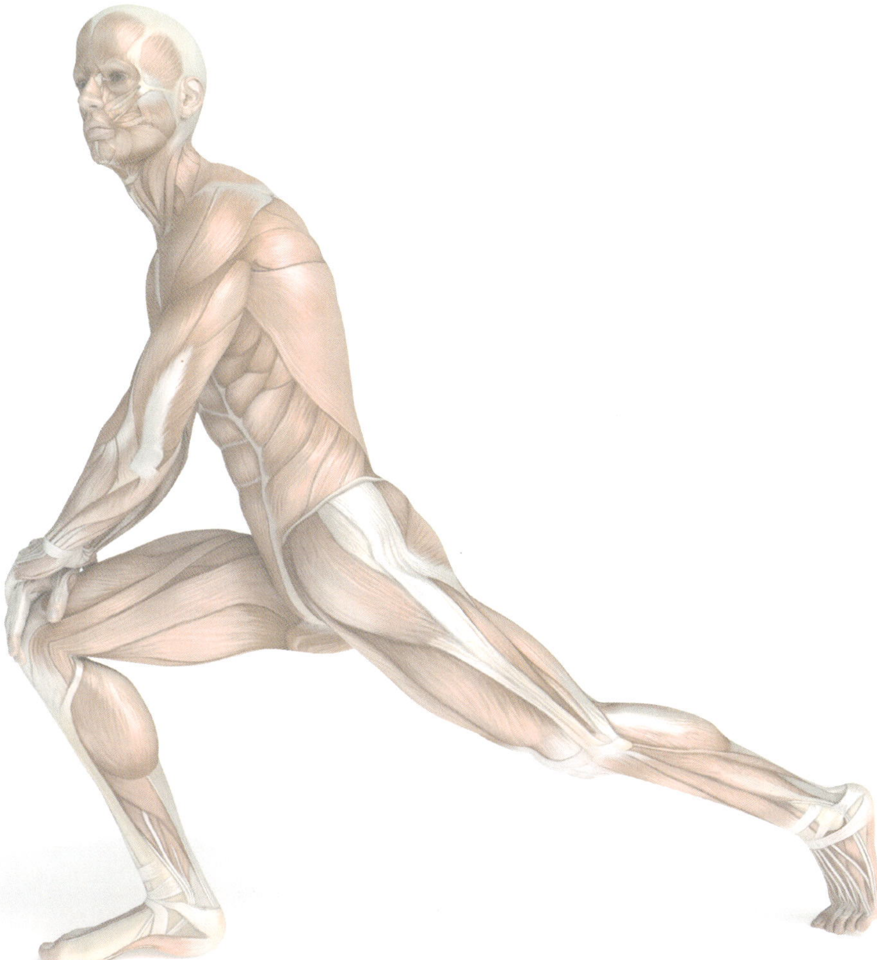

Chapter 1

인체 부위별 기본운동과 표현 방법

「움직임」과 「자세」를 이해하기 위해 인체운동을 다루는 사람들의 공통언어라고 할 수 있는 인체 부위별 기본운동과 그 표현 방법입니다.

「인체 부위별 기본운동」과 「표현 방법」의 이해가 중요

인체운동 관련 지도자나 레벨업을 목표로 하는 분들은 우선 「인체 부위별 기본운동」에 대해 이해하고 확인하는 것이 중요합니다. 왜냐하면 인체 각 부위들이 어떻게 움직이는지를 이해하지 못하면 「안전하고 효과적인 인체운동」을 지도할 수 없기 때문입니다.

또한, 일상생활이나 스포츠에서 인체운동의 대부분은 「인체 부위별 기본운동의 복합운동」, 「인체 부위별 기본운동의 연쇄, 연결」입니다. 이것을 이해하기 위해서라도 인체의 각 부위별 기본운동을 이해하는 것이 첫 번째로 중요한 단계입니다.

또 하나의 중요한 포인트는 「인체 부위별 기본운동 표현 방법」을 이해하고, 확인하는 것입니다. 왜냐하면 「인체 부위별 기본운동 표현 방법」은 인체운동을 다루는 영역의 사람들(의사, 물리치료사, 트레이너, 코치, 건강 지도자, 피트니스 종사자, 체육 지도자, 스포츠 지도자 등)에 있어서 공통언어와 같은 것이기 때문입니다.

공통언어인 「인체 부위별 기본운동 표현 방법」을 확인해 두지 않으면 인체운동을 다루는 영역의 책을 읽어도 확실히 이해할 수 없을 것입니다. 또한, 운동 지도자와 의료 관계자(예를 들어 의사나 물리치료사 등)가 인체운동에 대한 정보나 의견도 효율적으로 교환할 수 없을 것입니다.

더불어 인체 부위별 기본운동을 표현하는 방법은 팔다리의 자세나 위치, 뼈의 배열을 표현할 때도 사용됩니다. 앞으로 「움직임」과 「자세」를 탐구해 나가기 위해서 「인체 부위별 기본운동 표현 방법」을 이해하는 것은 매우 중요합니다.

단지 조금 성가신 것은 이 「인체 부위별 기본운동 표현 방법」이 반드시 통일되어 있는 것은 아니다라는 것입니다. 선생님 또는 책에 따라 다른 단어로 사용되기도 합니다. 같은 움직임을 나타내는 단어가 여러 개 있는 경우도 있습니다(다른 말이라도 같은 움직임을 나타내는 경우가 있다는 것입니다).

「이쯤에서 소개를 정리하는 것이 앞으로 다룰 내용을 생각하면 훨씬 편합니다」라는게 본서의 첫 번째 제안입니다.

인체 부위별 3가지 기본운동

「인체 부위별 기본운동」은 아래와 같이 3가지입니다.

❶ 앞뒤의 움직임
❷ 좌우의 움직임
❸ 비트는 움직임[회전(축)]

1

그러나 예외도 있습니다. 예를 들어 손(손목) 움직임 운동입니다. 다음 그림을 보면서 실제로 몸을 움직여 확인해 보세요.

◆ 손(손목)의 움직임 운동

❶ 앞뒤의 움직임

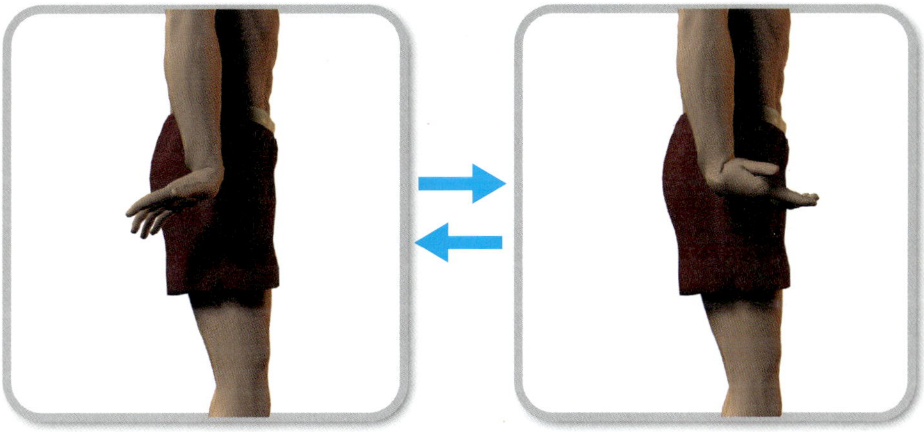

❷ 좌우의 움직임

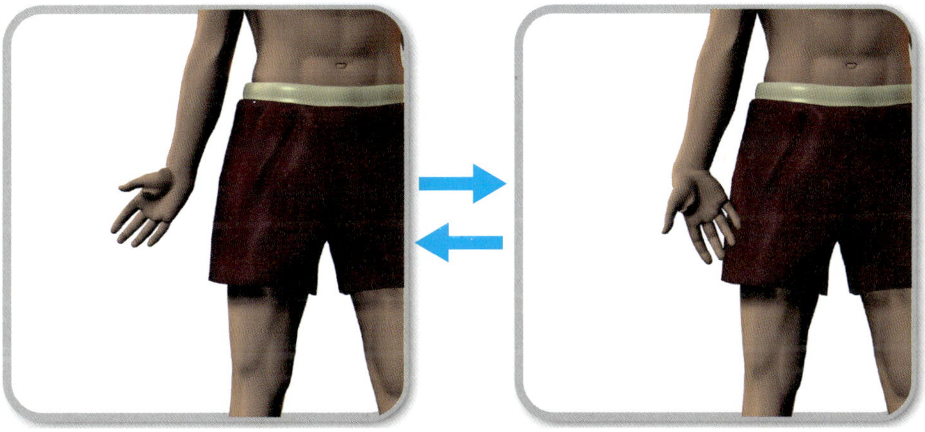

그럼, 한번 비틀어 보세요.

비틀어지지 않네요. 손(손목)은 「비틀기」처럼 보이지만 자세히 보면 비틀리는 것은 손(손목)이 아니라 「아래팔」입니다.

시험 삼아 아래팔 부위를 반대쪽 손으로 고정하고 손(손목)을 비틀어 보세요. 손(손목)은 돌아가지 않습니다.

「손」의 기본운동은 ① 앞뒤의 움직임과 ② 좌우의 움직임뿐입니다. 위와 같은 예외도 있지만, 기본적으로는 ① 앞뒤의 움직임, ② 좌우의 움직임, ③ 비트는 움직임[회전(축)]의 3가지가 「인체 각 부위의 기본운동」입니다.

1

「손」(손목)은 비틀어지지 않음

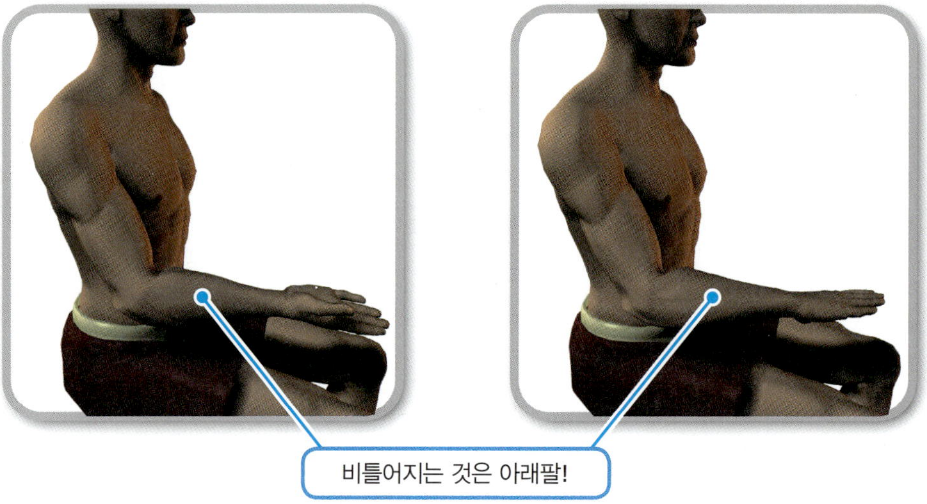

운동면

앞에서 언급한 「앞뒤의 움직임」, 「좌우의 움직임」, 「비트는 움직임[회전(축)]」을 조금 더 전문적으로 자세하게 설명합니다.

운동에는 3개의 「면(plane)」과 3개의 「축(axis)」이 있습니다. 먼저 3개의 면을 이해해 봅시다.

1. 시상면(정중면, sagittal plane)
2. 관상면(이마면, coronal plane)
3. 수평면(횡단면, horizontal plane)

운동의 3가지 면

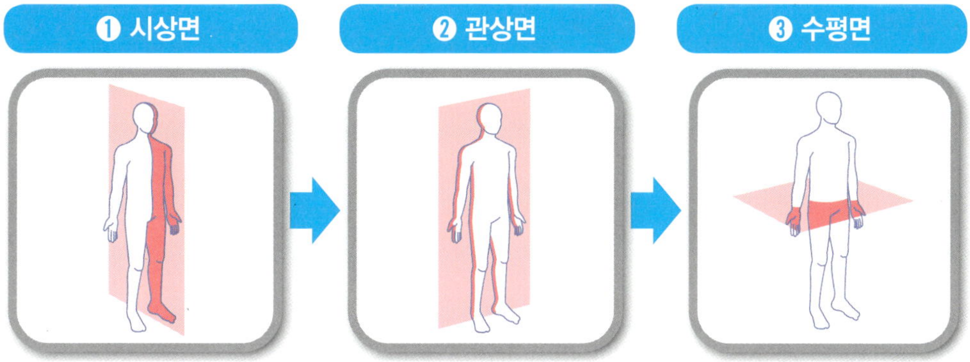

인체 운동의 대부분은 운동면상의 관절을 운동축으로 한 인체 부위의 회전운동입니다.

운동축

운동축이란 회전운동이 지점, 또는 중심으로 도는 축을 말합니다. 다음의 3가지가 있습니다. 운동축은 운동면에 대해 항상 수직(직각)입니다.

❶ 관상 수평축
❷ 시상 수평축
❸ 수직축(vertical axis)

1

운동축

❶ 관상 수평축

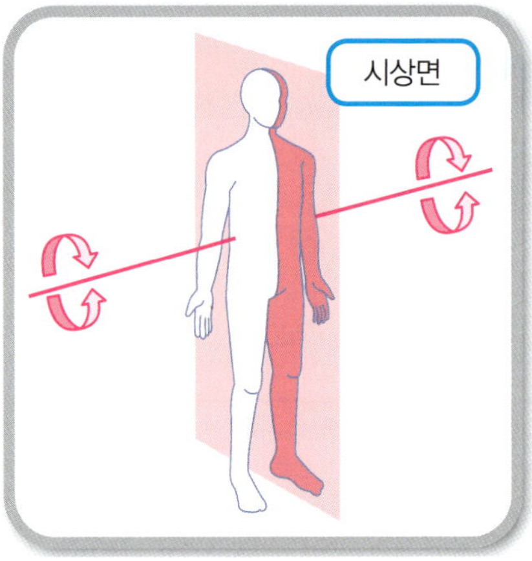

시상면에 대해 수직인 좌우 방향의 축으로 운동면은 시상면입니다.
(목부위의 굽힘과 폄, 어깨관절의 굽힘과 폄 등) ➞ 앞뒤의 움직임

❷ 시상 수평축

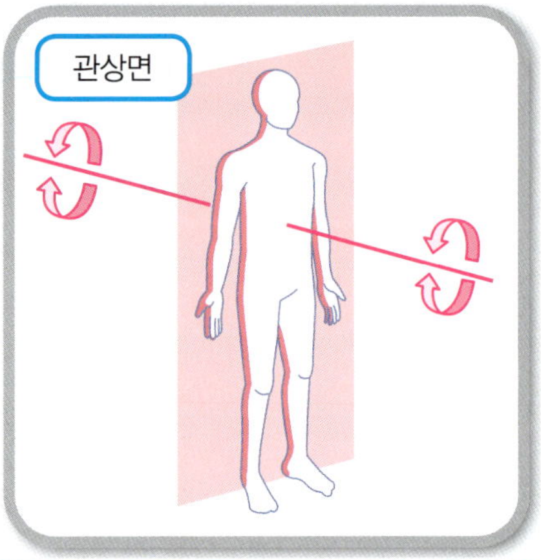

앞뒤 방향의 축으로 운동면은 관상면입니다.
(목부위의 가쪽굽힘, 어깨관절의 벌림과 모음, 엉덩관절의 벌림과 모음 등) ➞ 좌우의 움직임

❸ 수직축

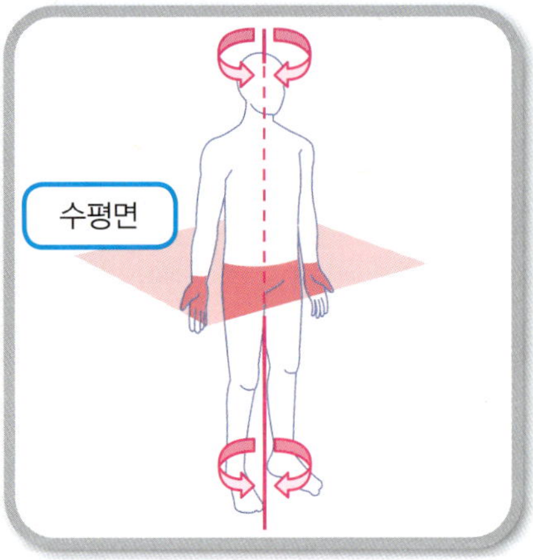

수직 방향의 축(위아래 방향의 축)으로 운동면은 수평면입니다.
(목부위의 회전, 어깨관절의 가쪽돌림과 안쪽돌림 등) ➞ 비트는 움직임

인체 각 부위의 기본운동 표현 방법

굽힘(굴곡)
시상면, 관상 수평축에서의 운동으로 기본은 이웃하는 분절의 거리가 가까워지는 운동

폄(신전)
시상면, 관상 수평축에서의 운동으로 기본은 이웃하는 분절의 거리가 멀어지는 운동

모음(내전)
관상면, 시상 수평축에서의 운동으로 인체의 중심에 가까워지는 운동

벌림(외전)
관상면, 시상 수평축에서의 운동으로 인체의 중심에서 멀어지는 운동

안쪽돌림(내회전)
수평면, 수직축에서의 운동으로 인체 부위의 앞면이 안쪽 방향으로 움직이는 운동

가쪽돌림(외회전)
수평면, 수직축에서의 운동으로 인체 부위의 앞면이 가쪽 방향으로 움직이는 운동

주요 인체 부위별 기본운동 표현 방법

목(경부)

목의 굽힘(굴곡)

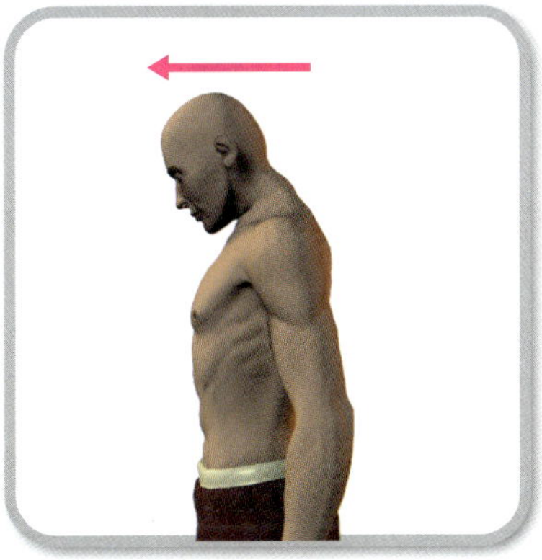

목의 폄(신전)

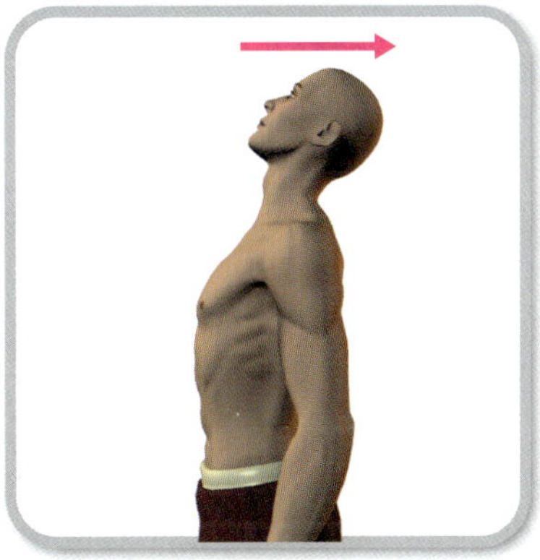

목의 가쪽굽힘(측굴, 오른쪽)

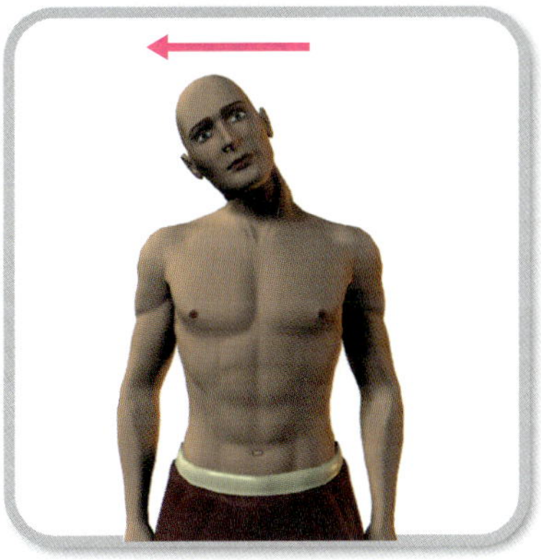

목의 가쪽굽힘(측굴, 왼쪽)

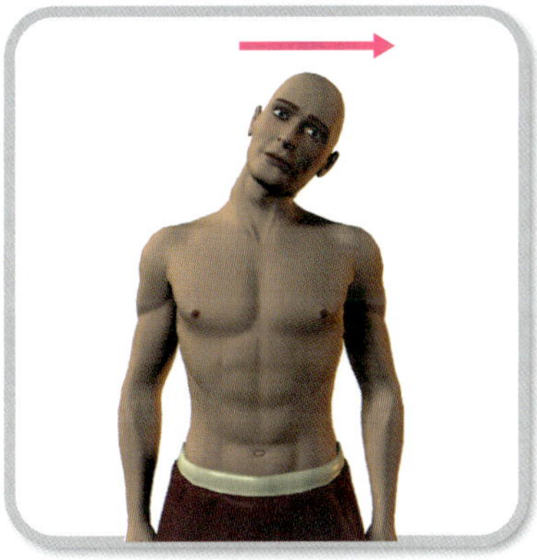

목의 돌림(회전, 오른쪽)

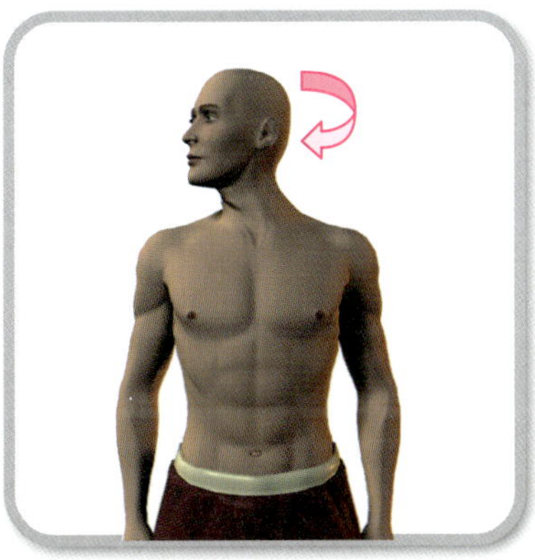

목의 돌림(회전, 왼쪽)

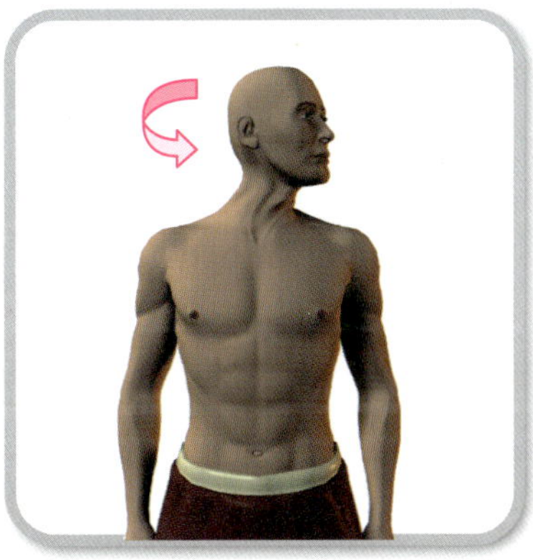

1

◇ 몸통(체간)

몸통의 굽힘(굴곡)

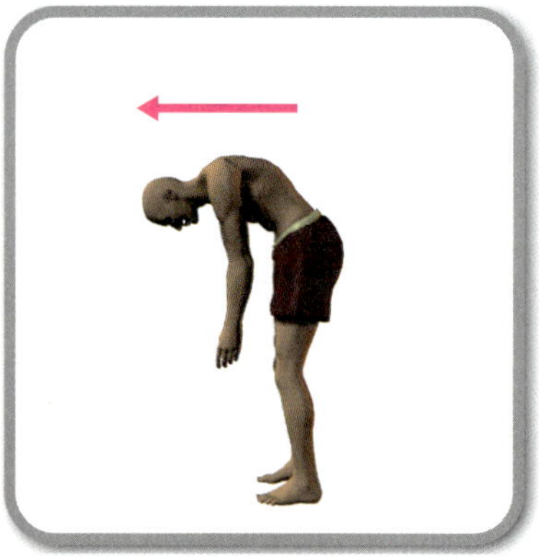

몸통의 폄(신전)

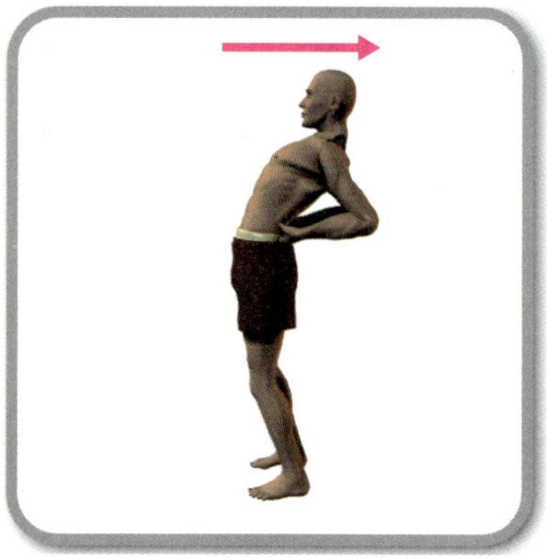

몸통의 가쪽굽힘
(측굴, 오른쪽)

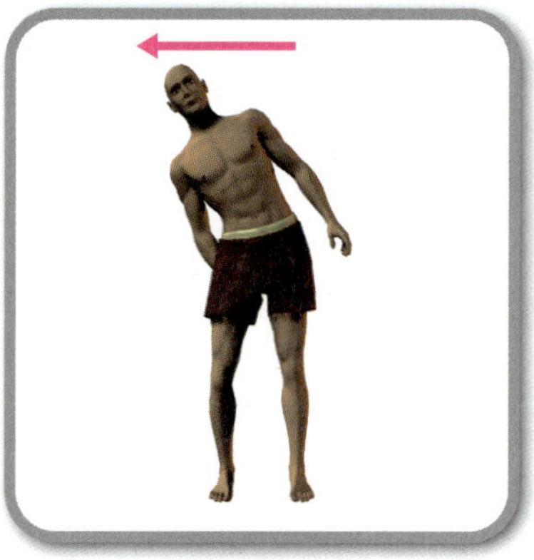

몸통의 가쪽굽힘
(측굴, 왼쪽)

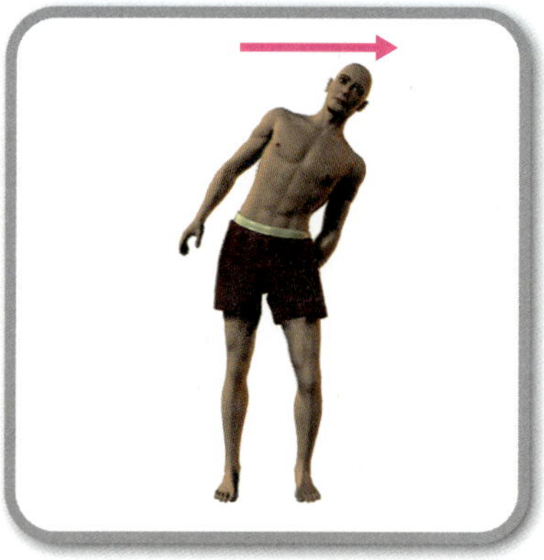

몸통의 돌림(회전, 오른쪽)

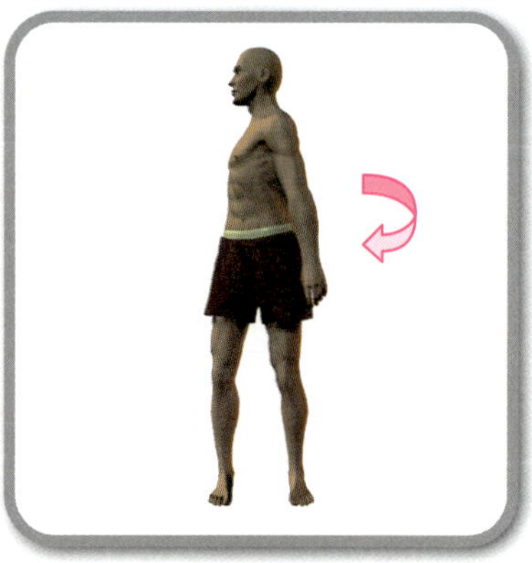

몸통의 돌림(회전, 왼쪽)

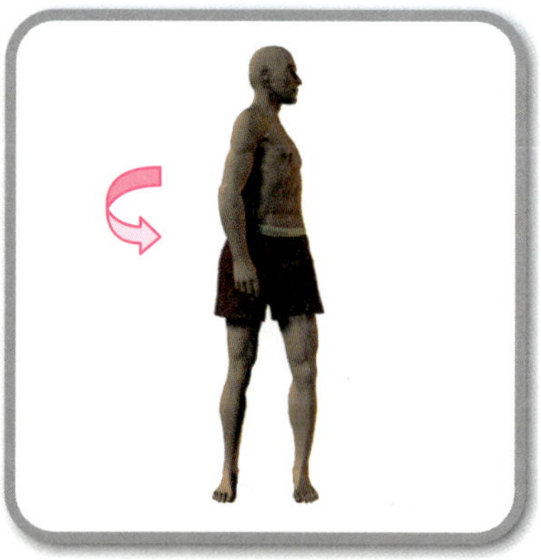

엉덩관절(고관절)

엉덩관절의 굽힘(굴곡)

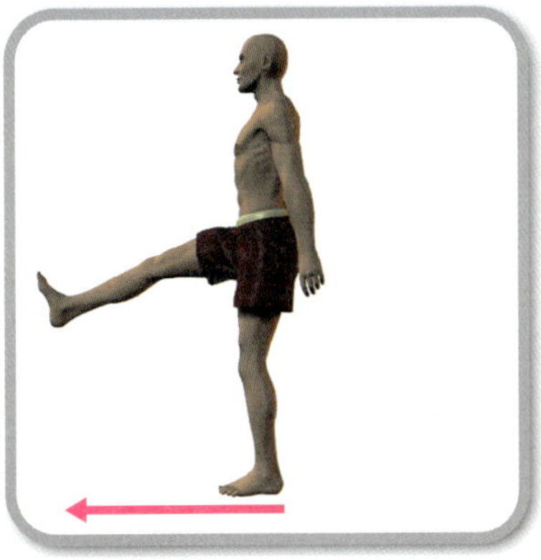

엉덩관절의 폄(신전)

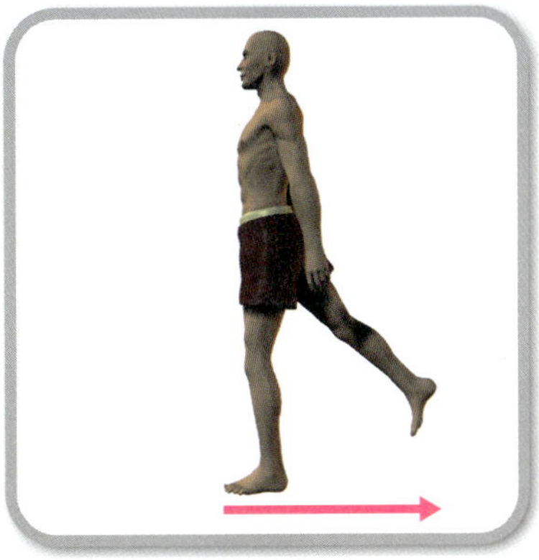

엉덩관절의 벌림(외전)

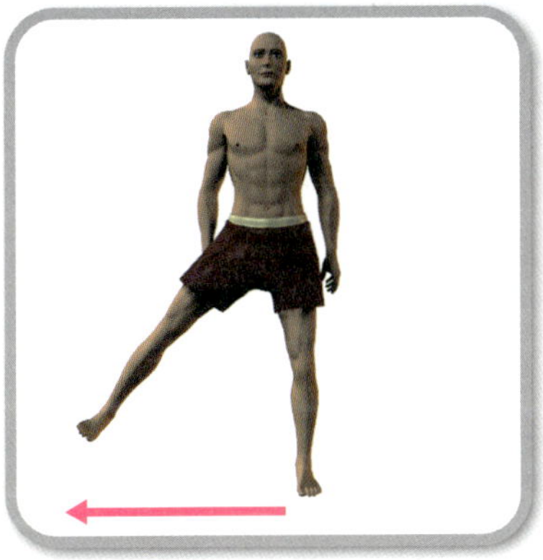

엉덩관절의 모음(내전)

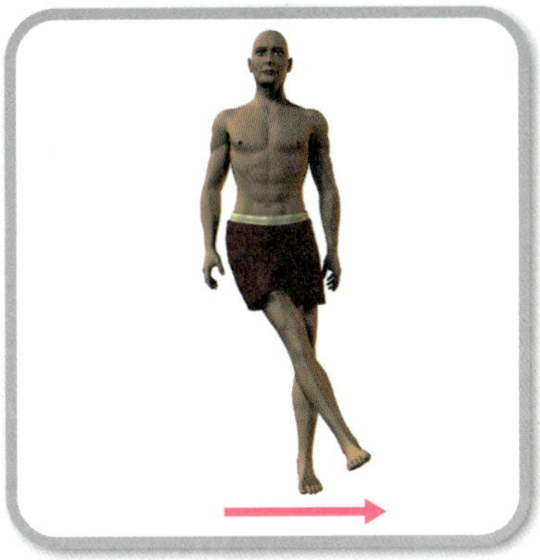

엉덩관절의 가쪽돌림(외회전)

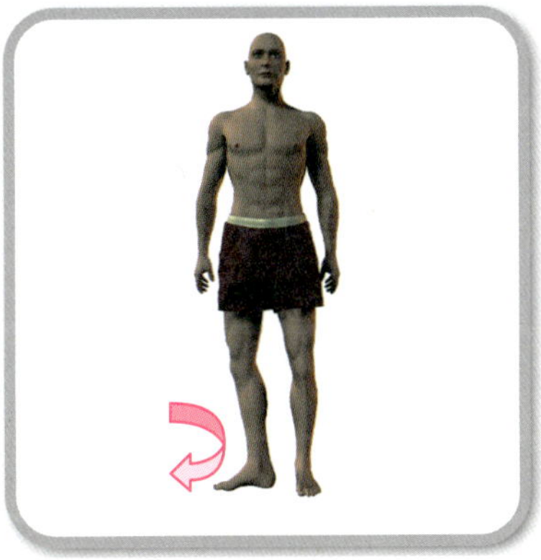

엉덩관절의 안쪽돌림(내회전)

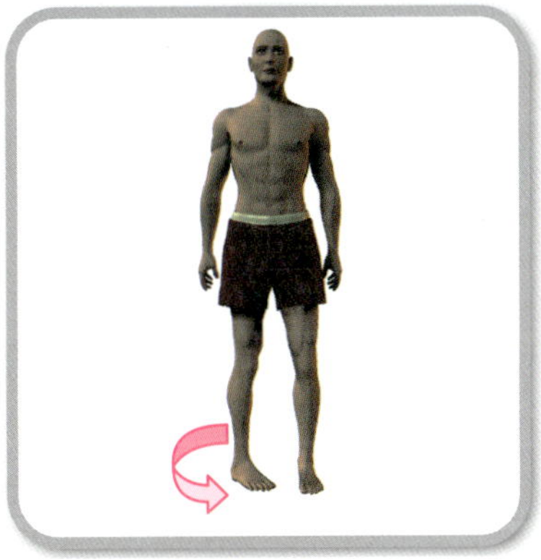

무릎

무릎의 굽힘(굴곡)

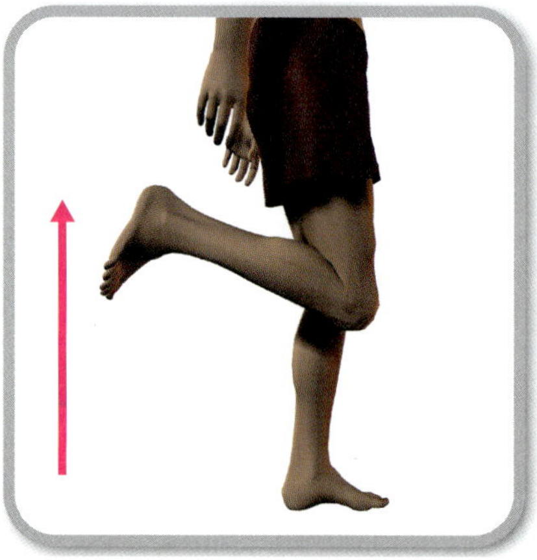

무릎의 폄(신전)

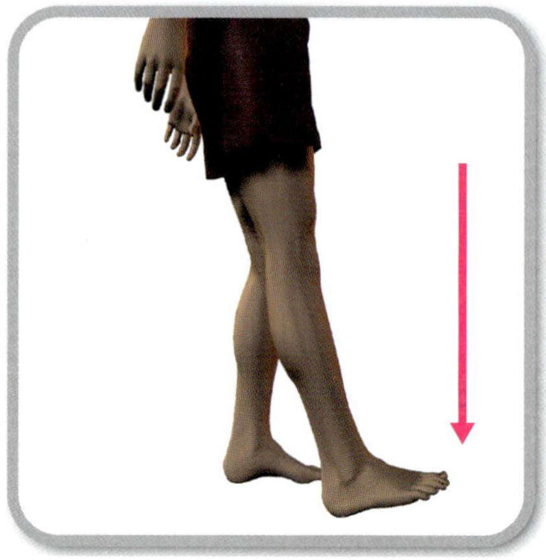

종아리(하퇴)

종아리의 가쪽돌림(외회전)

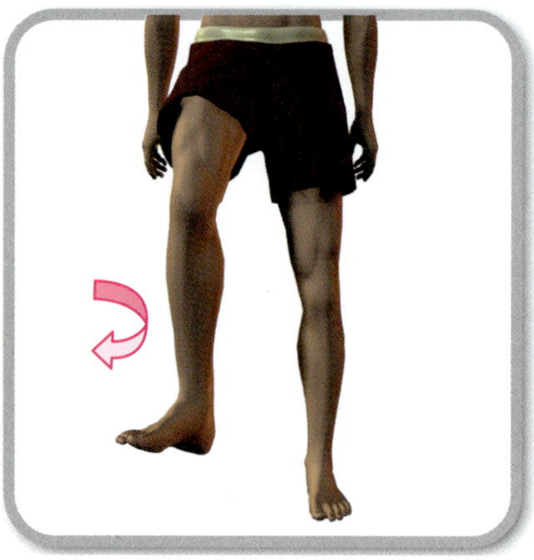

종아리의 안쪽돌림(내회전)

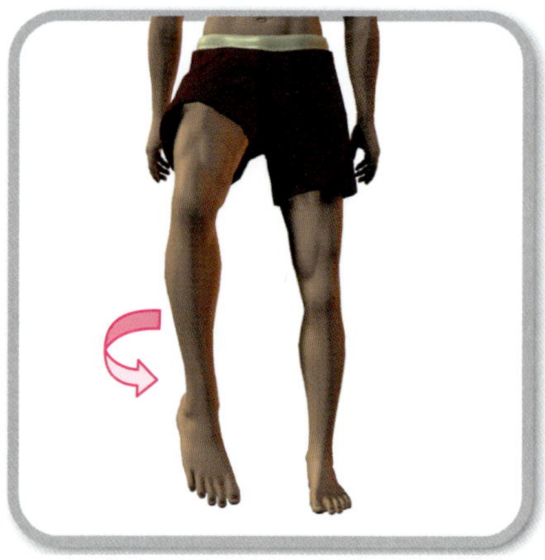

어깨뼈(견갑골)

어깨뼈의 올림(거상)

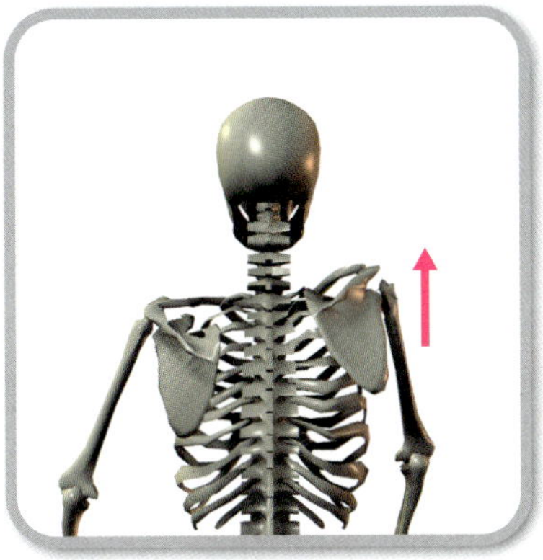

어깨뼈의 내림(하제)

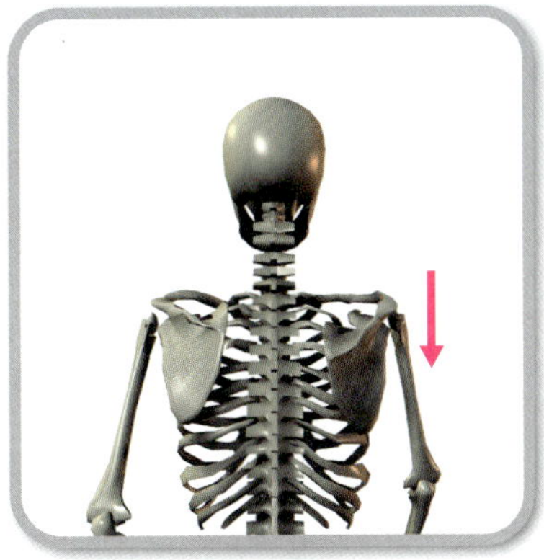

어깨뼈의 내밈(전인)

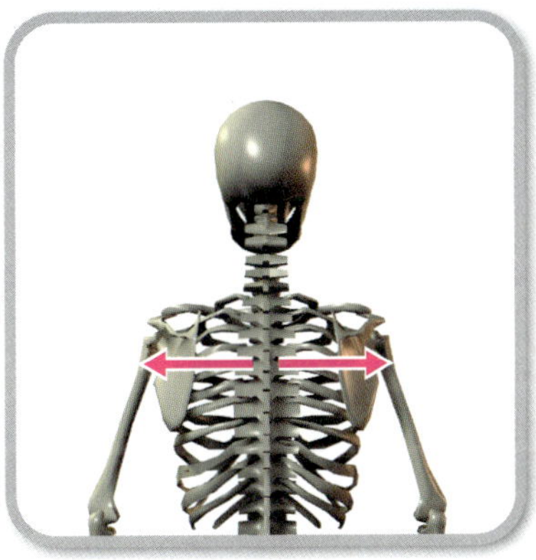

어깨뼈의 들임(후인)

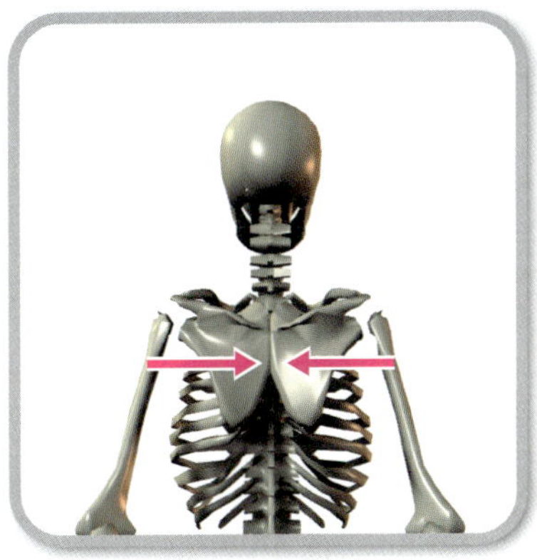

어깨뼈의 위쪽돌림
(상방회전)

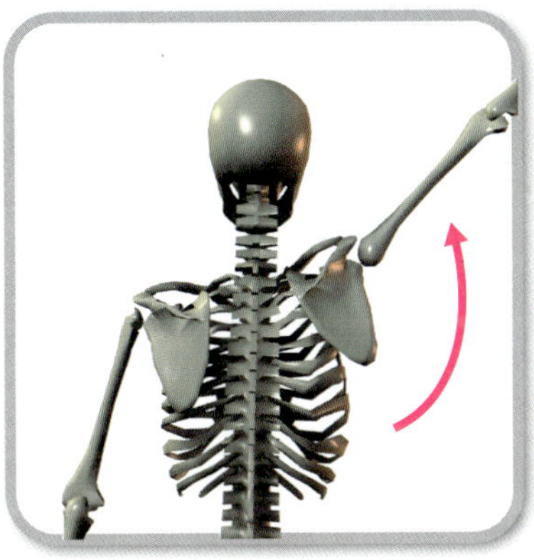

어깨뼈의 아래쪽돌림
(하방회전)

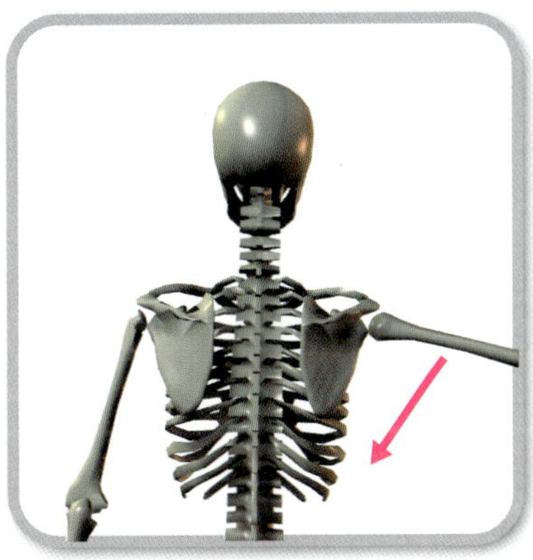

어깨관절(견관절)

어깨관절의 굽힘(굴곡)

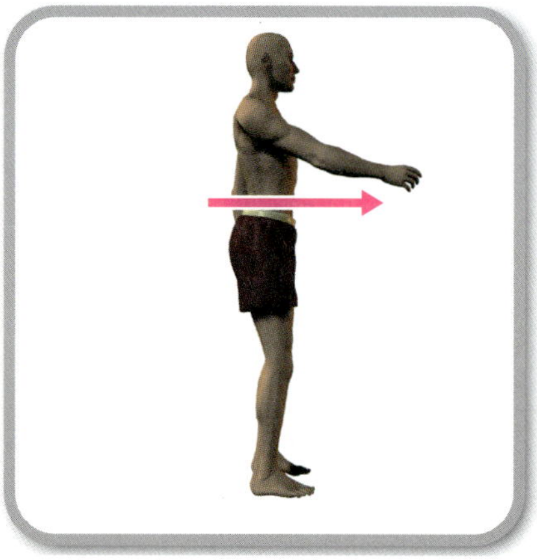

어깨관절의 폄(신전)

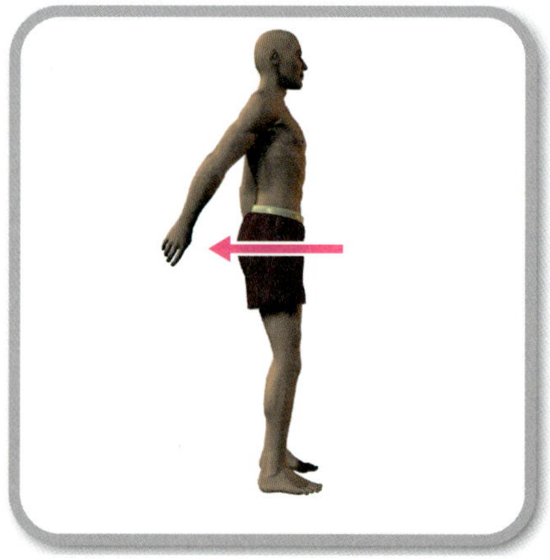

어깨관절의 벌림(외전)

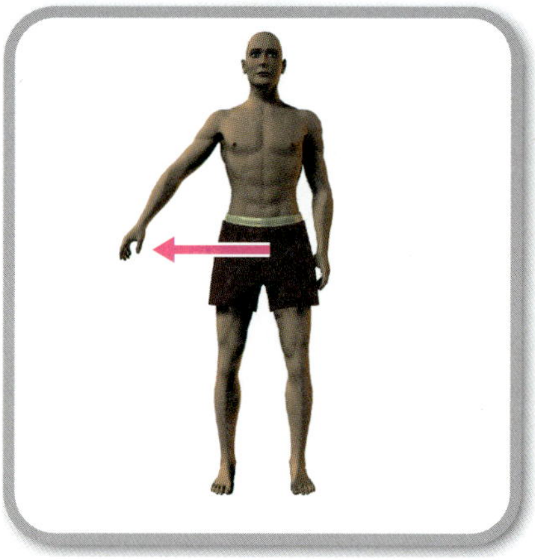

어깨관절의 모음(내전)

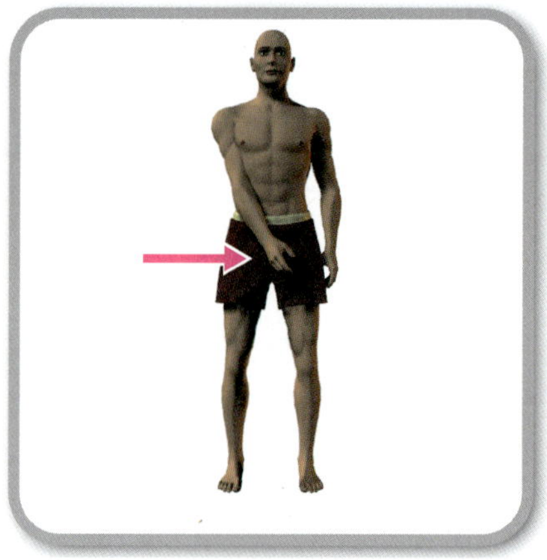

어깨관절의 가쪽돌림(외회전)

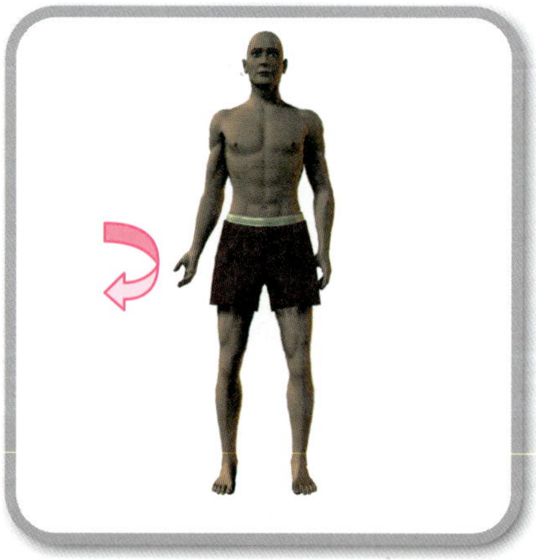

어깨관절의 안쪽돌림(내회전)

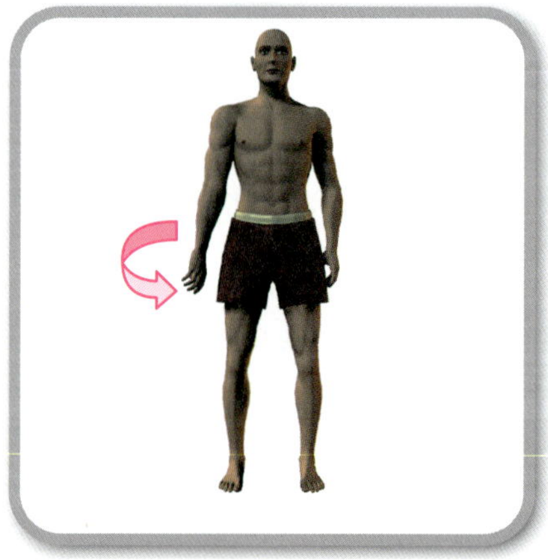

어깨관절의 수평모음

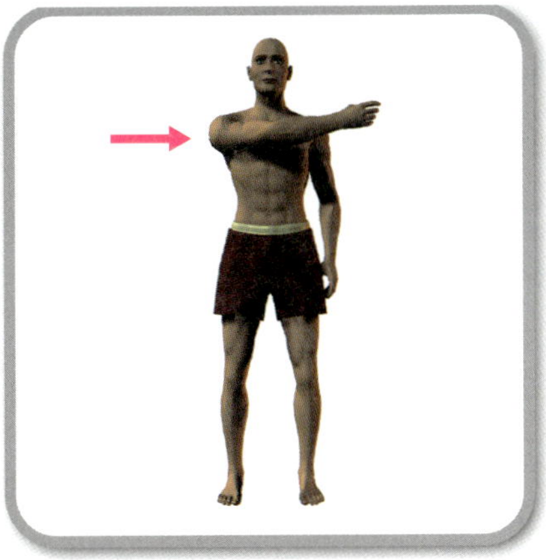

어깨관절의 수평벌림

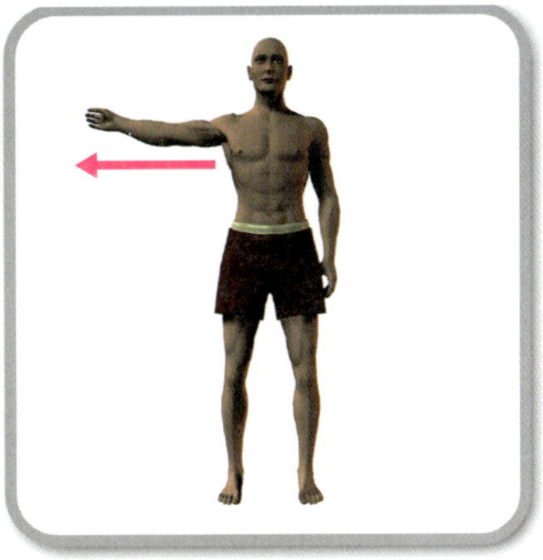

1

Column 자세와 팔다리 위치 등을 표현하는 방법

지금까지의 「인체 부위별 기본운동」을 나타내는 방법은 자세나 관절의 위치 등을 표현할 때 사용됩니다. 예를 들어보면 다음과 같습니다.

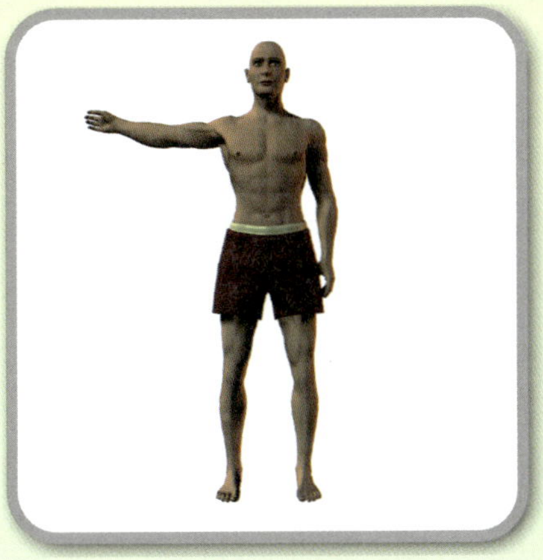

오른쪽 어깨관절의 90도 벌림 자세

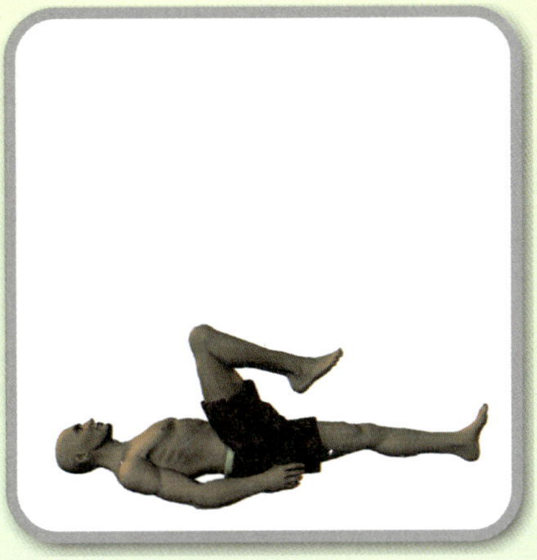

바로 누운 자세에서
「오른쪽 엉덩관절의 120도 굽힘 자세」
「오른쪽 무릎관절의 140도 굽힘 자세」
「오른쪽 발목관절의 30도 굽힘 자세」 등

Chapter

2 근육이 부착되는 방법, 작용, 이는곳과 닿는곳

근육과 「움직임」의 관계를 이해하기 위해서는 근육이 어떻게 몸에 부착되는지를 알 필요가 있습니다.

1

근육이 부착되는 방법, 작용

근육의 끝은 결합조직인 힘줄막을 통해 뼈, 연골, 관절주머니, 피부, 근막이나 다른 근육의 힘줄에 부착되어 있습니다.

여기에서는 간단히 '근육은 관절을 가로 질러 뼈에서 뼈로 부착되어 있다'고 생각하면 됩니다.

근육이 줄어들면 짧아집니다(수축). 예를 들어 위팔두갈래근은 팔꿈치관절과 어깨관절에 걸쳐 아래팔의 뼈와 어깨뼈에 부착되어 있으므로 어깨뼈 쪽을 고정시키고 「수축」하면 아래팔뼈가 위로 당겨져 「팔꿈치는 굽혀지고 위팔뼈는 위로 올라간다=어깨관절 굽힘」이라는 관절운동을 일으킵니다.

또한, 넙다리곧은근의 예를 들면 무릎관절과 엉덩관절을 지나 정강뼈와 골반에 부착되어 있기 때문에 골반 쪽을 고정시키고 근육을 「수축」하면 「무릎이 펴지고 넙다리뼈가 위로 올라간다=엉덩관절 굽힘」이라는 관절운동이 일어납니다.

이렇게 근육이 줄어들고(수축), 짧아지면(단축) 운동이 일어납니다. 근육이 수축하여 단축될 때 발생하는 운동을 근육의「작용」또는 근육의「기능」이라고 말합니다.

이는곳(기시)과 닿는곳(정지)

뼈에 부착되는 근육의 양쪽 끝 중에 근수축 시 고정되는 경우가 많거나 움직임이 매우 적은 끝 가장자리(몸의 중심에 가까운 지점이라고 생각해도 됨)를 근육의 「이는곳」이라고 합니다.

또한, 뼈에 부착되는 근육의 양쪽 끝 중 근수축 시 움직임이 크고 많은 지점(몸의 중심에서 먼 지점이라고 생각해도 됨)을 근육의 「닿는곳(부착점)」이라고 합니다.

정리

- 근육은 관절을 따라 뼈에서 뼈로 이어진다.
- 근육이 수축하여 짧아지면 그 근육이 가로지르는 관절에 운동이 일어난다.
- 근육이 뼈에 부착된 지점 중 근육이 수축할 때 움직임이 작은 쪽을 「이는곳」, 움직임이 많은 쪽을 「닿는곳」이라고 부른다.

  → 이 경우의 관절은 가동결합(diarthrotic junction, 활막성 연결)이다. 관절에는 다양한 종류가 있다.

1

위팔두갈래근의 이는곳·닿는곳과 작용

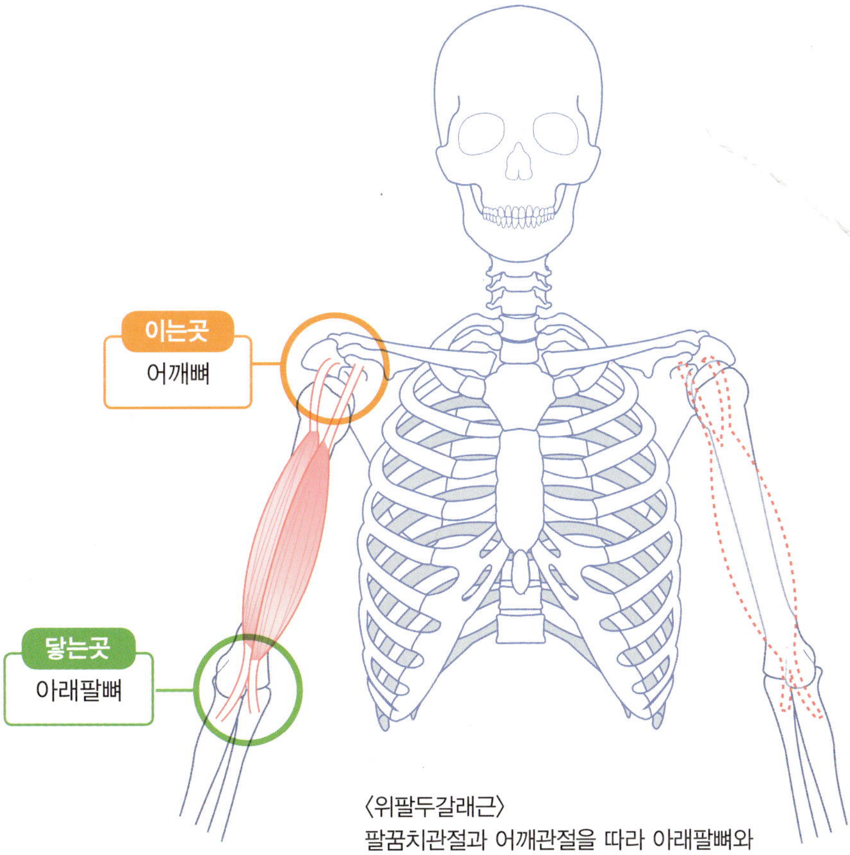

〈위팔두갈래근〉
팔꿈치관절과 어깨관절을 따라 아래팔뼈와 어깨뼈에 부착되어 있다.

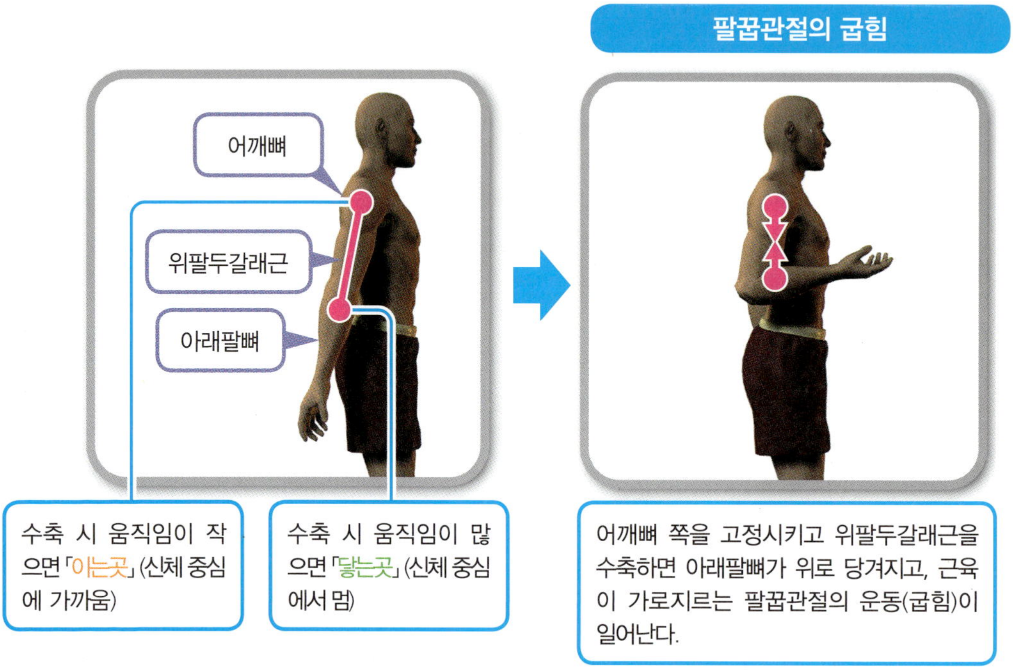
팔꿉관절의 굽힘
어깨뼈
위팔두갈래근
아래팔뼈
수축 시 움직임이 작으면 「이는곳」(신체 중심에 가까움)
수축 시 움직임이 많으면 「닿는곳」(신체 중심에서 멈)
어깨뼈 쪽을 고정시키고 위팔두갈래근을 수축하면 아래팔뼈가 위로 당겨지고, 근육이 가로지르는 팔꿉관절의 운동(굽힘)이 일어난다.

Chapter 3 주동근과 길항근

여기서는 「주동근」과 「길항근」을 통해 관절운동에 대해 정리해 보겠습니다.

주동근과 길항근이란?

근육이 수축(단축)하여 관절운동이 일어날 때, 그 관절운동을 주로 일으키는 하나 혹은 여러 근육을 「**주동근**」이라고 합니다. 그리고 이 「주동근」과 반대의 작용을 하는 근육을 「**길항근**」이라 합니다. **관절운동은 반드시 주동근과 길항근이 세트가 되어 일어납니다.**

팔꿈치를 구부리는 동작을 통해 확인해 봅시다.

주동근인 위팔 앞면 근육이 수축(단축)하면, 팔꿈치가 구부러집니다.

그러나 이때 주동근의 기능만으로는 팔꿈치가 구부러지지 않습니다.

사실 위팔 앞면 근육이 충분히 수축하여 팔꿉관절을 움직이기 위해서는 길항근인 앞팔 뒷면 근육이 이완(느슨하고 길어짐)될 필요가 있습니다.

위팔 앞면 근육이 열심히 수축하여 팔꿉관절을 움직이려고 해도 위팔 뒷면 근육이 긴장하여 저항하면 팔꿉관절은 구부러지지 않습니다.

팔꿈치 굽힘 동작에서의 주동근과 길항근

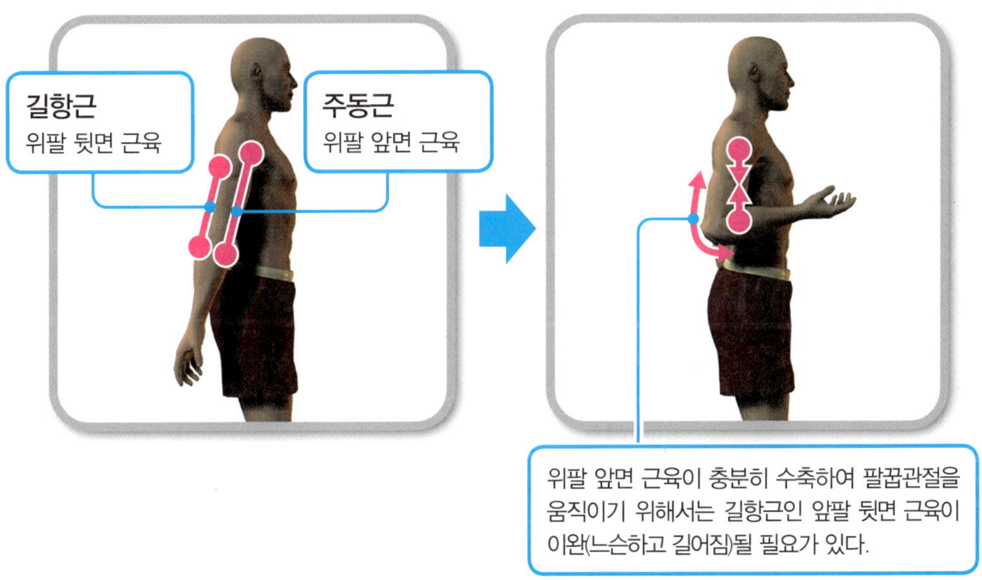

무릎 굽힘 동작에서의 주동근과 길항근

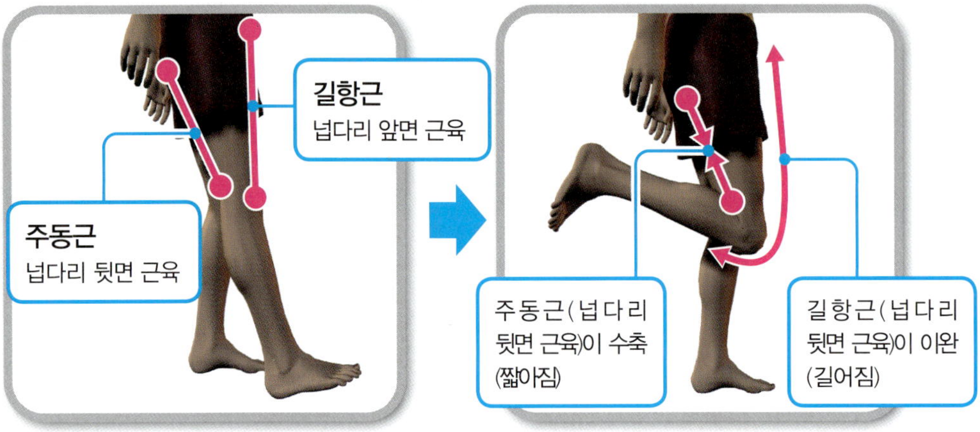

무릎을 구부리는 동작으로 생각해 보면 주동근인 넙다리 뒷면 근육이 수축(단축)에 의해 무릎이 구부러집니다. 이때, 넙다리 뒷면 근육이 충분히 수축되기 위해서는 길항근인 대퇴 앞면 근육은 이완(느슨하고 길어짐)될 필요가 있습니다.

이처럼, 관절운동에는 반드시 주동근과 길항근이 있으므로 관절운동이 일어나기 위해서는 주동근의 수축력(근력)과 길항근의 이완(느슨해짐, 길어짐, 유연성) 모두가 필요하다는 것을 알 수 있습니다.

이것을 본서에서는「관절 운동 '수축'과 '이완'의 원칙」이라고 합니다.

「길항근의 이완」에 대해 여기에서는 간단히「잘 이완되는 근육 = 근긴장이 없는 근육 = 충분한 유연성이 있는 근육」이라고 생각하면 됩니다.

또한,「인체 신경계의 구조」도 주동근에 수축의 전기 신호가 있을 때, 동시에 길항근에는 억제의 전기 신호가 전달됩니다(상호신경지배, reciprocal innervation).

정리

- 근육은「수축」하기도 하고,「이완」되기도 한다.
- 관절운동에는 주동근의 수축력(근력)과 길항근의 이완(유연성)이 필요하다.

부위별 기본운동과 길항관계

부위	기본운동
목부위	굽힘↔폄, 가쪽굽힘(왼쪽↔오른쪽), 돌림(축회전, 왼쪽↔오른쪽)
몸통 부위	굽힘↔폄, 가쪽굽힘(왼쪽↔오른쪽), 돌림(축회전, 왼쪽↔오른쪽)
엉덩관절	굽힘↔폄, 벌림↔모음, 가쪽돌림↔안쪽돌림
무릎 부위	굽힘↔폄
종아리 부위	가쪽돌림↔안쪽돌림(※무릎이 굽힘되었을 때 볼 수 있음)
발	발등 굽힘(폄)↔발바닥 굽힘(굽힘)
발부위	가쪽번짐(외번)↔안쪽번짐(내번)
엄지발가락	【발허리발가락관절】 굽힘↔폄, 【발가락뼈사이관절】 굽힘↔폄
발가락	【발허리발가락관절】 굽힘↔폄, 【몸쪽발가락뼈사이관절】 굽힘↔폄, 【먼쪽발가락뼈사이관절】 굽힘↔폄
어깨뼈 부위	올림↔내림, 내밈(외전)↔들임(내전), 위쪽돌림↔아래쪽돌림
어깨관절	굽힘↔폄, 벌림↔모음, 가쪽돌림↔안쪽돌림, 수평모음(수평내전)↔수평벌림(수평외전)
팔꿈치 부위	굽힘↔폄
아래팔	엎침(회내)↔뒤침(회외)
손목관절	굽힘(장굴)↔폄(배굴), 굽힘(요굴)↔폄(척굴)
엄지손가락	노쪽벌림↔자쪽모음, 바닥쪽벌림↔바닥쪽모음, 【손허리손가락관절】 굽힘↔폄, 【손가락뼈사이관절】 굽힘↔폄
손가락	【손허리손가락관절】 굽힘↔폄, 【몸쪽손가락뼈사이관절】 굽힘↔폄, 【먼쪽손가락뼈사이관절】 굽힘↔폄, 벌림↔모음 가운데손가락 : 노쪽벌림↔자쪽모음

1

Chapter 4 고정근(안정근)의 움직임

인체 부위별 관절운동을 충분히 수행하기 위해서는 그 밖에도 중요한 포인트가 있습니다. 그것이 「고정근(안정근)」의 기능입니다.

관절을 지탱하는 고정근(안정근)

「주동근과 길항근」에서 팔꿈치를 구부리고 펴는 운동을 예로 들었지만 움직이고 싶은 곳을 충분히 움직이기 위해서는 그 부위의 주동근, 길항근의 기능뿐만 아니라 지지하는 부위의 힘도 필요합니다.

즉, 「팔꿈치 굽힘과 폄운동」 등, 팔·다리, 인체 말단 부위의 운동을 충분히 하기 위해서는 어깨뼈 주위 근육이나 몸통 부위의 근육, 엉덩관절 주위 근육 등이 어깨뼈, 몸통, 엉덩관절 등을 확실히 고정하고 안정시키는 기능이 필요합니다.

관절을 안정시키듯 수축하는 근육 또는 근육군을 고정근 또는 안정근이라고 합니다.

체력이 있는 건강한 사람에게는 너무 당연해서 의식하는 것이 어렵겠지만, 어깨뼈 주위 근육이나 몸통 부위 근육, 엉덩관절 주위 근육 등, 여러 가지 방향으로부터 등척성 근육 활동(근육의 길이 변화가 없으면서 힘을 발현하는 양식)에 가까운 형태로 힘을 발휘하여 어깨뼈, 몸통 부위, 엉덩관절 등을 확실히 유지, 안정시켜주기 때문에 움직이고 싶은 곳을 충분히 움직일 수 있는 것입니다.

신체의 '부분'뿐만 아니라 '전체'도 본다.

예를 들어, 팔굽혀펴기를 생각해 봅시다.

이 운동을 부분적으로 보면, 팔굽혀펴기를 하기 위해서는 '위팔 근육'의 근력·유연성이 필요하지만 실제로는 그뿐만 아니라 어깨뼈 주위나 몸통 부위, 엉덩관절 주위 근육 등의 근력(자세 유지 능력)도 필요합니다.

다른 관점에서 보면 어깨뼈 주위나 몸통 부위, 엉덩관절 주위 근육 등의 근력(자세 유지 능력)이 없다면 팔굽혀펴기를 잘할 수 없다는 것입니다.

의자에 앉아 무릎을 굽히고 펴는 운동도 마찬가지입니다.

의자에 앉아 충분히 무릎을 굽히고 펴는 운동을 할 수 있으려면 '넓적다리 근육'의 근력·유연성뿐만 아니라 몸통 부위와 엉덩관절 주위 근육 등의 근력(자세 유지 능력)도 필요하다는 것입니다.

팔꿈치와 무릎을 굽히고 펴는 등, 신체 일부분의 운동을 충분히 할 수 있는 것은 신체의 다른 부분이 잘 지탱해주고 있기 때문이라는 것을 기억해 두기 바랍니다.

'나무는 보고 숲을 보지 못한다'라고 하는 일이 없도록 신체의 '부분'뿐만 아니라 '전체'도 보는 신체운동 지도에 유의하면 좋습니다.

신체의 부분적인 관절운동의 경우에도 신체 전체가 관여합니다.

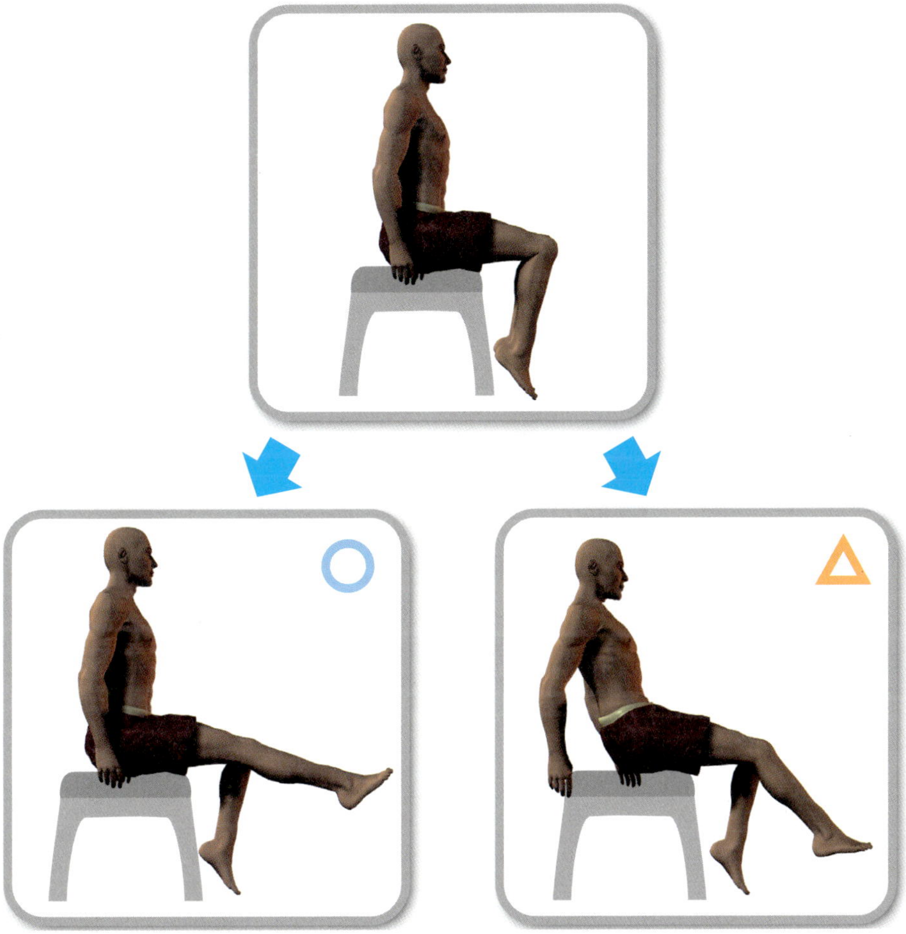

몸통 부위와 엉덩관절 등의 고정근(안정근) 근력이 충분하면 무릎관절을 충분히 움직일 수 있다(무릎관절 가동범위가 큼).

몸통 부위와 엉덩관절 등의 고정근(안정근) 근력이 부족하면 무릎관절을 충분히 움직일 수 없다(무릎관절 가동범위가 작음).

운동 지도에 활용하는 '학습방법'의 팁

「관절운동」을 파악하는 방법

목적하는 신체 운동이 충분히 이루어지지 않는다면 「관절운동 '수축'과 '이완'의 원칙」을 생각하면서 다음 의미를 파악해야 합니다.

① 주동근의 수축력(근력)이 떨어져 있다.

② 길항근이 잘 이완되지 않는다(근긴장과 유연성 감소가 있음).

③ ①과 ② 모두 있다.

또한, 특정 부위의 운동을 하기 위해서는 고정근(안정근)의 충분한 근력이 필요하기 때문에 목적하는 신체운동이 잘되지 않는 경우 다음과 같이 말할 수 있습니다.

④ 고정근(안정근)의 수축력(근력)이 감소된다.

따라서 만약 목적하는 신체운동이 충분하지 못하거나 동작을 잘 못하는 피검자를 만나는 경우, 다음과 같이 생각하면 좋을 것입니다.

① 주동근인 ○○근육의 수축력(근력)이 감소하고 있을 지도 모른다.

→ ○○근육의 근력 트레이닝을 실시하고, ○○근육의 근력을 강화화면 좋을 것 같다.

② 길항근인 □□근육의 유연성이 감소할 수도 있다.

→ □□근육의 유연성을 높이는 운동(스트레칭 등)을 해서 □□근육의 「유연성」을 높이는 것이 좋을 것 같다.

③ 고정근(안정근)인 근육이 저하될 수도 있다.

→ ○○근육의 근력운동을 시행해서 근육의 근력을 강화하면 좋을 것 같다.

(※ 여기에서는 「복압을 높이는 트레이닝」이나 「관절의 안정성을 높이는 트레이닝」도 「근육운동」의 하나로 생각하고 있다.)

주동근의 근력 저하가 있으면 그 곳의 근력 트레이닝을, 길항근의 유연성이 저하하고 있으면 그 곳의 유연성을 높이는 운동(스트레칭 등)으로 맞춰 가는 것만으로도 피검자(운동 지도 의뢰자)의 현재 몸 상태에 맞는 가장 최적의 타이밍에 기본적인 퍼스널트레이닝 프로그램을 만들 수 있습니다.

다만, 최근에는 운동 부족이나 편향된 신체의 움직임, 정신적 스트레스 등으로 몸이 굳어 있거나 유연성이 떨어져 있는 분들이 많습니다. 그런 분들은 갑자기 근력 트레이닝을 하는 것보다는 우선 길항근의 경직, 유연성 감소를 완화한 후에 하는 것이 더 효율적일 수도 있습니다.

그 이유를 복근운동(크런치 등으로 불림)을 예로 들어 설명합니다.

척주세움근(척주기립근, erector spinae muscle)의 유연성 저하와 경직이 있는 사람은 등이나 허리를 충분히 둥글게 할 수 없습니다.

예를 들어, 네발로 기는 자세에서 등을 둥글게(고양이 자세)하면 등과 허리 부위의 라인이 직선 부위로 보이기도 합니다.

이렇게 고양이 자세에서 등과 허리 부위에 직선 부위가 보이는 사람은 복근운동으로 배곧은근의 이는곳과 닿는곳을 충분히 가깝게 할 수 있을까요?

대답은 「No」입니다. 돌기사이관절(추간관절, zygapophysial joint)이 충분히 움직이지 않거나 길

1

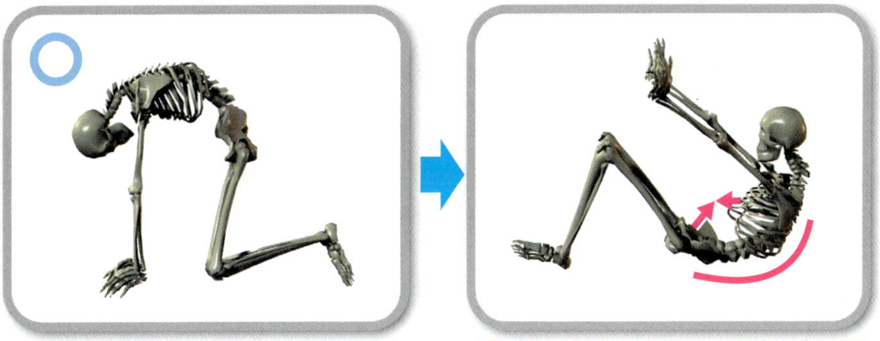

척주는 척추뼈 하나하나가 척추사이원반(추간판)을 사이에 두고 쌓여 있는 구조이므로 돌기사이관절(추간관절) 등의 충분한 움직임이 가능하고 척주세움근의 유연성이 충분하면 척주가 그리는 라인은 균등한 곡선이 된다.

등허리 부위가 균등하게 되어 있는 사람이 복근운동을 하면 배곧은근(복직근)의 이는곳과 닿는곳이 가까워질 수 있다.

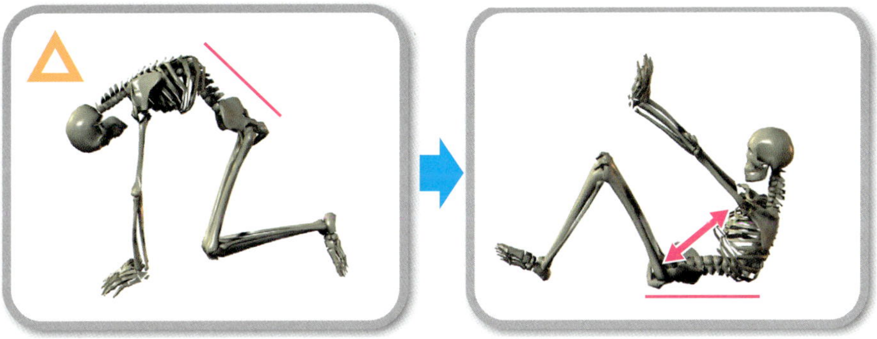

돌기사이관절 등이 제대로 움직일 수 없는 부위나 척주세움근의 유연성이 감소하면 라인이 직선적으로 된다.

등허리 부위의 윤곽이 직선적인 사람은 복근운동을 하면 허리가 곡선이 되지 않기 때문에 배곧은근의 이는곳과 닿은곳이 가까워질 수 없다.

항근인 척주세움근의 유연성이 떨어지는 사람은 등허리 부위를 곡선으로 만들지 못하기 때문에 복근운동을 해도 배곧은근(복직근)에 충분한 자극을 주지 못합니다. 배곧은근을 잘 수축시킬 수 없기 때문에 효과적인 근력 트레이닝이 되지 않습니다.

그럼에도 복근운동을 열심히 하기 위해서는 엉덩허리근(장요근, iliopsoas m.)을 많이 사용하지 않으면 안됩니다. 엉덩허리근 중 하나인 큰허리근(대요근)은 허리뼈 부위에 붙어 있기 때문에 너무 열심히 하면 허리에 부담을 주어 허리통증의 원인이 될 수도 있습니다.

운동 효과가 없는 것은 신체에 부담을 주지 않기 위해서이며, 우선 길항근의 긴장이나 유연성 저하를 확인할 필요가 있습니다.

이런 관점에서 part 2부터는 목적하는 근육·근육군의 유연성 저하, 그 근육 주위의 긴장 유무를 확인하는 방법을 판단하는 기준과 함께 하나씩 소개하려고 합니다.

Chapter

5 근육과 자세(뼈의 배열)

「움직임」과 「자세」를 효율적으로 배우기 위해서는 「근육 컨디션」과 「자세(뼈의 배열)」의 관계를 알아둘 필요가 있습니다.

근육 컨디션은 자세(뼈의 배열)에 나타난다.

근육은 기본적으로 관절을 가로질러 뼈와 뼈에 부착하는 구조로 되어 있습니다.

따라서 특징적인 자세(뼈의 배열)를 보이는 경우, 그 뼈에 연결되어 수축되거나 이완되는 근육의 「근육 컨디션(근육의 상태)」이 자세(뼈의 배열)에 관계하고 있을지도 모릅니다.

다시 말해, **「근육 컨디션(근육의 상태)」이 자세(뼈의 배열)에 나타날** 수 있다는 것입니다.

물론, 뼈 자체의 변형이나 관절 부분의 문제가 뼈의 배열이나 자세에서 나타나는 경우도 있으므로 자세(뼈의 배열)의 상태가 모든 근육 컨디션의 표현이라고 말할 수는 없습니다. 어디까지나 하나의 견해로 생각해 주세요.

또한, 「근육 컨디션」이라고 말하는 경우, 본래는 다양한 내용이 포함되어 있지만, 본서에서는 간단하게 **① 근육에 충분한 유연성이 있는지(긴장, 경직성이 없는지), ② 충분한 근력이 있는지** 두 가지를 생각합니다.

관절운동의 기본을 다시 한번 팔꿉관절에서 확인해 보도록 합니다.

팔꿉관절의 앞면에는 어깨뼈와 아래팔뼈에 붙어있는 위팔두갈래근과, 위팔뼈와 아래팔뼈에 붙어있는 위팔근이 있습니다. 이 위팔두갈래근과 위팔근이 짧아지면 아래팔뼈가 위로 당겨져 팔꿈치가 굽혀집니다.

동시에 길항근인 두팔세갈래근(상완삼두근)은 이완(유연성이 필요)합니다. 그때 두팔세갈래근은 이는곳과 닿는곳이 멀어져 본래보다 길어집니다. 이 기본을 이해하면서 자세(뼈의 배열)와 근육 컨디션의 관계를 생각해 보겠습니다.

팔꿉관절의 굽힘

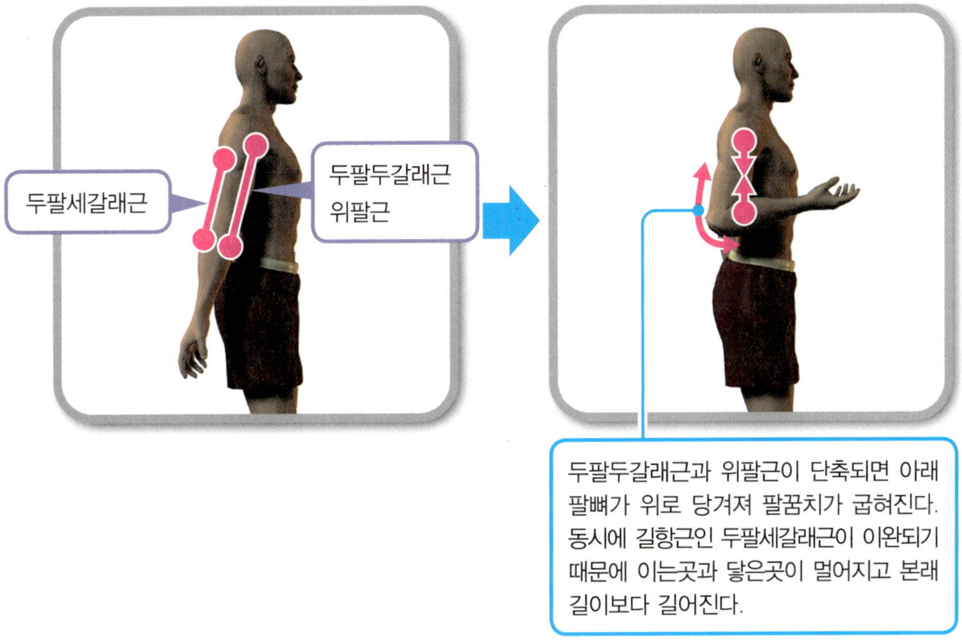

예 ① 팔꿉관절=위팔뼈와 아래팔뼈의 배열 변화

「팔꿉관절의 굽힘」은 관점을 약간 바꾸면, **위팔뼈와 아래팔뼈의 위치 관계가 바뀌거나 배열이 달라진다고** 할 수 있습니다.

뼈 자체는 움직이지 않기 때문에 뼈의 위치가 바뀌었다는 것은 그 뼈에 붙어있는 근육의 길이가 바뀌었다는(짧아 지거나, 길어 지거나) 것입니다.

이를 자세(뼈의 배열)와 근육 컨디션의 관계로 발전시켜 봅시다. 또한, 여기에서는 이야기를 알기 쉽게 하기 위해 관절이나 근육, 뼈, 신경 등에 다른 문제는 없다는 전제하에 생각하고 있습니다.

다음 페이지 그림 ①이 본래의 위팔뼈와 아래팔뼈의 배열, 위치 관계라고 하겠습니다. ②는 팔꿈치가 많이 구부러진 자세(뼈의 배열)의 사람입니다(이런 사람은 별로 없을지도 모릅니다만, 설명을 위해 조금 많이 팔꿈치를 구부렸습니다).

②의 팔꿈치가 구부러진 사람(위팔뼈와 아래팔뼈의 배열, 위치 관계가 본래와 다른 사람)은 위팔 앞면 근육이 본래보다 짧아져 있고, 위팔 뒷면 근육은 본래보다 길어진 것을 알 수 있습니다.

그래서 위팔뼈와 아래팔뼈가 ②와 같이 배열되어 있는 사람의 근육 컨디션은 다음과 같이 생각할 수 있습니다.

- **위팔 앞면 근육이 본래보다 단축되어 있기 때문에 위팔 앞면 근육의 유연성 저하(긴장·경직)가 있을 수도 있**

다(경직되어 짧게 수축되어 있는 그림).

- 위팔 뒷면 근육은 본래보다 길어져 있기 때문에 위팔 뒷면 근육은 근력 저하가 있거나 근력 저하가 발생하기 쉬운 상태일지도 모른다(항상 길어지고 이완된 그림).

팔꿉관절의 굽힘

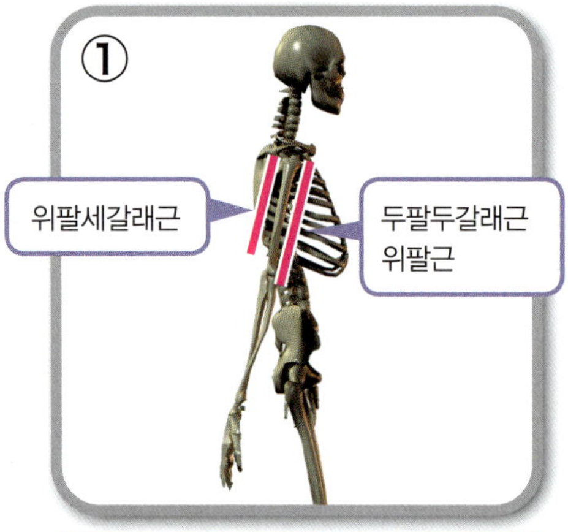

본래의 위팔뼈와 아래팔뼈의 배열과 위치 관계

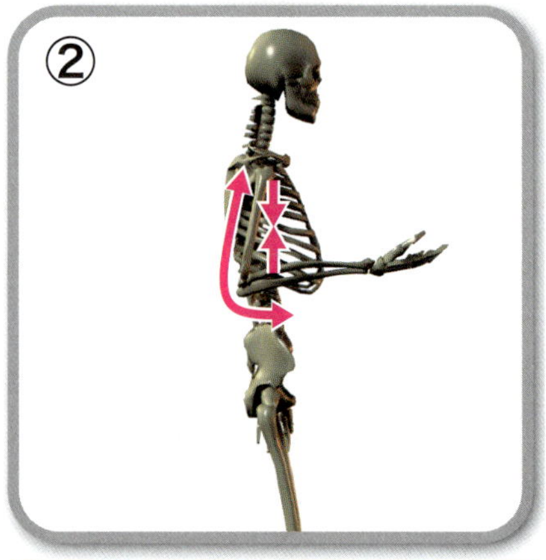

팔꿈치가 구부러져 있는 사람은 위팔 앞면 근육이 본래보다 단축되어 있고 위팔 뒷면 근육은 본래보다 길이져 있다.

예 ② 골반 앞경사가 작은(골반 뒤경사) 자세

다음은 척주(척추뼈)의 배열, 가슴우리(흉곽)와 골반의 배열이 표준과 다른 경우에 대해 생각해 보겠습니다.

다음 페이지 그림 ①은 표준 배열, 그림 ②는 척주(척추뼈)의 배열 및 가슴우리와 골반 배열이 본래와 다른 「골반 앞경사가 작은(골반 뒤경사) 자세」의 사람입니다.

여기에서는 「배부위 근육」과 「등부위 근육」부터 생각해 보겠습니다.

척주(척추뼈) 및 가슴우리와 골반의 배열이 그림 ②와 같은 사람은 배부위 근육이 본래보다 짧아져 있고 등부위 근육은 본래보다 길어진 것을 알 수 있습니다.

그래서 그림 ②와 같은 사람의 근육 컨디션은 다음과 같이 생각할 수 있습니다.

- 배부위 근육이 본래보다 짧아져 있기 때문에 배부위 근육의 유연성이 저하(긴장·경직)되어 있을지도 모른다(강직되고 짧게 수축된 그림).

- 등부위 근육은 본래보다 길어져 있기 때문에 등부위 근육은 근력 저하가 있거나 근력 저하가 발생하기 쉬운 상태일지도 모른다(항상 길어지고 이완된 그림).

골반 앞경사가 작은(골반 뒤경사) 자세

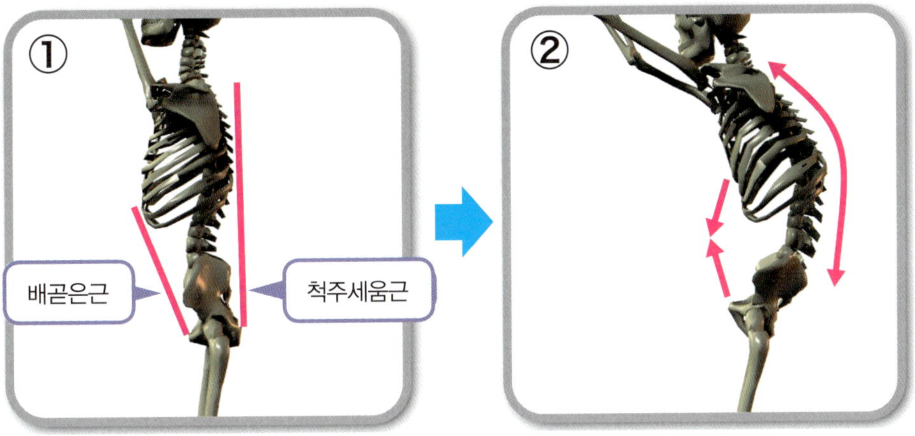

본래의 척주(척추뼈) 및 가슴우리와 골반 배열

골반 앞경사가 작은(골반 뒤경사) 자세인 사람은 배부위 근육이 본래보다 단축되고 등부위 근육은 본래보다 길어진다.

※ 보기 쉽도록 팔을 위로 올리고 있습니다.

예 ③ 골반의 좌우 기울기가 큰 자세

여기에서는 다음 페이지 그림 ②와 같은 자세에서의 근육 컨디션에 대해 생각해 보겠습니다. 표준 타입의 ①과 비교하여 ②는 척주(척추뼈) 배열, 가슴우리 및 골반의 배열이 본래와 다른「골반 좌우 기울기가 큰 자세」입니다.

몸통 부위의 가쪽굽힘근 중 하나인「척주세움근」부터 생각해 보겠습니다.

척주(척추뼈) 및 가슴우리와 골반의 배열이 그림 ②와 같은 사람은 몸통 부위에 대해서 왼쪽 척주세움근이 본래보다 짧게 단축되어 있고, 오른쪽 척주세움근은 본래보다 길다는 것을 알 수 있습니다.

그래서 그림 ②와 같은 사람의 근육 컨디션은 다음과 같이 생각할 수 있습니다.

- **왼쪽 척주세움근이 본래보다 짧게 단축되어 있고, 그 주위 근육의 유연성이 저하(긴장·경직)되어 있을지도 모른다(강직되고 짧게 수축된 그림).**
- **오른쪽 척주세움근은 본래보다 길어져 있기 때문에 근력 저하가 있거나 근력 저하가 발생하기 쉬운 상태일지도 모른다(항상 길어지고 이완된 그림).**

◆ 골반의 좌우 기울기가 큰 자세

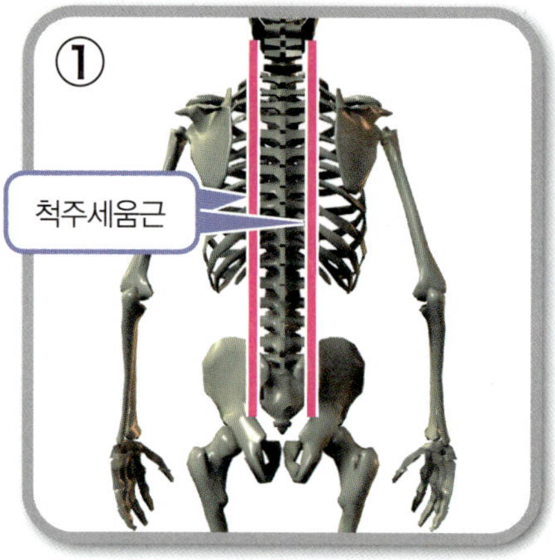

본래의 척주(척추뼈) 및 가슴우리와 골반 배열

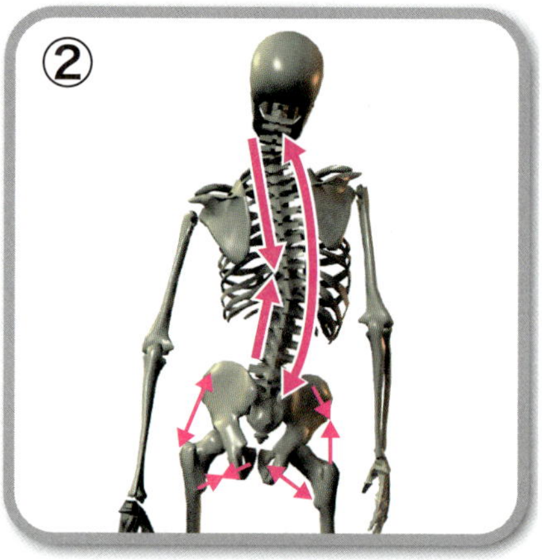

왼쪽 척주세움근은 본래보다 단축되어 있고, 오른쪽 척주세움근은 본래보다 길어져 있다.

운동 지도에 활용하는 '학습방법'의 팁

「자세」, 「뼈의 배열」을 파악하는 방법

자세(뼈의 배열)가 본래의 모양과 다르다면 다음과 같이 생각해 볼 수 있습니다.

① **이는곳과 닿는곳이 본래보다 가까이 있는 근육(이는곳과 닿는곳 사이의 거리가 본래보다 짧은 근육)**
→ 유연성 저하가 있을지도 모른다.

② **이는곳과 닿는곳이 본래보다 멀어져 있는 근육(이는곳과 닿는곳 사이의 거리가 본래보다 긴 근육)**
→ 근력 저하가 있을지도 모른다.

「이는곳과 닿는곳이 본래보다 가까이 있는 근육」이 있으면, 그 길항근은 이는곳과 닿는곳 사이가 본래보다 멀어져 있습니다.

「이는곳과 닿는곳이 본래보다 멀어져 있는 근육」이 있으면, 그 길항근은 이는곳과 닿는곳 사이가 본래보다 가까워져 있습니다.

「이는곳과 닿는곳이 본래보다 가까이 있는 근육」이 있으면, 유연성을 체크하여 유연성 저하가 있으면 유연성을 높이는 운동(스트레칭 등)을 시행하고, 「이는곳과 닿는곳이 본래보다 멀어져 있는 근육」이 있으면, 근력을 체크하여 근력 저하가 있으면 근력 트레이닝을 함께 시행합니다. 이렇게 하여 피검자의 현재 신체 컨디션에 맞는 최적의 퍼스널 트레이닝 프로그램을 만들 수 있습니다.

자세(뼈의 배열) 등의 「정적 정보」뿐만 아니라, 실제로 몸을 움직여 「동적 정보」와 함께 피검자의 컨디션을 판단하는 것이 매우 중요합니다.

「움직임」과 「근육 컨디션」의 관계

「움직임」으로부터의 접근

목표로 하는 관절운동이 충분히 이루어지지 않는다.

↓ (왼쪽)

그 관절운동과 관련된 길항근의 유연성 저하(긴장·경직)가 있는지 확인한다.

↓

그 근육의 유연성을 높이는 운동(스트레칭 등)을 시행한다.

↓ (오른쪽)

그 관절운동과 관련된 주동근과 안정근의 근력 저하가 있는지를 확인한다.

↓

그 근육의 근력을 높이는 근력 트레이닝을 시행한다.

「자세(뼈의 배열)」와 「근육 컨디션」의 관계

「자세」로부터의 접근

자세·뼈의 배열이 본래의 모양과 다르다.

↓ (왼쪽)

목표로 하는 근육의 이는곳과 닿는곳이 본래보다 가까워져 있다(이는곳과 닿는곳의 사이가 짧다).

↓

근육이 수축되어 있다. → 근긴장(유연성 감소)이 있는지 확인한다.

↓

그 근육의 유연성을 높이는 운동(스트레칭 등)을 시행한다.

=

↓ (오른쪽)

길항근은 이는곳과 닿는곳이 본래보다 멀어져 있다(이는곳과 닿는곳의 사이가 길다).

↓

근육이 길게 늘어나 있다. → 근력 저하가 있는지 확인한다.

↓

그 근육의 근력을 높이는 근력 트레이닝을 시행한다.

Chapter

6 「자세」를 보기 위한 뼈대의 지식 - 척주

신체의 중심인 척주를 보는 눈을 기르기 위해 척주의 기본 지식을 설명합니다.

1

척주

척주(vertebral column)는 32~34개의 **척추뼈**가 위아래로 연결되어 있는 뼈대입니다. 척주를 구성하는 척추뼈는 위에서부터 **목뼈(경추)** 7개, **등뼈(흉추)** 12개, **허리뼈(요추)** 5개, **엉치뼈(천추)** 5개, **꼬리뼈(미추)** 3~5개이지만 엉치뼈와 꼬리뼈는 성인이 되면 유합되어 하나가 됩니다.

척주의 구조

왼쪽면

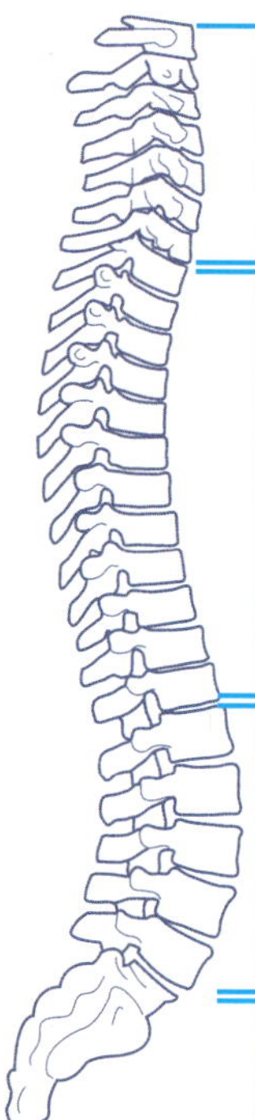

목뼈(경추) : 7개

목뼈는 앞굽이(전만)가 되도록 (옆에서 보면 앞으로 볼록) 층층이 쌓여 있다.

등뼈(흉추) : 12개

등뼈는 뒤굽이(후만)가 되도록 (옆에서 보면 뒤로 볼록) 층층이 쌓여 있다.

허리뼈(요추) : 5개

허리뼈는 앞굽이(전만)가 되도록 (옆에서 보면 앞으로 볼록) 층층이 쌓여 있다.

엉치뼈(천추) · 꼬리뼈(미추) 부위

뒤굽이(후만)되어 있다.

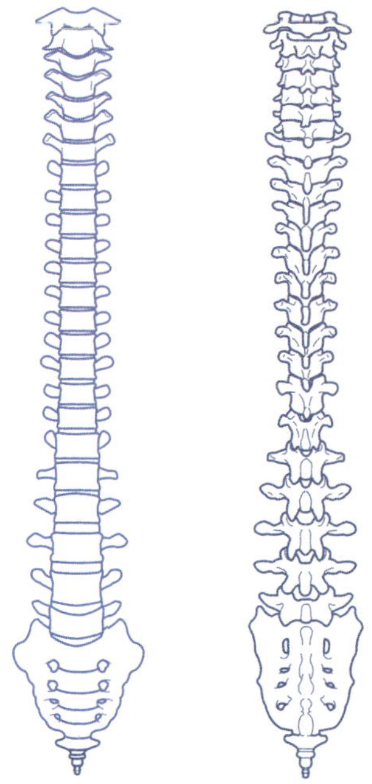

앞면 뒷면

앞뒤에서 보면 척추뼈는 거의 반듯하게 쌓여 있다.

척추뼈의 예

고리뼈(환추, C1)

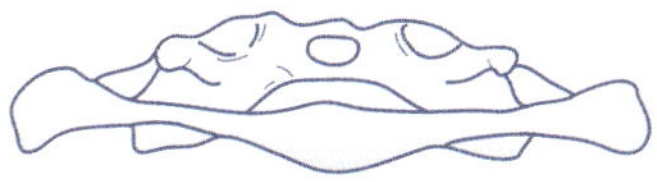

(뒷면)

중쇠뼈(축추, C2)

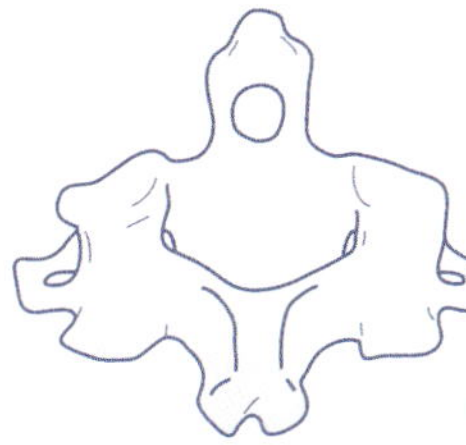

(뒷면)

제4 목뼈(C4)

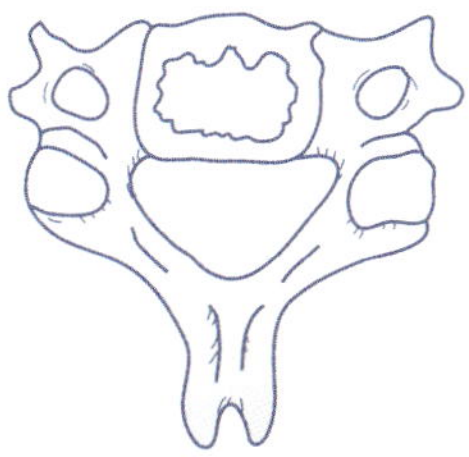

(윗면)

제7 경추(C7)

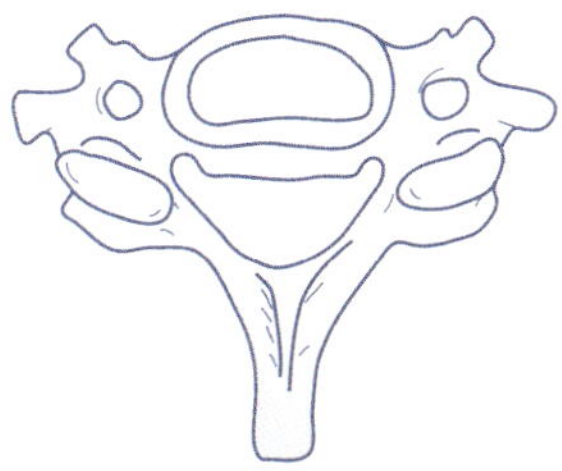

(윗면)

제6 등뼈(T6)

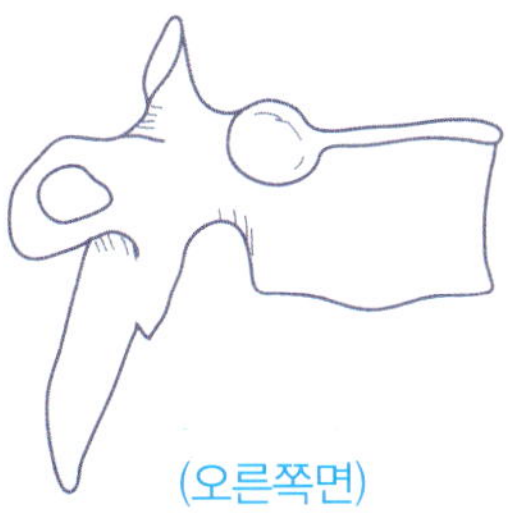

(오른쪽면)

제3 허리뼈(L3)

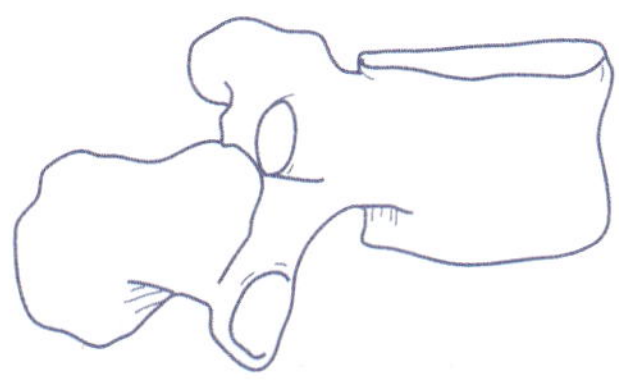

(오른쪽면)

엉치뼈(천골)

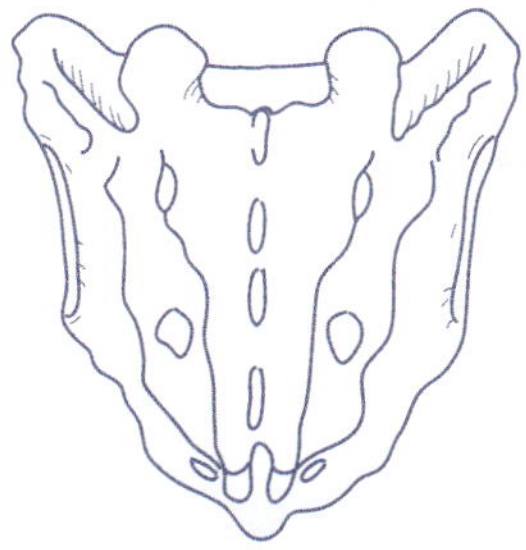

(뒷면)

꼬리뼈(미골)

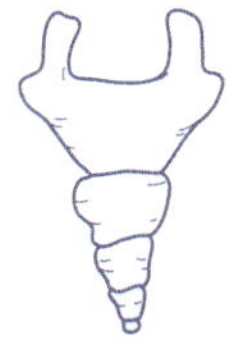

(뒷면)

이러한 척추뼈가 블록 쌓기처럼 세로로 쌓여 있는 것이 「척주」입니다. 이 블록(척추뼈)과 블록 사이에는 **추간판(추간원판)**이라는 쿠션이 있습니다(없는 곳도 있습니다).

나이가 들면 신장이 줄어드는 것은 추간판의 퇴행(수분이 감소하고 두께가 얇아지며, 척추뼈와 척추뼈 사이가 좁아짐)이 큰 요인입니다. 추간판이 더 줄어들거나 얇아지면 척추뼈와 척추뼈가 부딪쳐 그대로 붙어 버릴 수도 있습니다.

추간판의 신진대사(산소와 영양을 공급받고, 노폐물 등을 제거함)를 원활하게 하기 위해서는 척추뼈 하나하나가 움직일 때마다 추간판에 관련된 다양한 방향에서 적당한 압력의 변화가 필요합니다. 초고령화 시대인 현대에서 추간판을 젊게 유지하기 위해서도 「척추뼈 하나하나를 움직이는 습관」은 건강한 운동을 위한 중요한 포인트 중 하나입니다.

1

◘ 허리 부위의 추간판

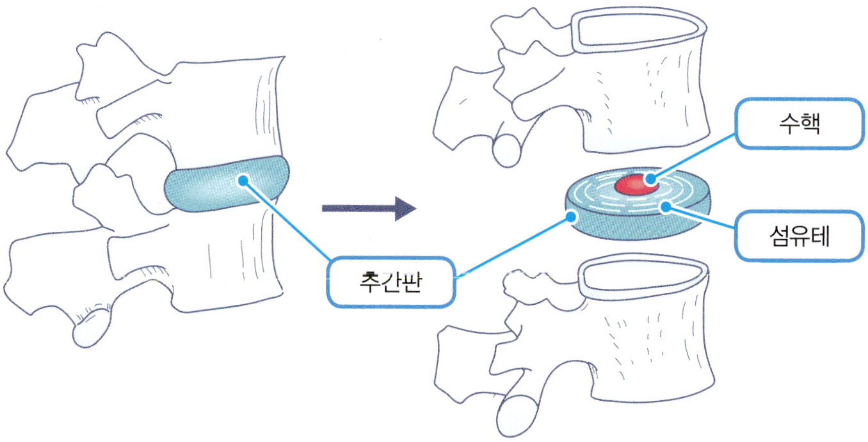

◘ 척추뼈를 연결하는 인대와 부착되는 근육

추간판을 사이에 둔 블록(척추뼈)은 많은 인대와 근육에 의해 지지된다.

(1) 위와 아래 척추뼈를 연결하는 인대	① 황색인대 ② 가시사이인대 ③ 가로돌기사이인대
(2) 넓은 범위의 척추뼈를 연결하는 인대	① 앞세로인대(척추뼈몸통 앞면을 뒤통수뼈 바닥에서 엉치뼈까지 연결) ② 뒤세로인대(척추뼈몸통 뒷면을 뒤통수뼈에서 엉치뼈까지 연결) ③ 목덜미인대(뒤통수뼈에서 제7 목뼈 가시돌기까지 연결) ④ 가시끝인대(제7 목뼈 가시돌기에서 엉치뼈까지 연결)

척추뼈에 부착되는 근육	① 척주앞근육(긴목근, 긴머리근, 앞머리곧은근, 가쪽머리곧은근) ② 목갈비근육(앞목갈비근, 중간목갈비근, 뒤목갈비근) ③ 널판근 ④ 척주세움근(엉덩갈비근, 가장긴근, 가시근) ⑤ 가로돌기가시근육(반가시근, 뭇갈래근, 돌림근) ⑥ 가시사이근육 ⑦ 가로돌기사이근육 ⑧ 뒤통수밑근육(큰·작은뒷머리곧은근, 위·아래머리빗근) ⑨ 갈비올림근 ⑩ 위뒤톱니근 ⑪ 아래뒤톱니근 ⑫ 가로막(횡경막) ⑬ 등세모근 ⑭ 넓은등근 ⑮ 어깨올림근 ⑯ 마름근 ⑰ 큰허리근 ⑱ 작은허리근

척주(vertebral column)와 척수(spinal cord)

척주는 척수라는 신경을 넣을 수 있는 그릇으로서의 역할도 하고 있습니다. 척수는 중추신경계(central nervous system) 중 하나입니다.

척추구멍이 연결되어 있는 척주관이라는 관 속을 척수가 통과하고, 척추뼈사이구멍이라는 구멍을 통해 척수신경이 나옵니다.

척추뼈사이구멍으로 나오는 척수신경은 뇌로부터 받은 명령을 전달하여 근육을 움직이고(운동신경), 내장 등의 기능을 조정하거나(자율신경), 피부와 관절, 그 외의 정보를 뇌에 전달(감각신경)하고 있습니다.

만약 척수를 안전하게 보호하려고 한다면 척주는 하나의 뼈로만 구성하는 것이 좋을지도 모릅니다.

그러나 실제로는 32~34개의 블록(척추뼈)이 연결되어, 하나하나가 여러 방향으로 움직일 수 있도록 만들어져 있습니다.

중요한 척수가 들어가는 통로이면서 기능적으로 움직이는 것도 꼭 필요하다는 것입니다. 이런「척주의 구조」를 알면 운동 부족으로 척주 주변이 굳어지지 않도록「척추뼈 하나하나를 움직이는 습관」이 매우 중요하다는 것을 것을 알 수 있습니다.

◆ 척수를 넣을 수 있는 그릇으로서의 척주

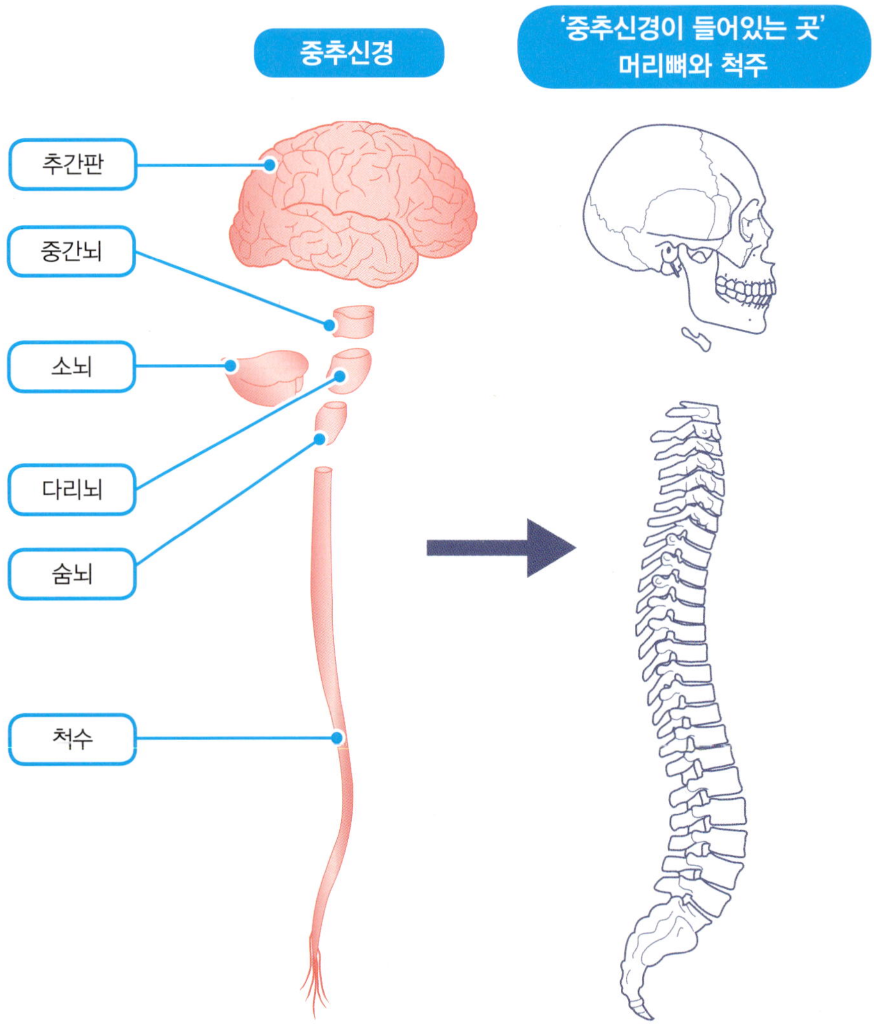

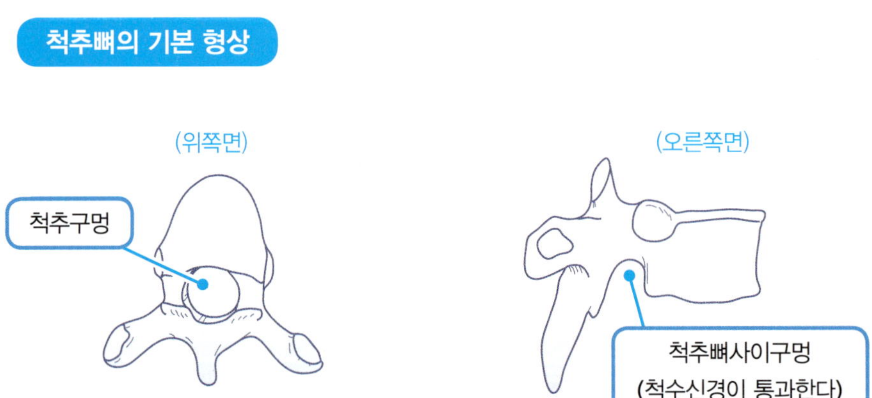

연결된 척추관을 따라 척수가 들어간다.

신경계의 구성

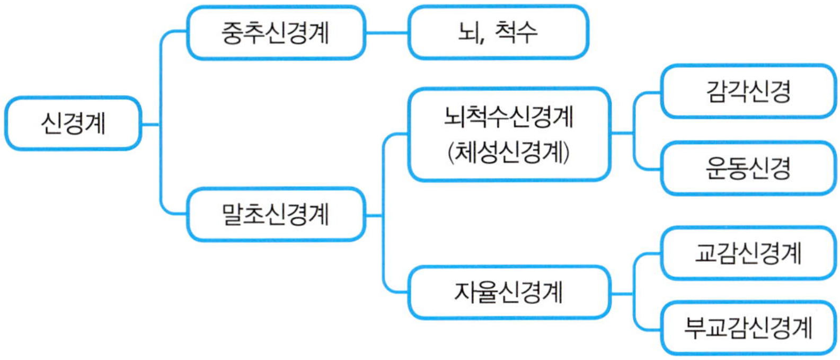

말초신경계(peripheral nervous system)

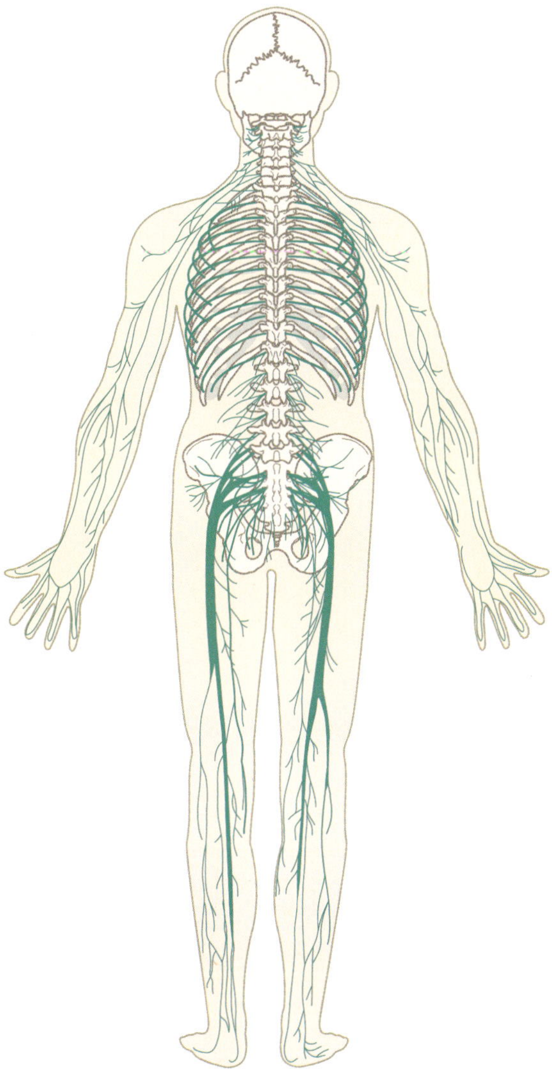

Chapter 7

「자세」를 보기 위한 뼈대의 지식 - 골반

신체의 중심에 위치한 골반을 보는 눈을 키우기 위해 골반의 기본 지식을 설명합니다.

1

골반(pelvis)이란

「골반」이라는 말은 자주 사용되지만 구체적으로 어디에 대해 말하는지 의외로 모르는 채 쓰이는 경우가 많은 것 같습니다.

골반은 **아래 허리뼈**[다섯째 허리뼈(L5)-넷째 허리뼈(L4)도 포함할 수 있다], **볼기뼈(관골)**, **엉치뼈(천골)**, **꼬리뼈(미골)**를 가리켜 말합니다.

골반 또한 많은 인대와 근육에 의해 지지되고 있습니다.

골반

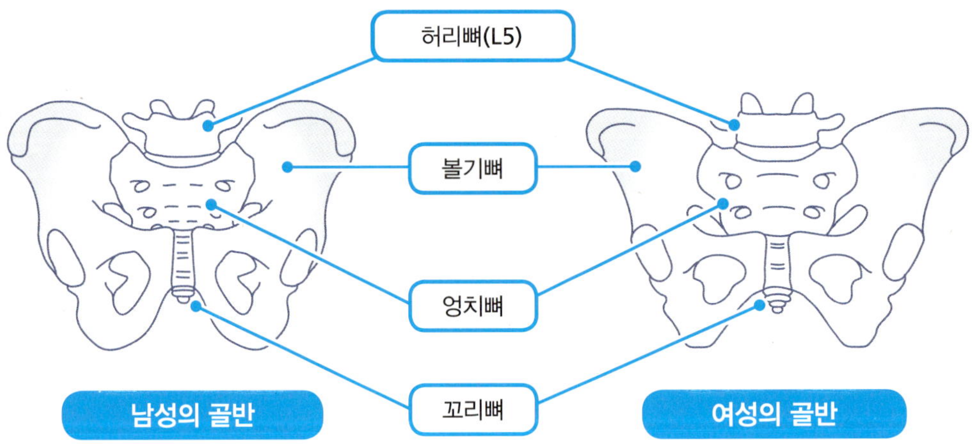

골반의 앞경사와 뒤경사

여기에서는 한 가지 더 「**골반의 앞경사와 뒤경사**」라는 표현에 대해서도 확인해 두도록 하겠습니다.

「골반의 앞경사와 뒤경사」라는 것은 옆에서 보았을 때 「골반의 기울기 상태」를 말합니다.

「골반의 앞뒤 기울기 상태」를 보는 구체적인 기준으로는 **볼기뼈의 위앞엉덩뼈가시(anterior supe-**

rior iliac spine)라는 부위와 위뒤엉덩뼈가시(posterior superior iliac spine)라는 부위를 연결하는 선과 수평선이 만드는 각도가 참고가 됩니다. 또한, 옆에서 보았을 때 바지 상단선의 기울기 상태와 벨트와 수평선이 만드는 각도 등도 참고로 하면 좋을 것입니다.

세밀하게는 엉치엉덩관절(천장관절) 또는 허리엉치관절(요천관절)의 상태도 함께 고려합니다만, 여기에서는 우선 대략적으로 파악해 보겠습니다.

「골반 앞뒤 기울기 상태」를 보는 기준

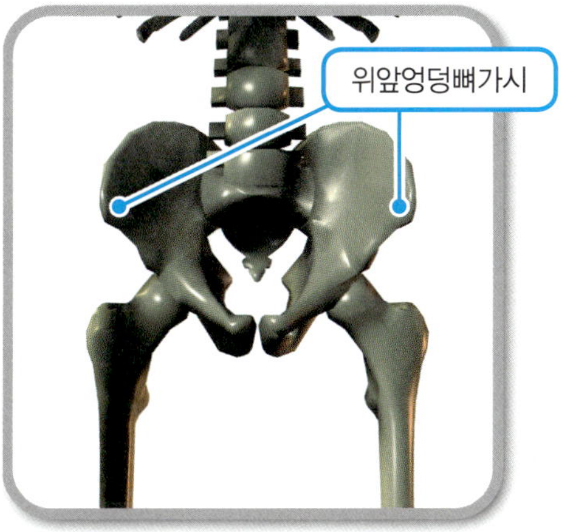

(앞면)

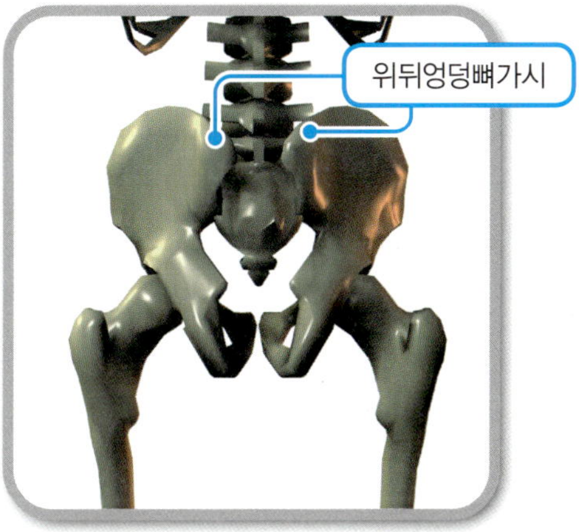

(뒷면)

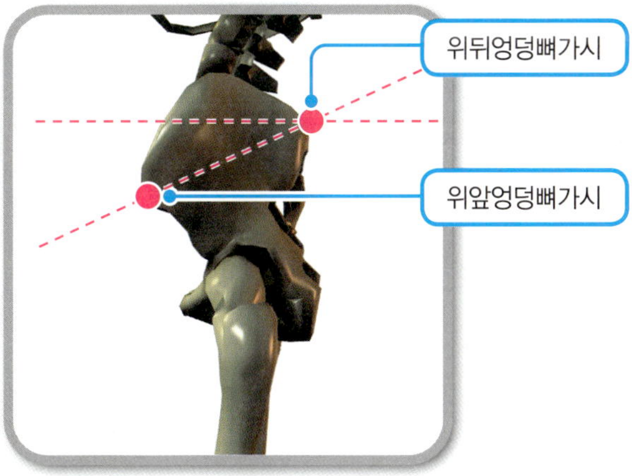

(오른쪽면)

1

골반 앞경사의 크고, 작은 자세의 차이

허리 부위는 약간 앞쪽(허리 부위는 약간 휘어 있음)을 향하고 있는 것이 표준입니다. 골반은 약간 앞경사(30도 정도)되어 있는 것이「기준이 되는 표준」이라고 생각합니다.

표준 타입

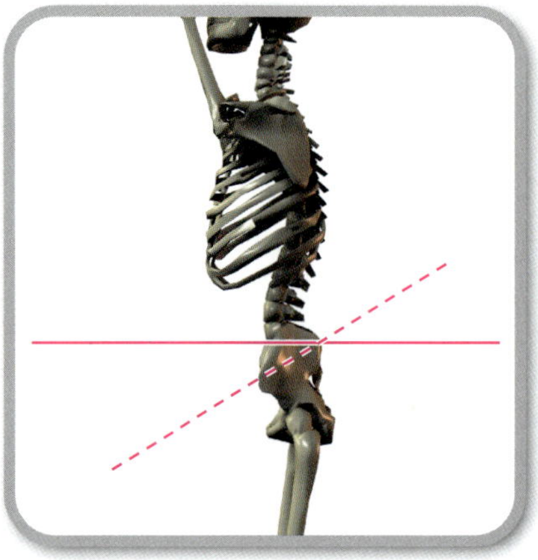

골반 : 약간 앞경사(30도 정도)
허리 부위 : 앞굽음, 약간 휘어 있다

이런 유형이 본래의 자세에 가깝다.

이「표준 타입」을 기준으로 다음 페이지의 그림(왼쪽)과 같은 선 자세를 **「골반의 앞경사가 큰 자세」** 라고 합니다.

골반이 앞쪽으로 기울어지면, 연동하여 허리 부위는 폄(허리 부위는 젖혀짐)하게 됩니다. 따라서「골반의 앞경사가 큰 자세」란 허리 부위의 **「과다젖힘」(과하게 휘어짐)** 자세입니다.

반대로 다음 페이지의 그림(오른쪽)은 **「골반의 앞경사가 작은 자세」**입니다. **「골반 뒤경사」**라고도 합니다.

골반이 뒤쪽으로 기울면 연동하여 허리 부위는 굽힘(허리 부위가 동그랗게 된다)되기 때문에「골반의 앞경사가 작은 자세」란 허리 부위의 **「과다굽힘」** 자세입니다. 본서에서는 **「허리 말림 자세」**라고도 부릅니다.

골반 앞경사가 큰 자세·골반 앞경사가 작은 자세

골반 앞경사가 큰 자세

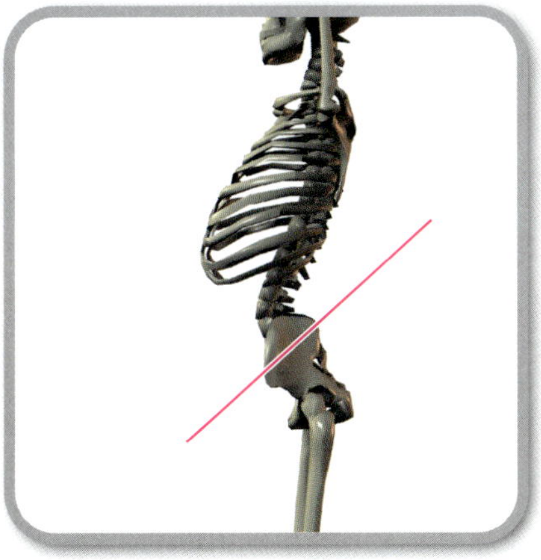

골반 : 앞경사
허리 부위 : 과다젖힘(과하게 휘어짐)

골반 앞경사가 작은 자세

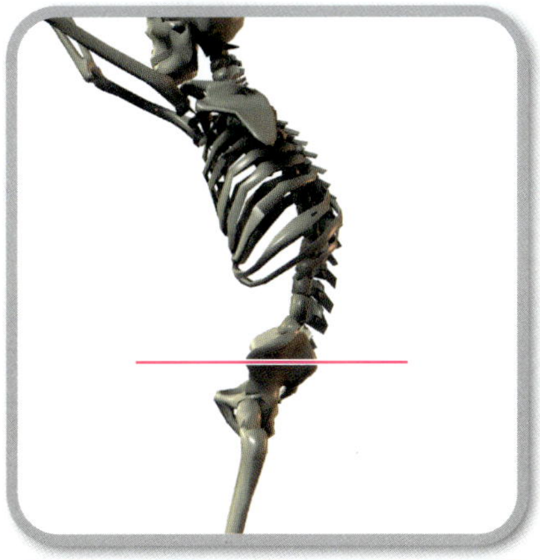

골반 : 뒤경사
허리 부위 : 과다굽힘(허리 말림 자세)

여러 가지 자세에서의 골반 기울기 상태

선 자세뿐만 아니라 스포츠와 건강을 위한 운동 현장에서 체조나 스트레칭을 실시할 때 등에 사용하는 운동 자세나 위치에서도 골반의 기울기 상태(허리 부위의 폄 상태)를 확인해 보겠습니다.

◉ 바로 누운 자세

바로 누운 자세(supine position)에서는 편안하게 힘을 빼고 있을 수 있으면 중력을 받는 방법으로 볼 때, 허리 부위와 지면 사이에 큰 틈이 생기지 않습니다. 반대로 허리 부위와 지면에 큰 틈이 발생하면 골반의 앞경사가 큰 타입(=허리 부위의 폄이 크다)입니다.

바로 누운 자세에서의 골반 기울기(허리 부위의 폄 상태)

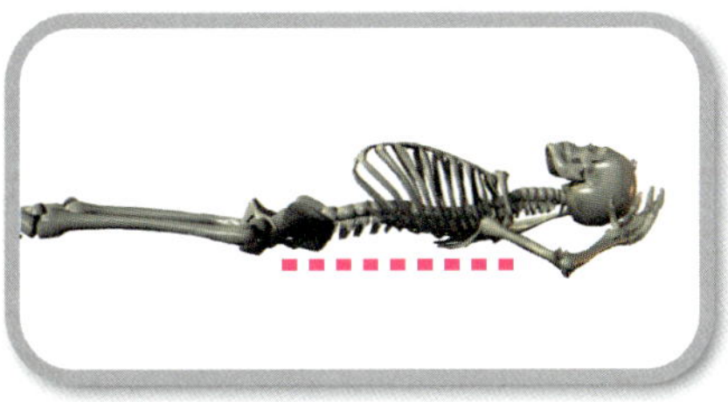

바로 누운 자세에서의 표준 골반의 기울기(허리 부위의 폄 상태)

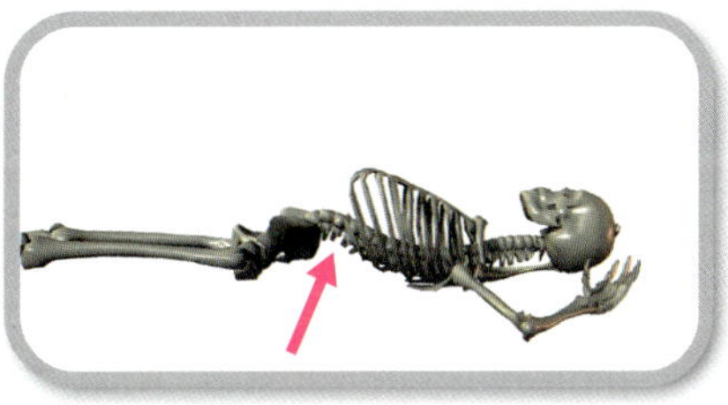

허리와 지면 사이에 큰 틈이 있는 상태. 선 자세에 적용하면 골반 앞경사가 너무 큰(=허리 부위의 폄이 크다) 예

1

◉ 엎드린 자세

엎드린 자세(prone position)에서 편안하게 힘을 빼고 있으면 중력을 받는 방법으로 볼 때, 다리와 바닥 사이에 틈이 벌어져서는 안됩니다(엉덩이가 올라간 것 같은 느낌은 들지 않습니다). 반대로 엉덩이가 말려 올라간 듯한 느낌이라면 엉덩관절 굽힘에 작용하는 근육, 몸통 부위의 폄에 작용하는 근육 등에 긴장이 있을지도 모릅니다. 선 자세에 적용시키면 골반의 앞경사가 큰 타입(=허리 부위의 폄이 크다)입니다.

엎드린 자세에서의 골반 기울기(허리 부위의 폄 상태)

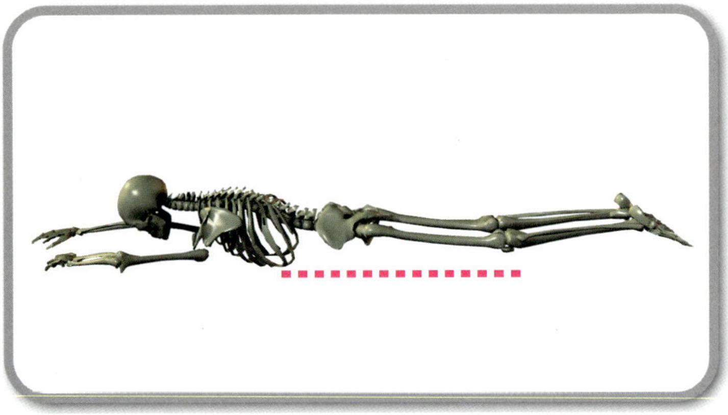

엎드린 자세에서의 표준 골반 기울기(허리 부위의 폄 상태)

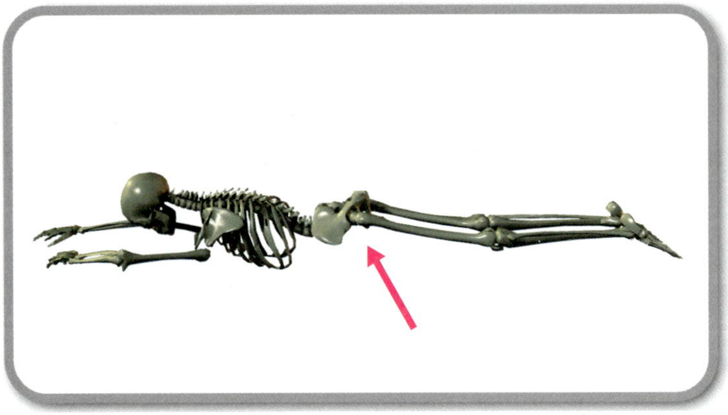

다리와 바닥 사이에 틈이 있어 엉덩이가 올라간 듯한 상태. 선 자세에 적용 하면 골반의 앞경사가 큰(허리 부위의 폄이 크다) 예

◉ 네발기기 자세

네발기기 자세(quadruped position)는 엉덩관절을 굽힌한 자세이므로 선 자세와는 다르지만 허리 부위의 폄 상태에 대해 확인해 보겠습니다.

네발기기 자세에서의 골반 기울기(허리 부위의 폄 상태)

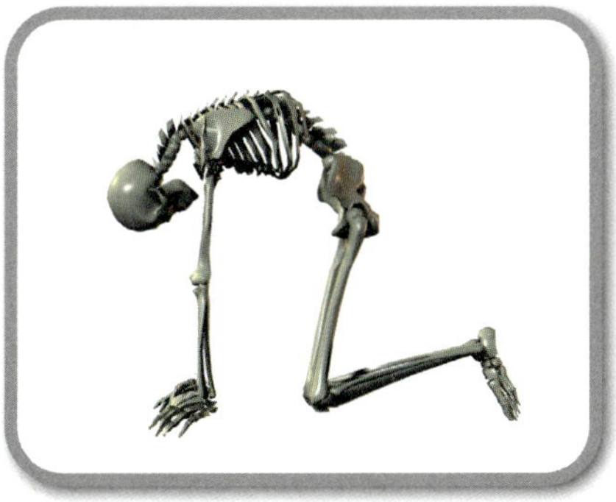

「고양이 포즈」라는 별칭으로 허리 부위는 굽힘되어 있다. 선 자세에 적용하면 골반 앞경사가 작은(골반 뒤경사) 타입과 같은 상태

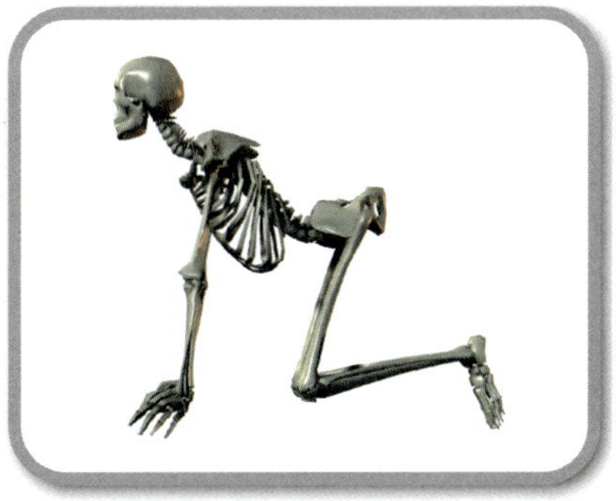

「개 포즈」라는 별칭으로 허리 부위가 폄되어 있다. 선 자세에 적용하면 골반 앞경사가 큰 타입과 동일하다.

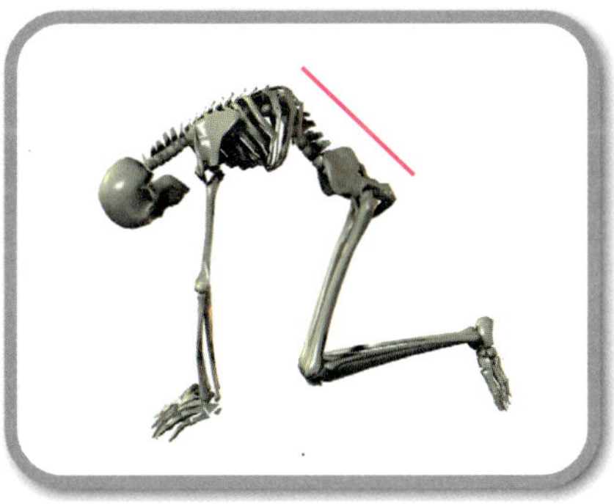

「고양이 포즈」에서도 그다지 허리 부위가 굽힘되지 않으면 등허리 부위에 직선 부분이 생긴다.

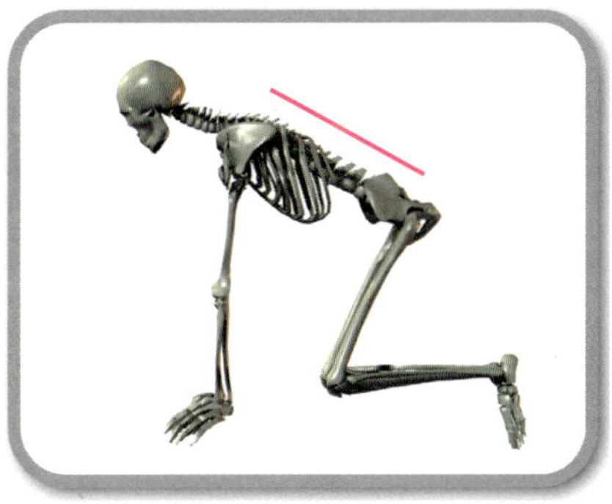

「개 포즈」에서도 그다지 허리 부위가 폄되지 않으면 등허리 부위가 직선에 가깝다.

◉ 옆 누운 자세

옆 누운 자세(lateral decubitus position)를 위에서 본 모습입니다. 골반의 기울기(허리 부위의 폄 상태)에 주목하여 확인해 보겠습니다.

옆 누운 자세에서의 골반 기울기(허리 부위의 폄 상태)

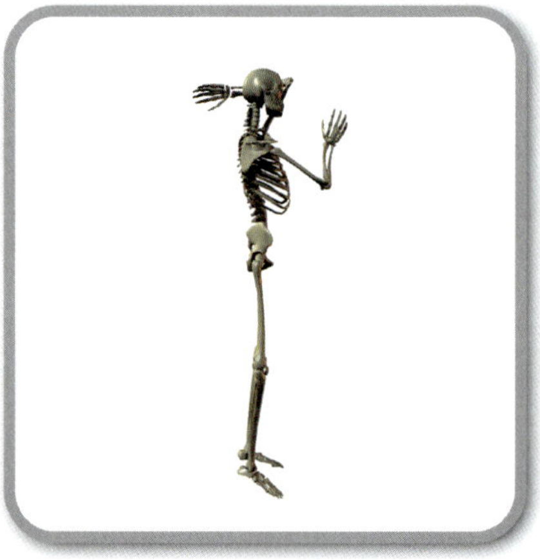

옆 누운 자세에서의 표준적인 골반 기울기(허리 부위의 폄 상태)

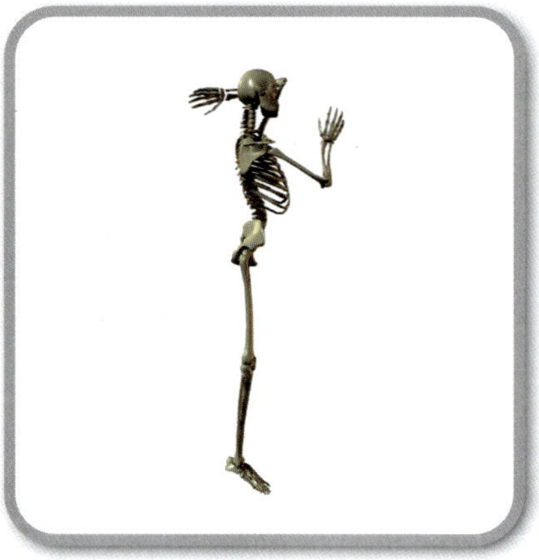

옆 누운 자세에서의 골반 앞경사가 큰(=허리 부위의 폄이 크다) 예

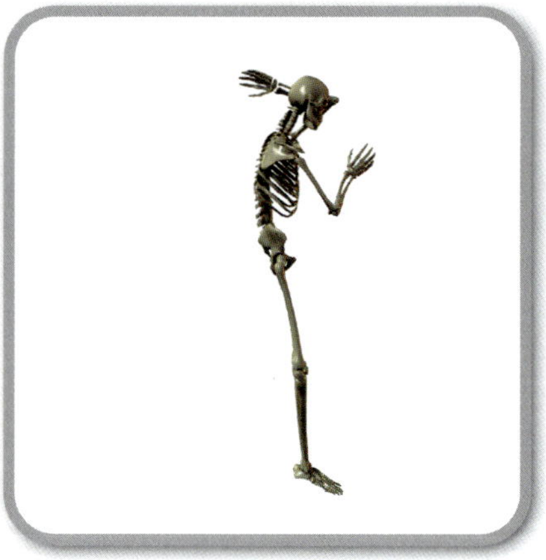

옆 누운 자세에서의 골반 앞경사가 작은(골반 뒤경사)(=허리 부위의 폄이 작음, 허리 부위의 굽힘 자세) 예

Chapter 8

골반의 기울기 상태, 등뼈 부위의 뒤굽음 상태 검사법

「척주의 배열」이나 「골반의 기울기 상태」를 판단하는 눈을 기르기 위해 대략적으로 도움이 되는 검사법을 소개합니다.

시상면의 뼈 배열(앞뒤 균형)을 보는 기준

사람은 「직립 이족 보행」의 동물입니다. 「움직임」이나 「자세」를 탐구해 나가는데 있어서 기본이 되는 것이 「선 자세」입니다.

「선 자세」의 '중심'에 위치하는 것이 「골반」과 「척주」입니다. 앞으로 「움직임」과 「자세」를 깊게 이해하려면 「골반의 기울기 상태」와 「척주의 배열」을 보는 눈을 기르는 연습이 필요합니다. 그러나 연습을 한다해도 「도움되는 것이 아무것도 없다」라면 답답할 것입니다.

그래서 「골반의 기울기 상태」와 「척주의 배열」을 검사하는 방법을 소개하겠습니다(여기에서는 '등뼈 부위의 뒤굽음 상태'도 판단하는 기준을 알려드립니다).

방법

① 피검자에게 벽에서 30-50cm 정도 떨어진 곳에 벽을 등지고 편안하게 서게 합니다.

② 뒤쪽을 향해 천천히 5cm 정도씩 벽 쪽으로 뒷걸음질을 치게 하고 신체의 일부가 벽에 닿으면 정지시킵니다. 이때 가급적 처음의 「선 자세」를 바꾸지 않고 진행하도록 합니다. 처음의 「선 자세」로부터 크게 변화하고 있지 않은지 체크해 둡니다.

③ 신체의 어느 부위가 먼저 벽에 닿았는지 확인합니다. (1) 엉덩이, (2) 등(허리 부위), (3) 엉덩이와 등이 거의 동시에, 이렇게 크게 세 가지로 구분하여 생각합니다.

④ 그 후 엉덩이와 등을 천천히 벽에 붙이고 허리 부위와 벽 사이의 틈새에 손을 넣어 틈새의 크기를 체크합니다.

판단 기준

③과 ④의 체크 결과의 조합으로 골반의 앞경사 상태가 「표준형」, 「큰 타입」, 「작은 타입(골반 뒤경사)」 중 어느 쪽인지를 판단합니다.

1

⦿ I. 골반의 앞경사 상태 : 표준형

③의 체크에서 엉덩이와 등이 거의 동시에 벽에 닿고, ④의 체크에서 허리 부위와 벽 틈새에 손을 넣어 「손이 허리와 벽에 닿으면서 겨우 통과할 정도」라는 느낌이라면, 골반의 앞경사 상태는 「표준형」이라고 생각되는 기준입니다.

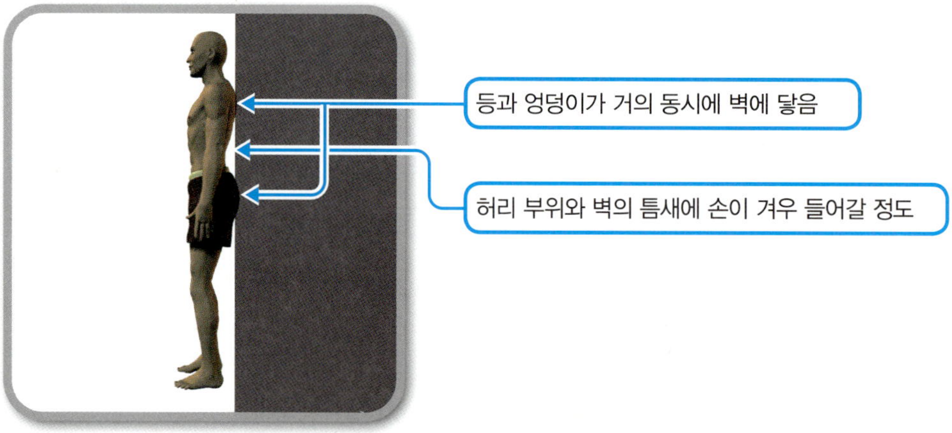

⦿ II. 골반의 앞경사 상태 : 큰 타입

③의 체크에서는 엉덩이가 먼저 벽에 닿습니다. ④의 체크에서는 허리 부위와 벽의 틈새가 크고 손을 넣으면 「허리와 벽에 손이 별로 닿지 않고도 여유있게 통과」하는 느낌입니다.

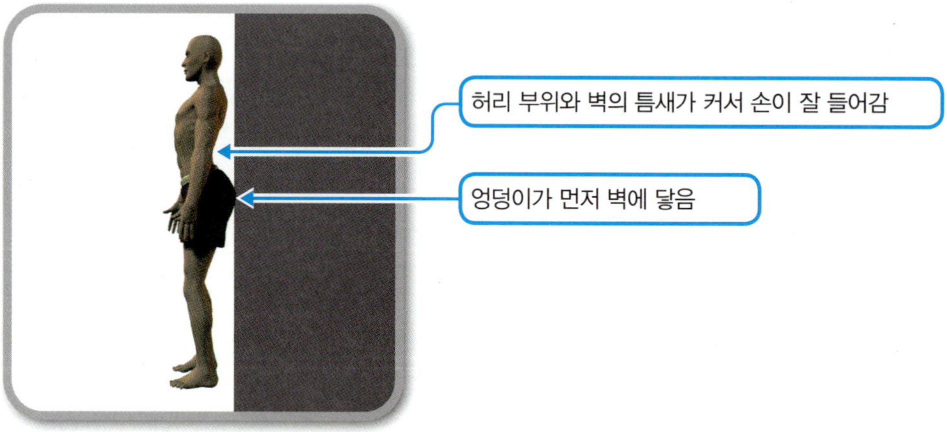

◉ III. 골반의 앞경사 상태 : 앞경사·작은 타입(뒤경사)

③의 체크에서는 등(허리)이 먼저 벽에 닿습니다. ④의 체크에서는 허리 부위와 벽의 틈새가 별로 없고, 손이 통과하지 못한다는 느낌이 듭니다.

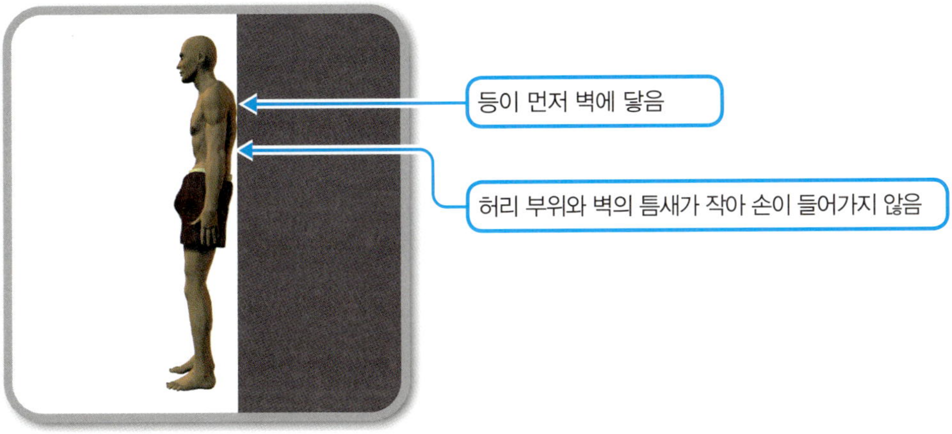

1

◉ 등허리 부위의 뒤굽음(후만) 상태를 검사

위에서 ④를 체크한 후 **⑤ 뒤통수 부위와 벽 사이에 틈이 있는지** 확인합니다. ⑤는 등뼈 부위의 뒤굽음(후만) 상태를 보는 검사입니다. 등뼈 부위의 뒤끝 수직선과 뒤통수 부위 사이에 틈이 벌어져 있다면 등뼈 부위 뒤굽음이 너무 클지도 모른다는 판단 기준이 됩니다.

표준 타입

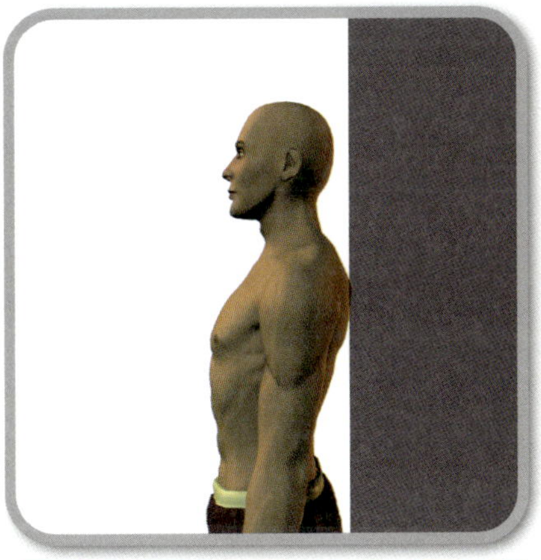

뒤통수 부위와 벽 사이에 틈이 별로 없다.

등뼈 부위의 뒤굽음이 큼

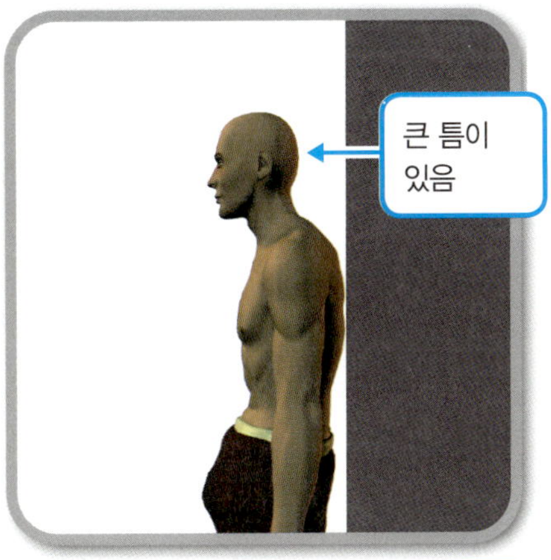

등뼈 부위의 뒤굽음이 너무 클지도 모른다는 판단 기준이 된다.

이마면(관상면)의 뼈 배열(좌우 균형)을 보는 기준

골반이 좌우 어느 한쪽으로 기울어지게 되면 그 영향은 전신에 미칩니다. 신체를 앞뒤에서 보았을 때의 좌우 높이 차이를 확인해 보겠습니다. 기본적으로는 다음 ①~④의 위치 높이가 좌우 동일하다는 것이 기준입니다.

❶ 귓바퀴(auricle) 또는 꼭지돌기(mastoid process)
❷ 어깨뼈봉우리(견봉, acromion)
❸ 엉덩뼈능선(장골릉, iliac crest)
❹ 무릎뼈(슬개골, patella)

1

◆ 골반 좌우의 기울기가 큰 타입

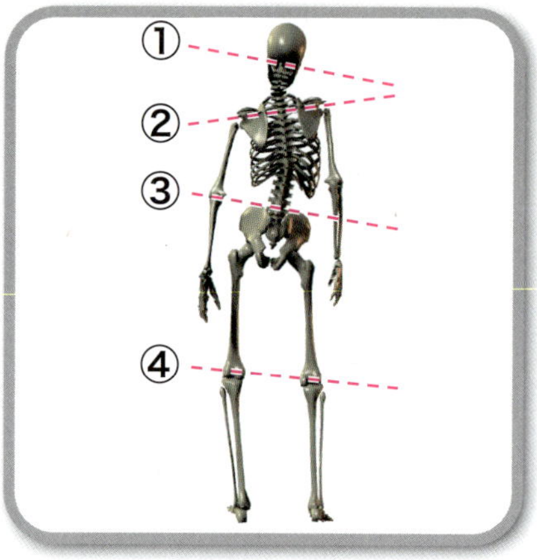

다음으로 등쪽의 척주(척추뼈의 가시돌기) 위를 가운데 손가락으로 위에서 아래로 몇 번 되짚어 보면서 뒤에서 본 대략적인 척주의 배열 상태를 확인합니다.

기본적으로 뒤에서 본 척주의 배열은 곧게 가까워야 하지만 다양한 패턴이 있습니다. 다음 페이지의 패턴을 참고해 봅시다.

신체 전체의 좌우 높이 차이, 뼈 배열의 왜곡 상태, 뒤에서 본 척주의 배열 상태를 종이에 적어 봅니다. 「선 자세」를 보는 눈을 기르는 좋은 연습이 됩니다.

◆ 뒤에서 본 척주의 배열 상태(예)

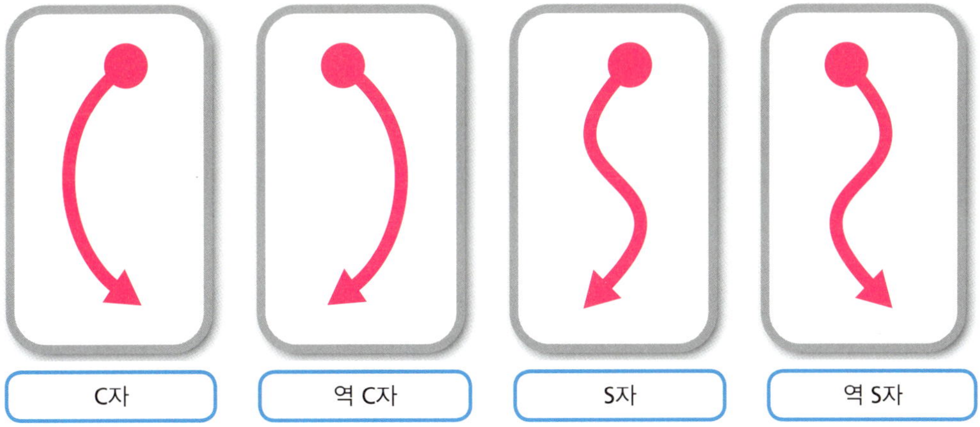

수평면의 뼈 배열(비틀림 상태)을 보는 기준

기본적으로 무릎뼈 등 다리 부위는 좌우대칭 위치에 있어야 합니다(좌우에서 앞뒤 차이는 없을 것입니다). 머리뼈, 가슴우리, 골반은 정면을 향하고 있을 것이라고 생각합니다.

보는 포인트는 아래와 같습니다. 신체의 아래에서부터 차례로 살펴보겠습니다.

1. 무릎뼈(좌우 어느 쪽이 앞으로 나와 있는가?)
2. 골반 방향(좌우 어느 방향으로 향하고 있는가?)
3. 가슴우리 방향(좌우 어느 방향으로 향하고 있는가?)
4. 어깨뼈(어깨뼈봉우리)(좌우 어느 쪽이 앞으로 나와 있는가?)
5. 머리뼈 방향(좌우 어느 방향으로 향하고 있는가?)

실제로 신체 전체 수평면에서의 뼈 배열의 비틀림 상태, 균형을 잡는 방법을 판단하기 위해서는 어딘가 기준이 되는 부위를 결정해야 합니다.

그 방법을 소개합니다.

1. 피검자에게 아무것도 의식하지 않고 자연스럽게 서게 하고, 그때 좌우 다리의 앞뒤 차이나 발끝의 벌어진 상태의 차이 등을 기록합니다.
2. 다음 그림과 같이 양쪽 발을 허리 폭 정도로 벌려, 좌우대칭으로 서서 양쪽 발가락을 연결하는 선을 기준으로 신체 각 부분의 비틀림 상태를 봅니다.

◆ 수평면의 뼈 배열(비틀림 상태)을 보는 방법

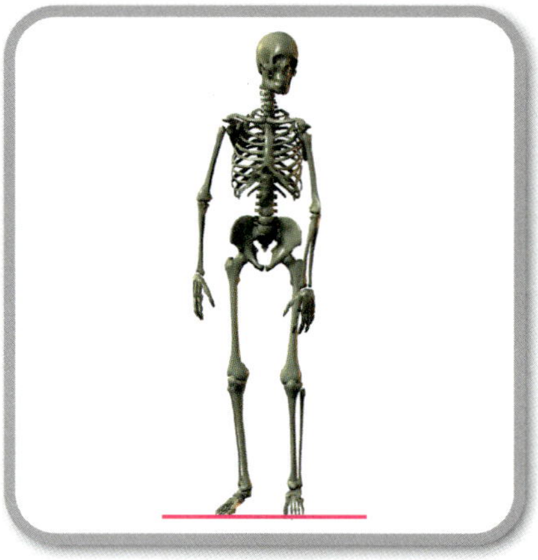

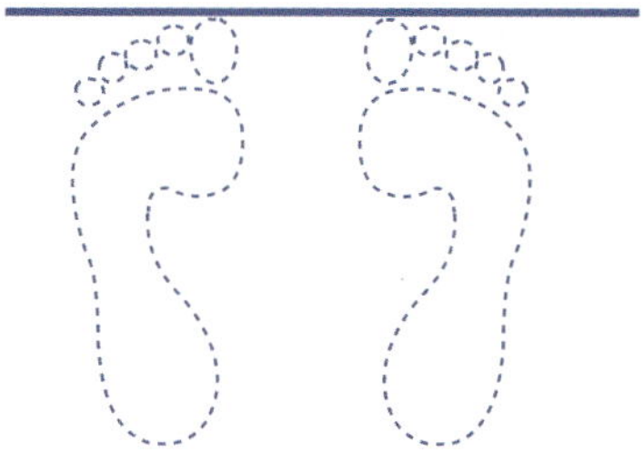

양쪽 발을 허리 폭 정도로 벌리고 좌우대칭으로 서서 양쪽 발가락 끝을 연결하는 선을 기준으로 한다.

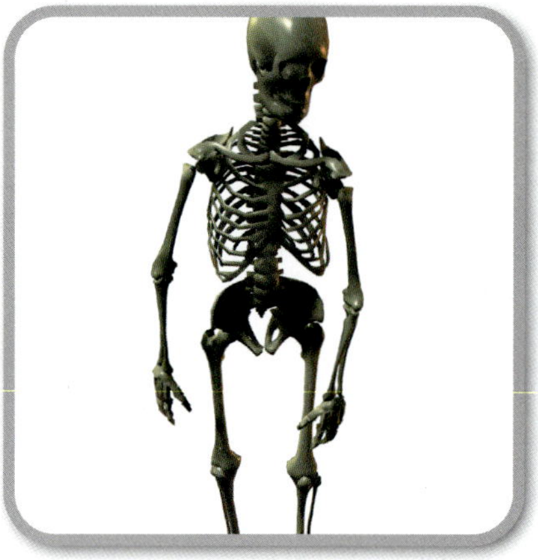

수평면의 뼈 배열(비틀림 상태)

① 무릎뼈는 왼쪽 무릎뼈의 위치가 오른쪽 무릎뼈보다 앞쪽으로 나와 있다.
② 골반은 왼쪽 방향을 향하고 있다(골반의 오른쪽이 앞으로 나와 있다).
③ 왼쪽 어깨뼈가 오른쪽 어깨뼈보다 앞으로 나와 있다.
④ 머리뼈는 왼쪽 방향으로 향하고 있다(머리뼈의 오른쪽이 앞으로 나와 있다) 등.

「해부학적 근육뼈대계 좌우대칭의 원리」라고 하며 해부학적으로 근육계, 뼈대계(근육계통과 뼈대를 합쳐서 '근육뼈대계'라고 함)는 좌우대칭이라는 원칙이 있습니다. 그래서 이것이 이마면(관상면)의 뼈 배열(좌우 균형), 수평면의 뼈 배열(비틀림 상태)을 보는 기준이 됩니다.

다만 오랜 세월 많은 분의「선 자세(뼈 배열) 검사」를 해왔지만 좌우대칭인 분은 만난 적이 없습니다. 실제로 골반 좌우 기울기 상태가 불균형이거나 뼈 배열의 뒤틀림 등 '좌우비대칭' 중에서 전체적으로 균형을 잡고 서 있는 것이 사람인 것 같습니다.

뼈 배열의 어긋나고 왜곡된 자세, 전체 균형을 잡는 방법은 각양각색입니다. 신체운동 지도자는 한사람 한사람마다 다른 뼈 배열과 왜곡된 자세, 균형을 잡는 방법을 판별할 수 있어야 하는 것이 이상적입니다.

우선 자신의 주관으로 생각해서 신체의 좌우 균형이 크게 다르다고 느낀 사람을「골반 좌우 기울기·큰 타입」, 신체 뼈 배열의 비틀림 정도가 크다고 느낀 사람을「골반 위치 비틀림·큰 타입」이라고 해 봅시다.

+α! 척주(척추뼈의 배열)와 허리 부위의 부담

척주(척추뼈의 배열)가 표준 형태와 달라지면 허리 부위에 어떤 부담이 가는 것입니까?

예를 들어 골반 앞경사가 작은(허리 부위의 굽힘 자세) 자세에서는 척추뼈와 척추뼈 사이에 있는 추간판에 과도한 부담이 가는 것으로 알려져 있습니다. 이 자세로 스쿼트를 하거나 무거운 것을 들거나 하는 것은 위험합니다. 이 자세가 고착되어 버리면 척주를 뒷부분에서 지지하는 인대 등도 항상 늘어난 상태가 계속되어 부담이 되어 버립니다.

또한, 골반 앞경사가 큰(허리 부위의 폄 자세) 자세에서는 허리가 너무 젖혀져 돌기사이관절과 가시돌기 등 척추뼈의 뒷부분에 과도한 부담이 걸리기 쉬워져 버립니다.

골반 좌우 기울기가 큰 타입, 골반 위치의 비틀림이 큰 타입도 습관화되면 척수신경을 압박하거나 척주 주변의 특정 부위(관절, 인대, 근육 등)에 부담이 갑니다. 허리는 너무 젖혀져도, 둥글게 되지도, 좌우로 기울지도, 비틀려서도 안된다는 것입니다.

사람의 몸은 연동하고 있으므로 신체 중심인 척주(척추뼈의 배열)가 표준의 형태와 달라지면, 어깨, 목, 무릎, 다리 부위 등과 신체의 말단까지 영향을 미칩니다.

신체의 좋지 않은 상태를 호소하고 있는 사람의 척주(척추뼈의 배열)가 표준의 형태와 어떻게 다른지가 보이면 좋지 않은 곳에 왜 부담이 가해지고 있는지 확인할 수 있습니다. 즉, 안목을 기르는 것이 중요합니다.

Chapter 9 골반에 붙는 30개 근육 + α

스포츠 지도자가 먼저 확인해야 할 신체의 '중심'인 골반에 부착하는 근육은 다음과 같습니다. Part 2 이후에서는 이러한 근육에 대해 확인하겠습니다.

근육 지식을 배우는 제1단계는 「골반에 부착하는 근육」

인체에는 600개 이상의 근육이 있습니다. 이만큼 많은 근육이 있기 때문에 앞으로 스포츠 지도자·트레이너를 목표로 하는 분이나 레벨업을 목표로 하는 분들은 단기간에 효율적으로 운동 지도에 필요한 근육 지식을 배워 나가기 위해서 그 '길'과 '전체 그림'을 명확히 하는 것이 매우 중요하다고 생각합니다.

따라서 지금까지 교육 현장에 종사해 온 경험을 바탕으로 안전하고 효과적인 운동 지도를 위한 기반의 구축으로 다음의 단계별로 근육 지식을 확인할 것을 추천합니다.

- **제1단계 : 골반에 부착하는 근육**
- **제2단계 : 어깨뼈에 부착하는 근육**
- **제3단계 : 위팔 근육**
- **제4단계 : 종아리의 근육**

본서에서 다루고 있는 제1단계는 「골반에 부착하는 근육」입니다. Part 2 이후 자세하게 설명하도록 하겠습니다.

안전하고 효과적인 운동 지도를 위해 먼저 다루고 싶은 「골반에 부착하는 근육」은 총 30개 + α (짧은 등근육)입니다.

이들은 「신체의 중심」인 척주, 골반의 배열에 직접적으로 관계하고 몸통 부위와 엉덩관절을 움직이는 근육입니다.

	근육	비고
1	배곧은근(rectus abdominis muscle)	
2	배바깥빗근 (external oblique abdominal muscle)	

3	배속빗근 (internal oblique abdominal muscle)	
4	배가로근(transversus abdominis muscle)	
5	허리네모근(quadratus lumborum muscle)	
6	척주세움근(척주기립근)	※ 척주세움근=(엉덩갈비근, 가장긴근, 가시근)
7	큰허리근(psoas major muscle)	※ 엉덩허리근(장요근, iliopsoas muscle)
8	작은허리근(psoas minor muscle)	
9	엉덩근(iliac muscle)	
10	큰볼기근(gluteus maximus muscle)	
11	넙다리빗근(sartorius muscle)	
12	넙다리곧은근(rectus femoris muscle)	※ 넙다리네갈래근=넙다리곧은근, 가쪽넓은근, 중간넓은근, 안쪽넓은근
13	넙다리두갈래근(biceps femoris muscle)	※ 햄스트링, 넙다리뒤근육
14	반힘줄근(semitendinosus muscle)	
15	반막근(semimembranosus muscle)	
16	중간볼기근(gluteus medius muscle)	
17	작은볼기근(gluteus minimus muscle)	
18	넙다리근막긴장근 (tensor fasciae latae muscle)	※ 엉덩정강근막띠(장경인대)에 합류하고 정강근에 부착 (큰엉덩근도 엉덩정강근막띠에 합류함)
19	두덩근(pectineus muscle)	※ 넙다리모음근육(대퇴내전근군)
20	짧은모음근(adductor brevis muscle)	
21	긴모음근(adductor longus muscle)	
22	큰모음근(adductor magnus muscle)	
23	두덩정강근(gracilis muscle)	
24	궁둥구멍근(piriformis muscle)	※ 심층 가쪽돌림근(6근)
25	위쌍동근(superior gemellus muscle)	
26	아래쌍동근(inferior gemellus muscle)	
27	바깥폐쇄근(obturator externus muscle)	
28	속폐쇄근(obturator internus muscle)	
29	넙다리네모근(quadratus femoris muscle)	
30	넓은등근(latissimus dorsi muscle)	
+α	짧은등근육	

1

Column 「신체의 중심을 결정하는 것」의 중요성

의자에 앉아 골반을 뒤로 기울이면, 등이 둥글게 되어 팔이음관절이 벌림(외전)(어깨뼈가 척추로부터 멀어진다)됩니다. 그리고 머리가 앞으로 나와 목부위의 앞굽음(전만)이 작아지고 스트레이트 넥이라고 불리는 상태가 되기 쉽습니다.

목뼈에서부터 목이나 팔부위의 근육, 피부로 뻗어 있는 목신경이 나오고 있기 때문에 목뼈 부위·뼈 배열의 변화가 습관화되면 목과 팔부위의 불편으로 이어질지도 모릅니다.

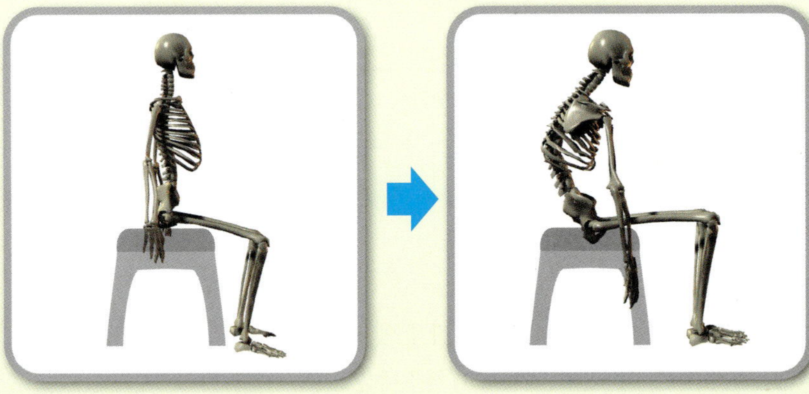

또한, 골반의 앞경사가 작고(골반 뒤경사) 허리를 둥글게 구부린 자세가 습관화되어 버린 사람이 선 자세로 무릎을 구부리고 펴면, 그림과 같이 발끝에서 무릎이 앞으로 크게 나와 버립니다. 무릎에 부담을 주는 동작으로 알려져 있습니다.

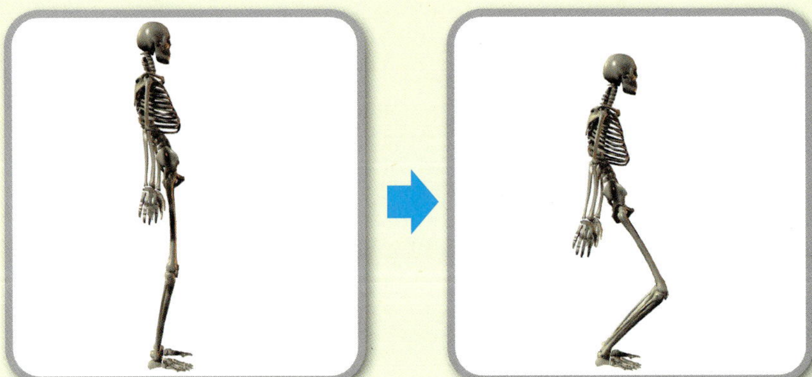

인간의 신체는 연동으로 구성되어 있기 때문에 신체의 중심인 '골반'의 기울기 상태나 포지션의 변화는 신체의 말단에도 영향을 미칩니다.

이렇게 보면 「신체의 중심 결정」의 중요함을 느낍니다.

Part 2

배곧은근과 척주세움근

- 몸통 부위의 굽힘과 폄에 작용하는 근육 -

Part 2부터는 각 근육에 관계하는「움직임과 자세」에 대한 탐구를 시작합니다. 우선「몸통 부위의 굽힘과 폄」에 작용하는 근육의 주동근인 배곧은근과 척주세움근부터 보겠습니다.

배부위와 등부위는 다층 구조로 되어 있고,「몸통 부위의 굽힘과 폄」에 관한 자세와 움직임은 배곧은근과 척주세움근보다 아래층에 있는 근육도 관계하고 있습니다만 그 근육들은 **Part 7**에서 다루도록 하겠습니다.

- '몸통 부위의 굽힘'에 작용하는 근육
  - **주동근** 배곧은근
  - **보조근** 배바깥빗근, 배속빗근
- '몸통 부위의 폄'에 작용하는 근육
  - **주동근** 척주세움근(척주기립근)
  - **보조근** 짧은등근육※

※ 짧은등근육에 대해서는 Part 7에서 설명합니다.

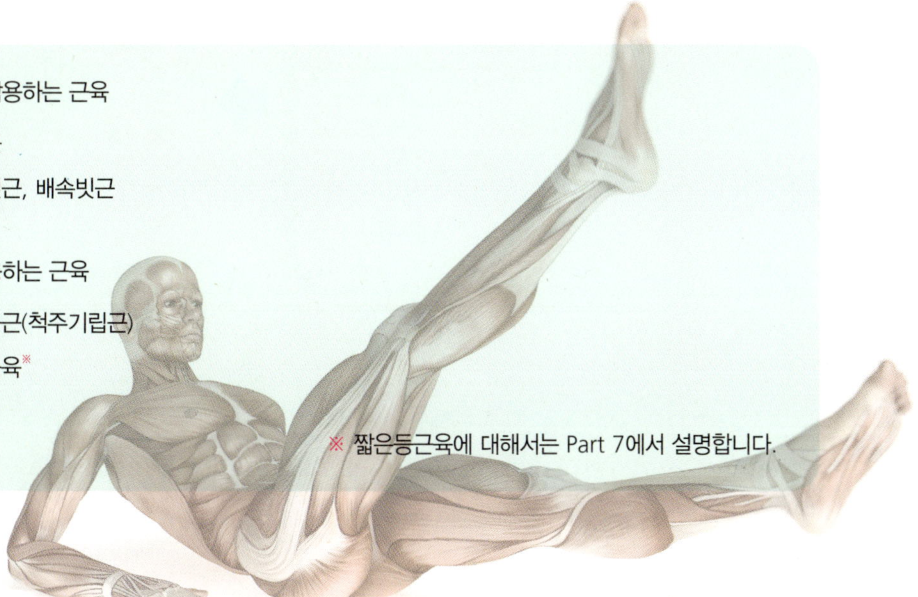

Chapter 1

배곧은근의 이는곳·닿는곳과 작용

우선, 배곧은근은 어느 뼈에서 어느 뼈에 부착하는지 확인해 보겠습니다.

이는곳과 닿는곳의 확인

2

배근육은 다층 구조로 되어 있는데 그 표층에 있는 것이 배곧은근입니다.

다른 배근육에 대해서는 나중에 자세히 다루므로 여기에서는 배곧은근에 대해 어느 뼈에서 어느 뼈에 부착하는지 확인해 봅니다.

이는곳 : 두덩뼈(골반)

닿는곳 : 갈비연골(가슴우리)

배곧은근(복직근)의 이는곳과 닿는곳

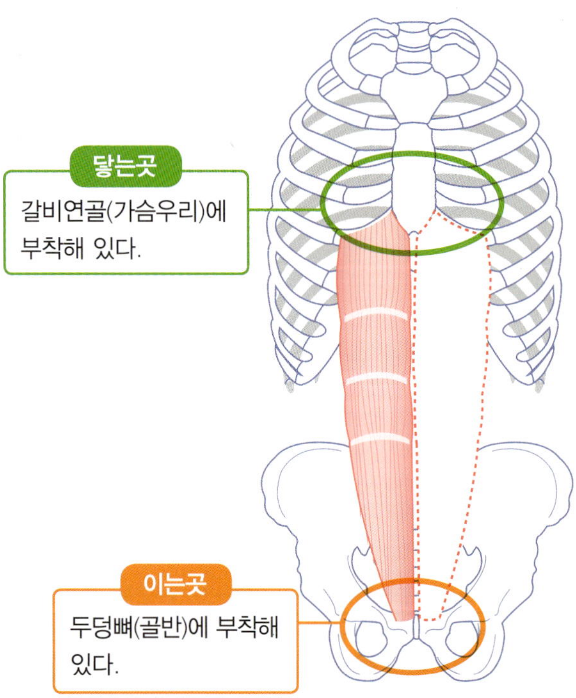

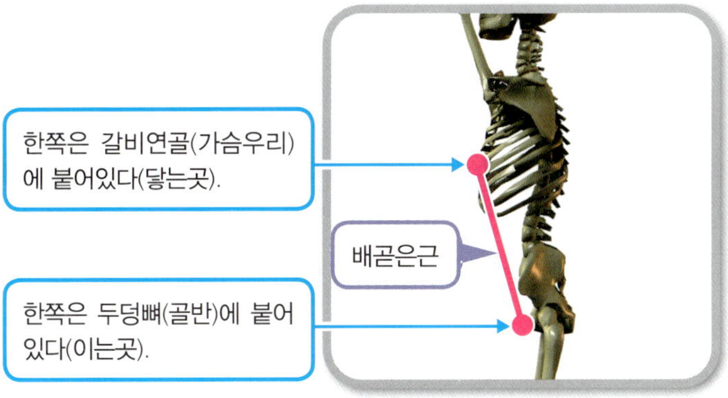

※ 몸통 부위를 보기 쉽게 위팔뼈를 앞으로 올리고 있다.

작용의 확인

근육은 수축하면 짧아집니다. 즉 「이는곳」과 「닿는곳」의 거리가 짧아지는데, 바꿔 말하면 근육이 수축하면 근육의 양 끝에 부착되어 있는 뼈와 뼈 사이가 가까워지는 운동이 일어나는 것입니다.

근육이 수축할 때 일어나는 운동을 「근육의 작용」 또는 「근육의 기능」이라고 합니다.

여기에서는 설명하기 쉽도록 「이는곳」을 A, 「닿는곳」을 B로 하고 배곧은근의 작용을 확인해 보겠습니다. A(이는곳)의 위치는 그대로, 배곧은근이 수축하면 B(닿는곳)가 A(이는곳)에 가까워져 A-B의 거리가 짧아집니다. 즉, 배곧x은근이 붙어 있는 골반(두덩뼈)과 가슴우리(갈비연골)가 가까워지면 「**몸통 부위의 굽힘**」이 발생합니다.

몸통 부위의 이는곳과 닿는곳

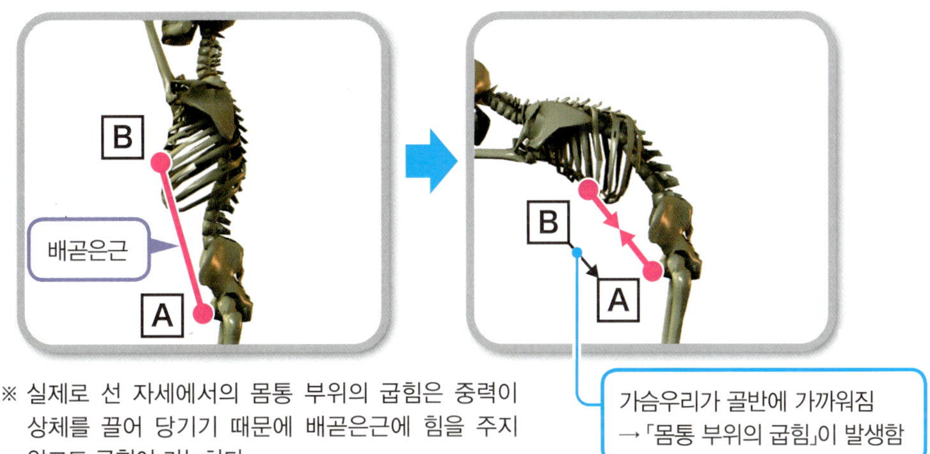

※ 실제로 선 자세에서의 몸통 부위의 굽힘은 중력이 상체를 끌어 당기기 때문에 배곧은근에 힘을 주지 않고도 굽힘이 가능하다.

◉ 다음과 같은 형태도 생각해 보자

B(닿는곳)의 위치는 그대로, 배곧은근이 수축하면 A(이는곳)가 B(닿는곳)에 가까워집니다. 이것도「**몸통 부위의 굽힘**」이지만「**골반 뒤경사**」라고도 할 수 있습니다.

◘ 몸통 부위의 굽힘(골반 뒤경사)

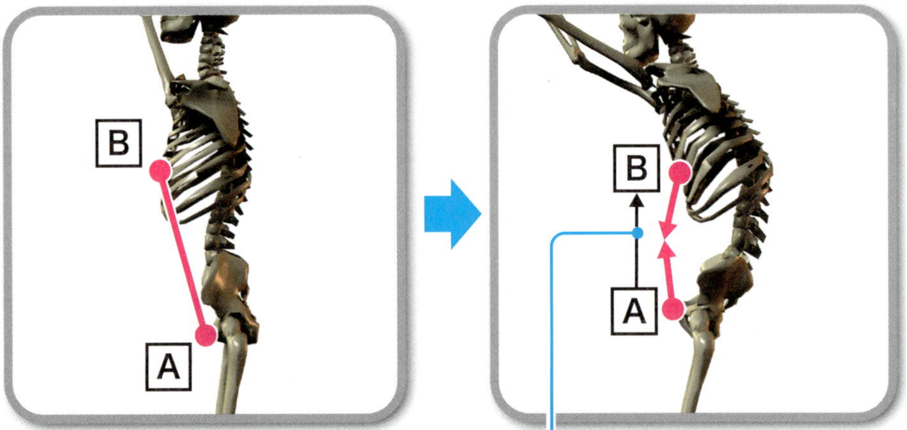

골반이 가슴우리에 가까워짐
→ '몸통 부위의 굽힘'이지만 「골반 뒤경사」 라고도 할 수 있다.

◉ 기타 작용

배곧은근의 한쪽만 수축하면「**몸통 부위의 가쪽굽힘**」운동을 보조합니다.

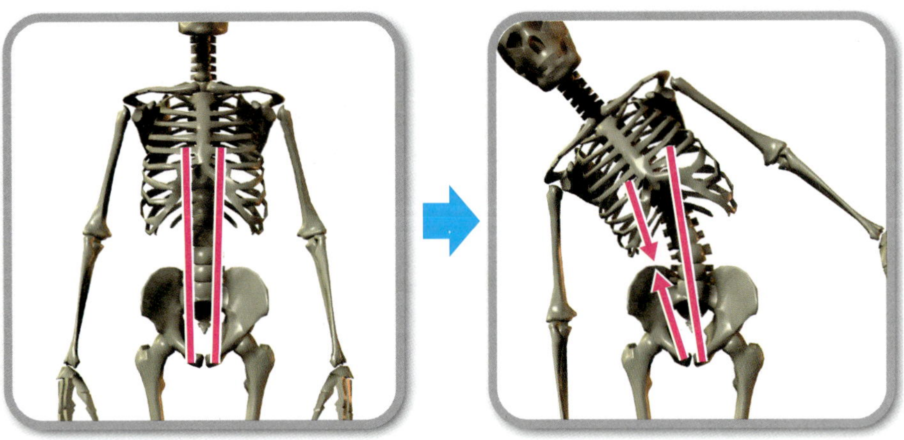

배곧은근의 한쪽만 수축하면 「몸통 부위의 가쪽굽힘」 운동을 보조한다.

정리

	이는곳	닿는곳	주요 작용	지배신경
배곧은근	두덩뼈, 두덩결합	제5-7 갈비연골	[양쪽] 몸통(등허리) 부위의 굽힘(앞쪽 굽힘), 골반의 뒤경사 [한쪽] 몸통(등허리) 부위의 가쪽굽힘	갈비사이신경 (T7-T12)

트레이닝

배곧은근이 많이 작용하는 「움직임」의 예

● 몸통 부위의 굽힘 (1)

가슴우리(갈비연골)(배곧은근의 '닿는곳')가 골반(두덩뼈)(배곧은근의 '이는곳')에 가까워지는 움직임(예)

Trunk curl, Sit up 등

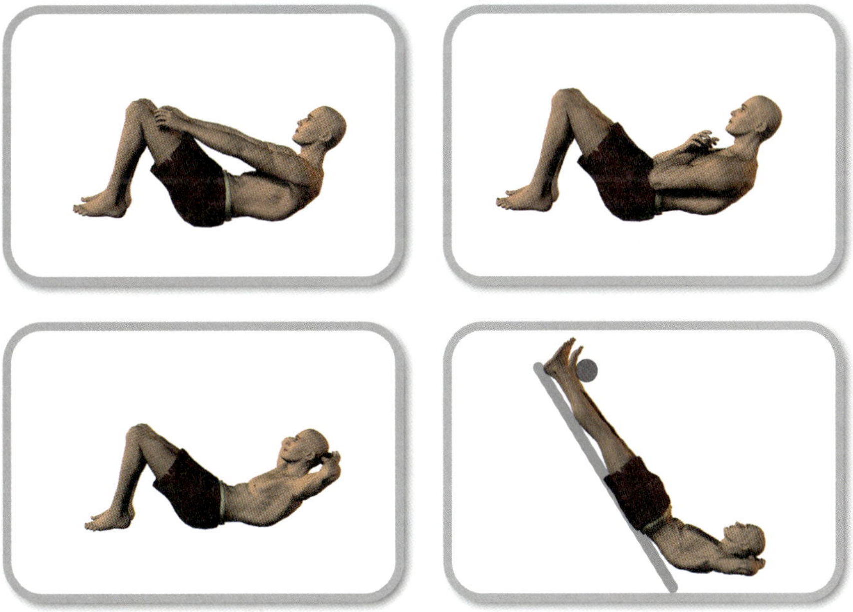

모두가 가슴우리(흉곽)가 골반에 가까워지는 움직임입니다(배곧은근 위쪽에 많은 부하가 걸리고 있습니다).

몸통 부위의 굽힘을 충분히 할 수 없는 사람은 배곧은근이 잘 기능하지 않는 근력 저하가 있을지도 모릅니다. 몸통 부위의 굽힘에 능숙하게 부하를 주면 그 사람의 배곧은근의 기능 저하나 근력 저하를 체크할 수 있습니다.

● 몸통 부위의 굽힘 (2)

골반(두덩뼈)(배곧은근의 '이는곳')이 가슴우리(갈비연골)(배곧은근의 '닿는곳')에 가까워지는 움직임(예)

Leg raise

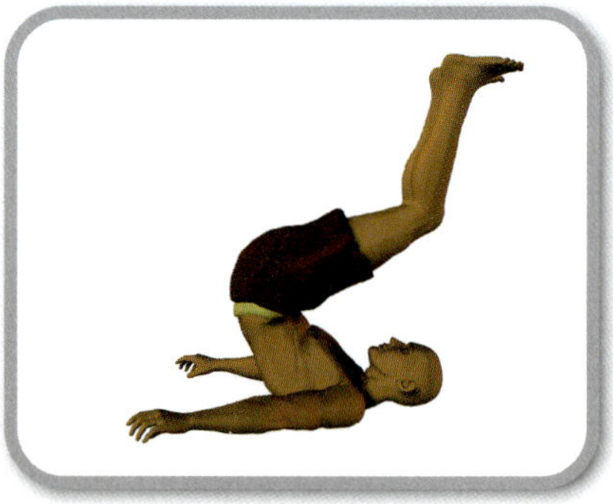

골반이 가슴우리에 가까워지는 움직임에 부하가 걸려 있습니다(배곧은근의 아래에 많은 부하가 걸리고 있습니다).

이러한 배곧은근의 「이는곳」과 「닿는곳」의 거리가 짧아지는(수축하는) 움직임에 자기 체중이나 웨이트, 튜브 등으로 부하를 가하면 「근력 트레이닝」이 됩니다.

Chapter 2

척주세움근의 이는곳·닿는곳과 작용

척주세움근(척주기립근, erector spinae muscle)은 배곧은근과 반대로 움직이는 근육입니다. 어느 뼈까지 부착하는지 확인해 봅시다.

이는곳과 닿는곳의 확인

등부위 근육도 다층 구조로 되어있지만 여기에서는 척주세움근에 대해 확인하고 있습니다.

척주기림근의 가쪽은 엉덩갈비근, 중간의 가장긴근, 안쪽의 가시근이라고 하는 3개의 근육의 총칭입니다.

이는곳 : 엉치뼈, 허리뼈, 제11-12 등뼈가시돌기, 엉덩뼈능선

닿는곳 : 허리뼈, 갈비뼈각, 목뼈, 등뼈, 꼭지돌기, 뒤통수뼈

척주세움근의 이는곳과 닿는곳

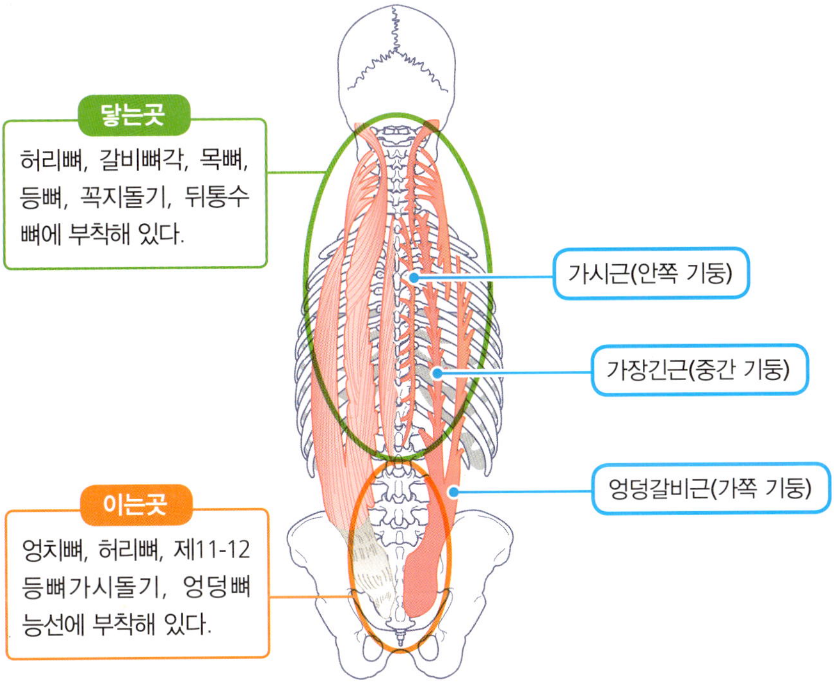

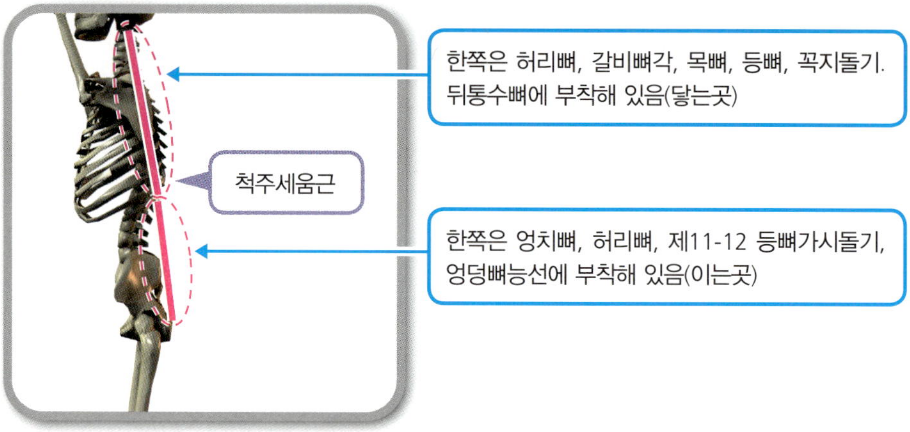

※ 몸통 부위가 보기 쉽도록 위팔뼈에서부터 앞부분은 위로 올리고 있습니다(이하 동일).

2

작용의 확인

그렇다면 설명하기 쉽도록 「이는곳」을 A, 「닿는곳」을 B로 하고 척주세움근의 작용을 확인해 보겠습니다.

척주세움근이 수축하면 A(이는곳)와 B(닿는곳)의 거리가 짧아집니다. 바꿔 말하면, A와 B가 가까워진다는 것입니다. 이것이 「**몸통 부위의 폄**」입니다.

몸통 부위 폄(신전)

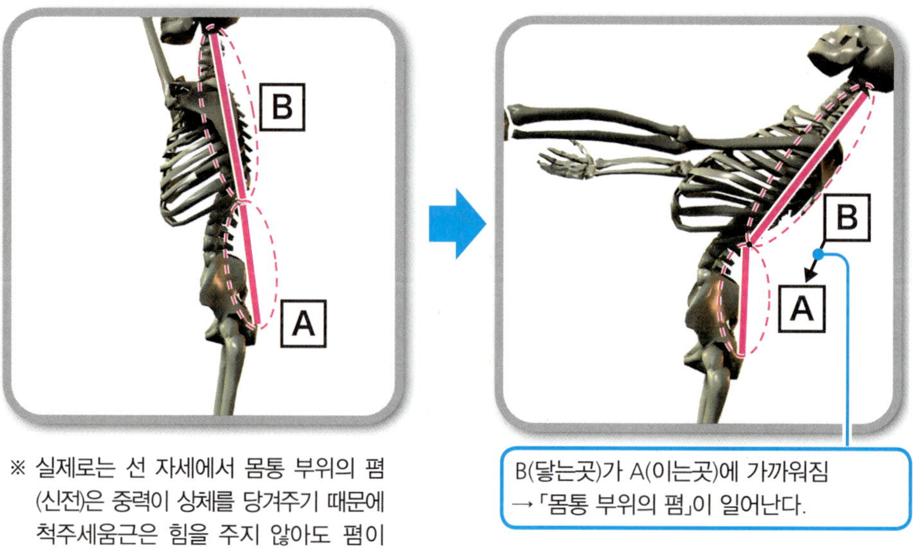

※ 실제로는 선 자세에서 몸통 부위의 폄(신전)은 중력이 상체를 당겨주기 때문에 척주세움근은 힘을 주지 않아도 폄이 가능하다.

다음과 같은 형태도 생각해 보자

B(닿는곳)의 위치는 그대로 척주세움근이 수축하면 A(이는곳)가 B(닿는곳)에 가까워집니다. 「몸통 부위의 폄」이지만 「골반의 앞경사」라고 말할 수도 있습니다.

몸통 부위의 폄(골반의 앞경사)

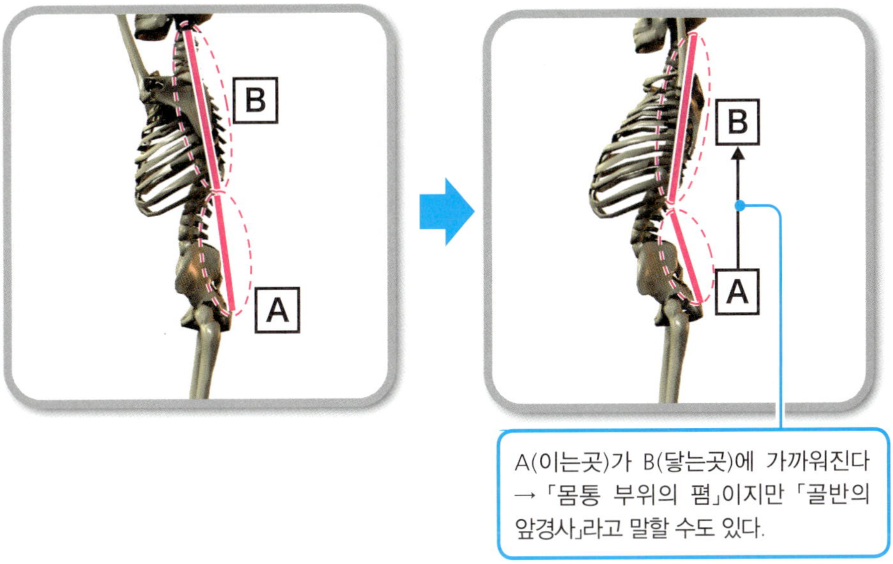

기타 작용

척주세움근의 한쪽만 수축하면 같은 쪽 「목부위·몸통 부위의 가쪽굽힘(같은 쪽의 가쪽굽힘)」 「목부위·몸통 부위의 회전(같은 쪽의 회전)」 운동이 일어납니다(※ 같은 쪽 회전에 대해서는 Part 7에서 설명합니다).

같은 쪽의 가쪽굽힘

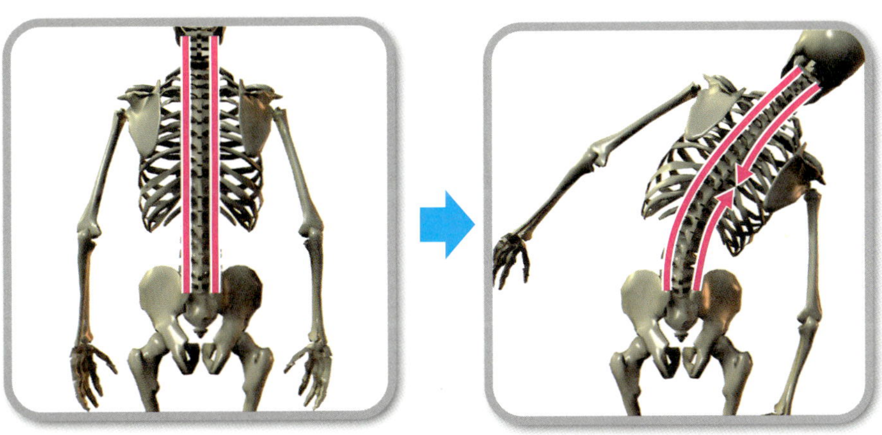

2

◆ 같은 쪽의 회전

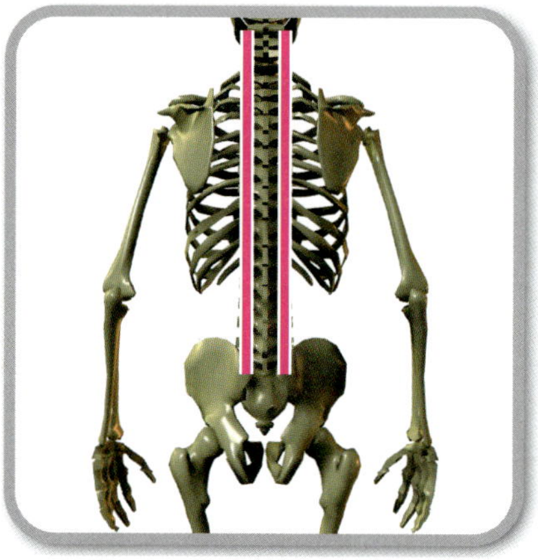

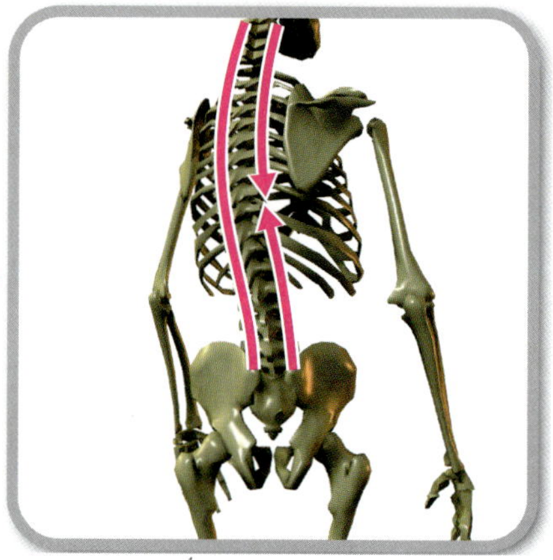

정리

	이는곳	닿는곳	주요 작용	지배신경
척주세움근	엉치뼈, 허리뼈, 제11-12 등뼈가시돌기, 엉덩뼈능선	허리뼈, 갈비뼈각, 목뼈, 등뼈, 꼭지돌기, 뒤통수뼈	[양쪽] 목부위, 몸통 부위(등허리부위)의 폄(뒤굽힘), 골반의 앞경사 [한쪽] 목부위, 몸통 부위(등허리부위)의 같은 쪽 가쪽굽힘, 같은 쪽 회전	척추신경 뒤가지, 목가슴신경 C2-T6

트레이닝

척주세움근이 많이 작용하는 「움직임」의 예

● 몸통 부위의 폄(신전) (1)

척주세움근의 「이는곳」에 「닿는곳」이 가까워지는 움직임(예)

Back Extension

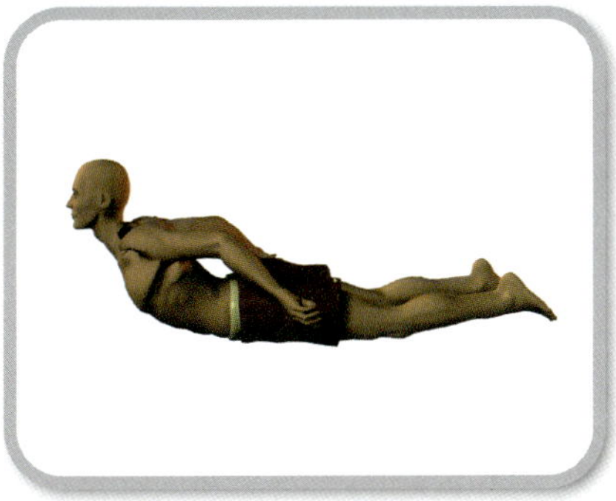

● 몸통 부위의 굽힘(굴곡) (2)

척주세움근의 「닿는곳」에 「이는곳」이 가까워지는 움직임(예)

네발기기 자세(고양이 자세)에서 허리 젖히기

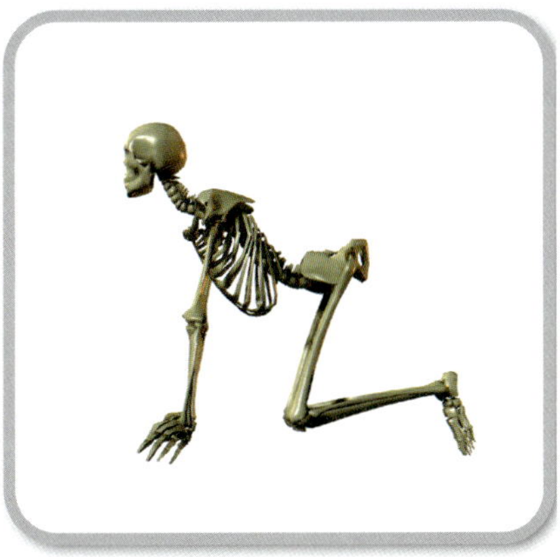

엎드린 자세에서 허리 젖히기

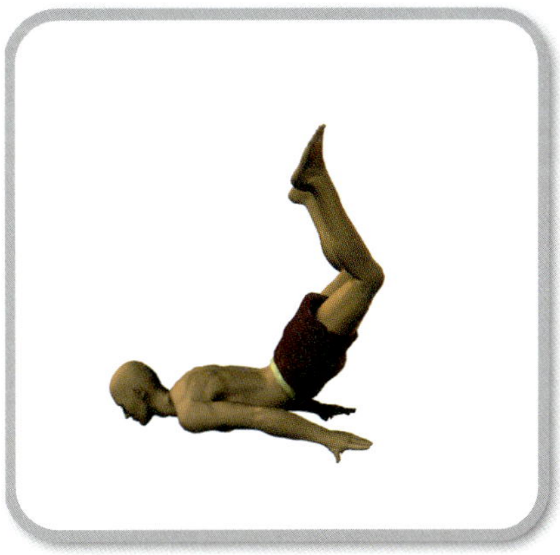

이러한 척주세움근의 「이는곳」과 「닿는곳」의 거리가 짧아지는(수축하는) 움직임에 자기 체중과 웨이트, 튜브 등으로 부하를 가하면 척주세움근의 「근력 트레이닝」이 됩니다.

2

Chapter

3 몸통 부위 굽힘-폄의 움직임으로 보는 「배곧은근과 척주세움근의 근육 컨디션」

여기에서는 「몸통 부위 굽힘-폄의 움직임」과 「배곧은근과 척주세움근의 근육 컨디션」에 대해서 생각해 보겠습니다.

2

몸통 부위 굽힘(굴곡) 운동과 배곧은근·척주세움근의 관계

「근육 컨디션」이란 본서에서는 간단히 「근긴장이 있는지 없는지(유연성 저하가 있는지 없는지)」와 「근력 저하가 있는지 없는지」의 두 가지 관점에서 생각해 봅니다.

배곧은근과 척주세움근은 몸통 부위의 운동에서 정확히 반대되는 작용을 하는 길항 관계입니다.

몸통 부위의 굽힘운동에서는 배곧은근이 수축하는(「이는곳」과 「닿는곳」의 거리가 짧아짐) 동시에 척주세움근이 이완됩니다(「이는곳」과 「닿는곳」의 거리가 길어짐).

즉, 배곧은근의 「이는곳」과 「닿는곳」의 거리가 짧아지면 척주세움근의 「이는곳」과 「닿는곳」의 거리가 길어집니다.

◆ 몸통 부위·굽힘(몸통 앞쪽굽힘) 동작

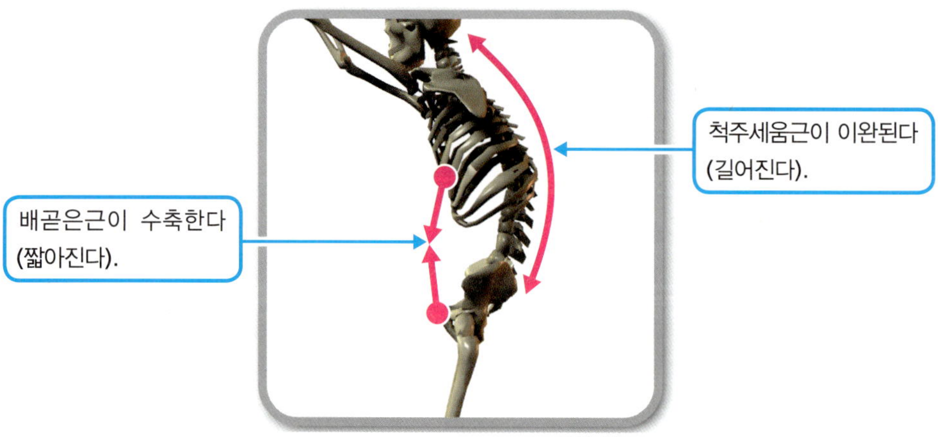

몸통 부위의 굽힘 움직임이 충분하지 못한 경우

몸통 부위의 굽힘 움직임을 충분히 실시하기 위해서는 「배곧은근이 충분히 수축된다(짧아진다)=배곧은근의 근력」과 「척주세움근이 충분히 이완된다(길어진다)=척주세움근의 유연성」이 필요합니다.

따라서 몸통 부위의 굽힘 움직임을 충분히 할 수 없는 사람에 대하여 다음 두 가지가 추측됩니다(두 가지 모두 해당되는 경우도 있습니다).

1. **배곧은근의 근력 저하가 있을 수 있다.**
2. **척주세움근의 유연성 저하가 있을 수 있다.**

2

몸통 부위의 폄(신전) 움직임과 배곧은근·척주세움근의 관계

마찬가지로 몸통 부위의 폄(신전)운동에서는 척주세움근이 수축함(「이는곳」과 「닿는곳」의 거리가 짧아진다)과 동시에 배곧은근이 이완됩니다(「이는곳」과 「닿는곳」의 거리가 길어진다).

즉, 척주세움근의 「이는곳」와 「닿는곳」의 거리가 짧아지면, 배곧은근의 「이는곳」과 「닿는곳」의 거리가 길어집니다.

◆ 몸통 부위·폄(몸통의 젖힘) 동작

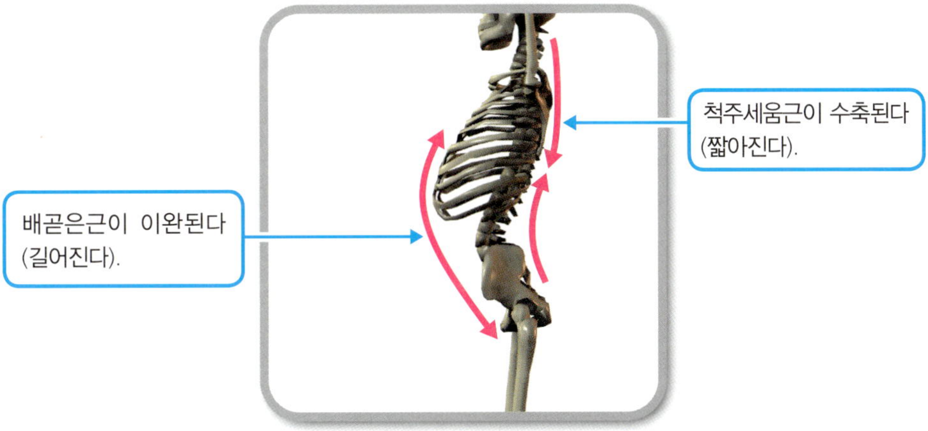

몸통 부위의 폄(신전) 움직임이 충분하지 못한 경우

몸통 부위의 폄 움직임을 충분히 실시하기 위해서는 「척주세움근이 충분히 수축한다(짧아진다)=척주세움근의 근력」과 「배곧은근이 충분히 이완된다(길어진다)=배곧은근의 유연성」이 필요합니다.

따라서, 몸통 부위의 폄 움직임을 충분히 할 수 없는 사람에 대하여 다음 두 가지가 추측됩니다(두 가지 모두 해당될 수도 있습니다).

1. 척주세움근의 근력 저하가 있을 수도 있다.
2. 배곧은근의 유연성 저하가 있을 수도 있다.

2

정리

- **몸통 부위의 굽힘에서는**

  → 배곧은근 : 수축(「이는곳」과 「닿는곳」의 거리가 짧아진다)

  척주세움근 : 이완(「이는곳」과 「닿는곳」의 거리가 길어진다)

- **몸통 부위의 굽힘 움직임이 충분하지 않은 경우**

  → 배곧은근의 근력 저하, 또는 척주세움근의 유연성 저하 가능성이 있다(양쪽 모두 해당되는 경우도 있다).

- **몸통 부위의 폄에서는**

  → 척주세움근 : 수축(「이는곳」과 「닿는곳」의 거리가 짧아진다)

  배곧은근 : 이완(「이는곳」과 「닿는곳」의 거리가 길어진다)

- **몸통 부위의 폄 움직임이 충분하지 않은 경우**

  → 척주세움근의 근력 저하, 또는 배곧은근의 유연성 저하 가능성이 있다(양쪽 모두 해당되는 경우도 있다).

Chapter 4

선 자세(골반의 앞경사 상태)로 보는 「배곧은근과 척주세움근의 근육 컨디션」

여기에서는 선 자세(골반의 앞경사 상태)와 「배곧은근과 척주세움근의 근육 컨디션」에 대하여 생각해 보겠습니다.

골반의 앞경사 상태와 「근육 컨디션」의 관계

우선 「자세(뼈의 배열)」와 「근육 컨디션」의 관계에 대해서는 다음과 같이 생각할 수 있습니다.

2

❶ **그 근육의 「이는곳」과 「닿는곳」의 거리가 원래보다 짧은 경우**

→ 근육이 굳어 있을(긴장하거나 유연성이 저하될) 가능성이 있다(굳어지기 쉽다).

❷ **그 근육의 「이는곳」과 「닿는곳」의 거리가 원래보다 긴 경우(짧아지고 힘을 발휘하는 단축성 수축의 반대 현상으로 근육이 늘어난 듯한 상태)**

→ 근력 저하 가능성이 있다(근력이 저하되기 쉽다).

따라서 「골반 앞경사의 상태가 작고(골반 뒤경사), 허리를 둥글게 구부린 자세」의 경우 배곧은근과 척주세움근의 컨디션에 대해서는 다음과 같이 말할 수 있습니다.

❶ **표준적인 선 자세에 비해 배곧은근의 「이는곳」과 「닿는곳」의 거리가 짧다**

→ 배곧은근이 원래보다 짧아져 있고, 수축되어 있고, 굳어 있다.

❷ **표준적인 선 자세에 비해 척주세움근의 「이는곳」과 「닿는곳」의 거리가 길다**

→ 척주세움근이 원래보다 길어져 있고, 늘어나 있고, 느슨해져 있다.

반대로 골반의 앞경사가 심하고 허리가 뒤로 너무 젖혀진 자세의 경우 다음과 같이 말할 수 있습니다.

❶ **표준적인 선 자세에 비해 척주세움근의 「이는곳」과 「닿는곳」의 거리가 짧다**

→ 척주세움근이 원래보다 짧아져 있고, 수축되어 있고, 굳어 있다.

❷ **표준적인 선 자세에 비해 배곧은근의 「이는곳」과 「닿는곳」의 거리가 길다**

→ 배곧은근이 원래보다 길어져 있고, 늘어나 있고, 느슨해져 있다.

◆ 「골반 앞경사가 작은(골반 뒤경사) 타입·허리를 둥글게 구부린 자세」와 「골반 앞경사가 큰 타입·허리를 뒤로 젖힌 자세」

표준적인 선 자세

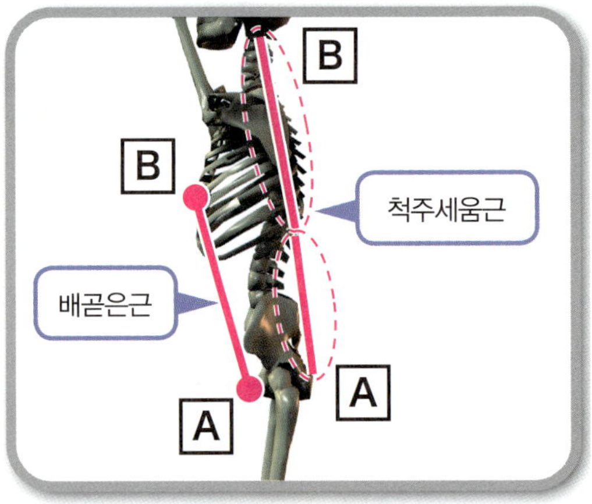

골반 앞경사가 작은(골반 뒤경사) 타입·허리를 둥글게 구부린 자세

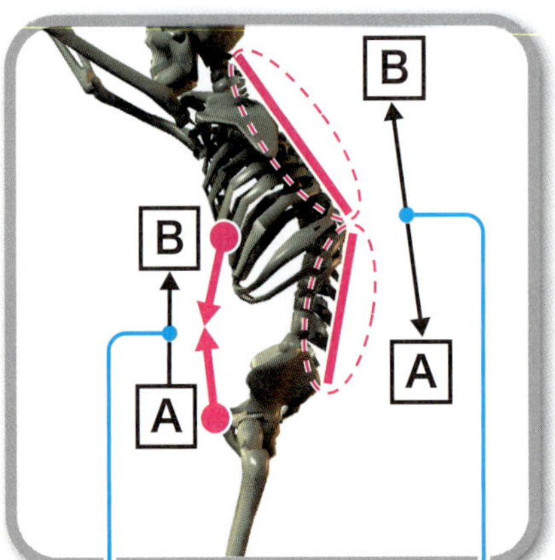

골반 앞경사가 큰 타입·허리를 뒤로 젖힌 자세

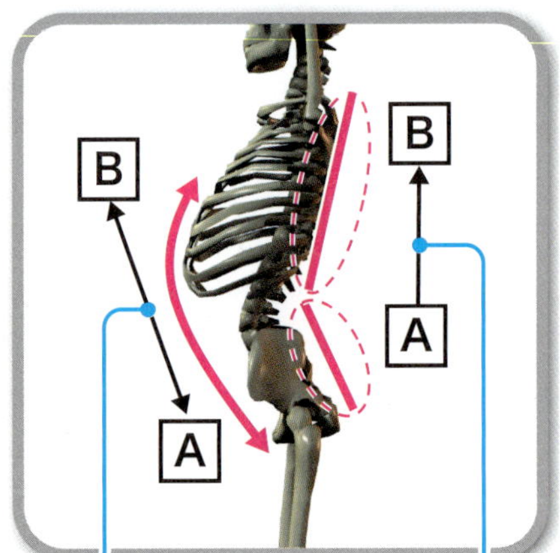

표준적인 선 자세에 비해 배곧은근의 「이는 곳」과 「닿는곳」의 거리가 짧다.

표준적인 선 자세에 비해 척주세움근의 「이는 곳」과 「닿는곳」의 거리가 길다.

표준적인 선 자세에 비해 배곧은근의 「이는 곳」과 「닿는곳」의 거리가 길다.

표준적인 선 자세에 비해 척주세움근의 「이는 곳」과 「닿는곳」의 거리가 짧다.

선 자세와 배곧은근·척주세움근

「표준 형태」에 비해 골반의 앞경사 상태가 너무 크거나 너무 작은 사람에 대한 생각입니다.

선 자세에서는 골반을 옆에서 보면 약간 앞쪽으로 기울어져 있는 것이 원래 표준 형태입니다. 골반의 앞경사 상태가 너무 크거나 작아서 「원래의 표준 형태」와 달라지면 허리 부위 등에 부담이 됩니다.

또한, 「자세(뼈의 배열)」와 「근육 컨디션」의 관계에 대해서는 다음과 같이 생각할 수 있습니다.

- **그 근육의 「이는곳」과 「닿는곳」의 거리가 원래보다 짧다**
  → 근육이 굳어 있을(긴장하거나 유연성이 저하된) 가능성이 있다(굳어지기 쉽다).
- **그 근육의 「이는곳」과 「닿는곳」의 거리가 원래보다 길다(짧아지고 힘을 발휘하는 단축성 수축의 반대로, 근육이 늘어난 것 같은 상태)**
  → 근력 저하의 가능성이 있다(근력이 저하되기 쉽다).

2

이상을 바탕으로 「골반 앞경사가 작은(골반 뒤경사) 타입·허리를 둥글게 구부린 자세」의 예를 들어 허리통증이 있는 사람에게 어떤 운동 지도를 생각하면 좋을까요?

❶ **골반의 앞경사가 너무 작아 허리에 부담이 있을지도 모른다.**
→ 원래의 「골반을 약간 앞경사」 자세에 가깝게 한다.

❷ **배곧은근에 유연성 저하가 있을지도 모른다.**
→ 배곧은근의 유연성을 높여주는 운동(스트레칭 등)

❸ **척주세움근의 근력 저하가 있을지도 모른다.**
→ 척주세움근의 근력 트레이닝

배곧은근의 유연성을 높이고 척주세움근의 근력을 높임으로써 골반 앞뒤의 당김 상태(기초 장력)를 바꿀 수 있습니다. 그러면 골반의 앞경사 상태를 개선하는데 도움이 되고, 허리의 부담이 경감되어 결과적으로 허리통증이 개선될 것으로 생각됩니다.

반대로 「골반의 앞경사가 크고, 허리가 뒤로 젖혀진 자세」의 경우는 아래와 같이 생각됩니다.

❶ **골반의 앞경사가 너무 커서 허리에 부담을 주고 있을지도 모른다.**
→ 원래의 「골반을 약간 앞경사」 자세에 가깝게 한다.

❷ **척주세움근에 유연성 저하가 있을지도 모른다.**
→ 척주세움근의 유연성을 높여주는 운동(스트레칭 등)

❸ 배곧은근의 근력 저하가 있을지도 모른다.

→ 배곧은근의 근력 트레이닝

이번에는 반대로 척주세움근의 유연성을 높이고 배곧은근의 근력을 높임으로써 골반 앞뒤의 당김 상태(기초 장력)를 바꿀 수 있습니다. 그러면 골반의 앞경사 상태를 개선하는데 도움이 되고, 허리의 부담이 경감되어 결과적으로 허리통증이 개선될 것으로 생각됩니다.

다만, 「자세(뼈의 배열)」와 「근육 컨디션」의 관계에 대해서는 뼈의 배열(자세)이 우선 바뀌어 근육이 거기에 적응하도록 굳어지거나 근력 저하를 일으키는 경우와 근육이 굳어지거나 근력이 저하된 결과 뼈의 배열(자세)이 바뀌는 경우 등 다양한 경우가 있습니다.

2

Chapter 5

배곧은근, 척주세움근의 유연성을 보는 방법

배곧은근, 척주세움근 주위의 유연성 저하를 판단하는 하나의 기준으로 활용하기 바랍니다.

배곧은근의 유연성을 보는 방법(예)

방법

① 팔을 앞으로 뻗어 엎드린 자세에서 골반의 기울어진 상태를 확인해 둡니다.

② 다음으로 앞팔을 어깨 넓이 정도의 간격으로 하고 팔꿈치를 굽히면서 상체를 일으켜 위팔뼈를 바닥과 수직이 되는 곳까지 가져갑니다.

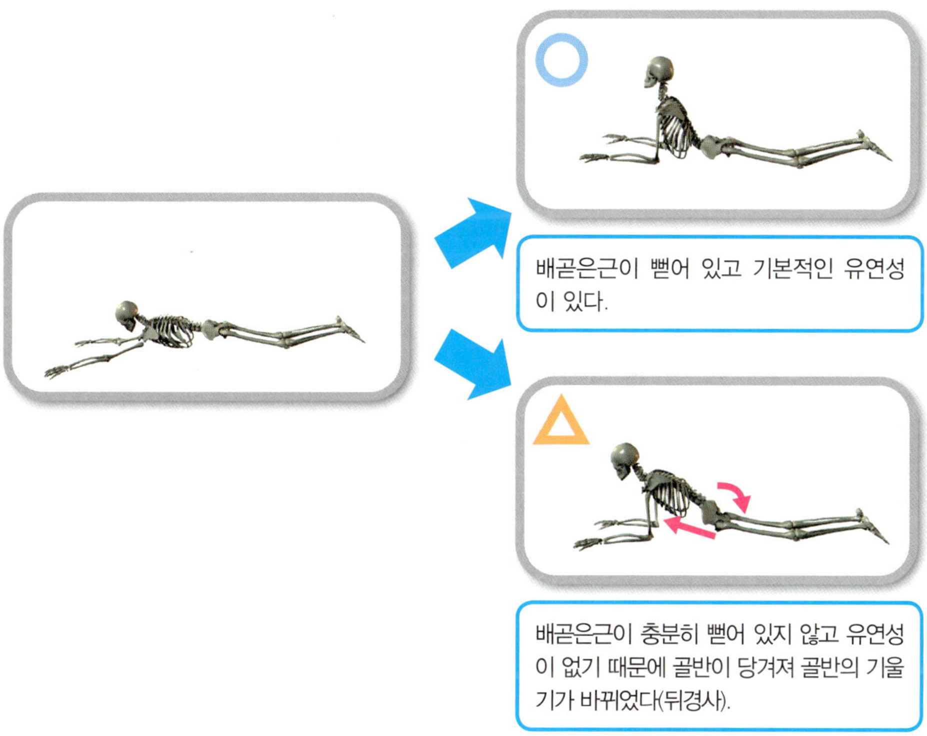

판단 기준

①→②의 움직임은 배곧은근의 이는곳[골반(두덩뼈)]과 닿는곳[가슴우리(갈비연골)]이 멀어지는 움직임으로「몸통 부위의 폄」입니다.

상체를 일으킬 때 골반의 기울기 상태가 변하지 않는다는 것은 즉, 이는곳[골반(엉덩뼈)]이 움직이지 않는다는 것(골반의 기울기가 변하지 않는다)은 「배곧은근 주위가 충분히 늘어나 있어 유연성이 있다」라는 것이기 때문에 배곧은근의 기본적인 유연성이 있다고 판단합니다.

반대로 배곧은근 주위의 유연성이 저하된 경우, 배곧은근의 닿는곳[가슴우리(가슴연골)]이 이는곳[골반(엉덩뼈)]으로부터 멀어지게 되면, 이는곳[골반(엉덩뼈)]이 당겨져 골반이 움직이며 골반의 기울기 상태가 변해버립니다.

따라서 ①→②의 움직임으로 골반의 기울기가 변한다면(뒤경사), 배곧은근의 기본적인 유연성이 없다(경직되어 있다)고 판단합니다.

배곧은근의 유연성이 저하된 사람의 특징

2

① 「골반 앞경사가 작은(골반 뒤경사) 타입·허리를 둥글게 구부린 자세」일지도 모릅니다.

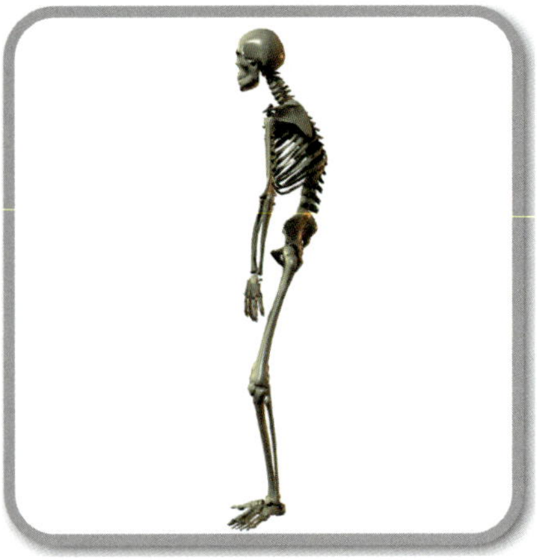

② 「몸통 부위의 폄」 움직임이나 자세를 충분히 취할 수 없습니다. 허리 부위는 항상 굽힘(너무 둥글게 됨)의 부담이 가기 쉬운 상태로 되어 있습니다.

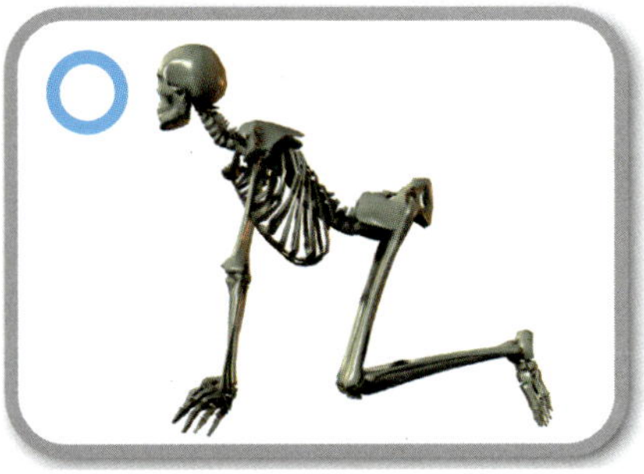

몸통 부위의 폄이 되어 있다.

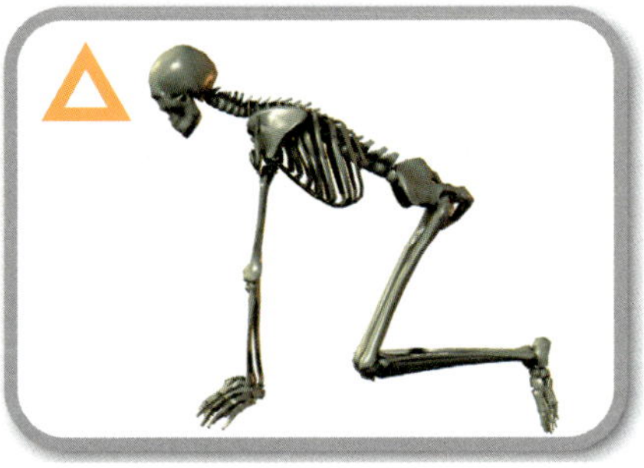

몸통 부위의 폄이 되어있지 않다.

③ 유연성에 좌우 차이가 있는 경우에는「골반 좌우의 기울기가 큰 타입」의 선 자세일지도 모릅니다.

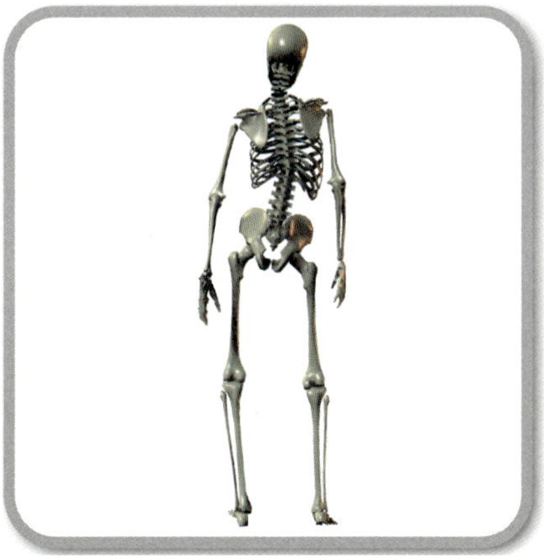

척주세움근의 유연성을 보는 방법(예)

방법

네발기기 자세(quadraped position)에서「몸통 부위의 폄」운동을 실시하도록 합니다.「고양이 포즈」등으로도 불리고 있습니다.

판단 기준

척주세움근에 충분한 유연성이 있으면, 척추가 그리는 라인은 균등하고 곡선적이 됩니다. 허리 부분, 등부분이 잘 둥글어지지 않고, 등허리 부분의 윤곽이 직선적으로 되는 경우에는 척주세움근의 유연성이 충분하지 않다고 판단합니다.

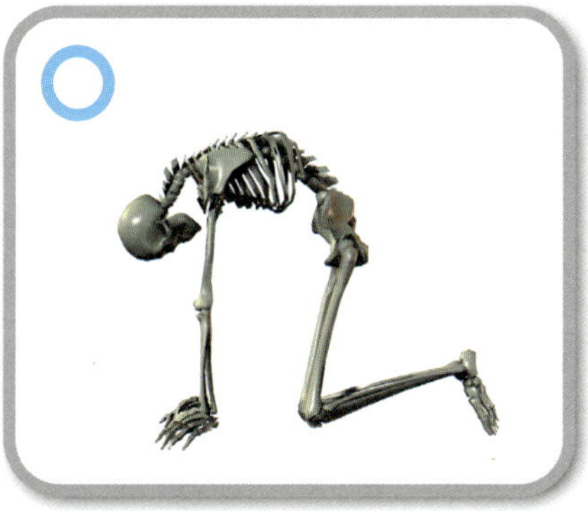

허리 부분과 등부분이 둥글게(윤곽이 균등한 곡선) 되어 있다.

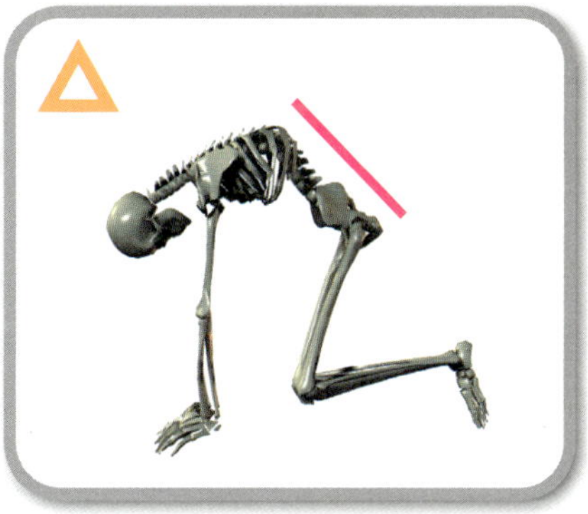

등허리 부분의 윤곽에 직선 부분이 있다.

척주세움근의 유연성이 저하된 사람의 특징

① 「골반 앞경사가 큰 타입·허리를 뒤로 젖힌 자세」일지도 모릅니다.

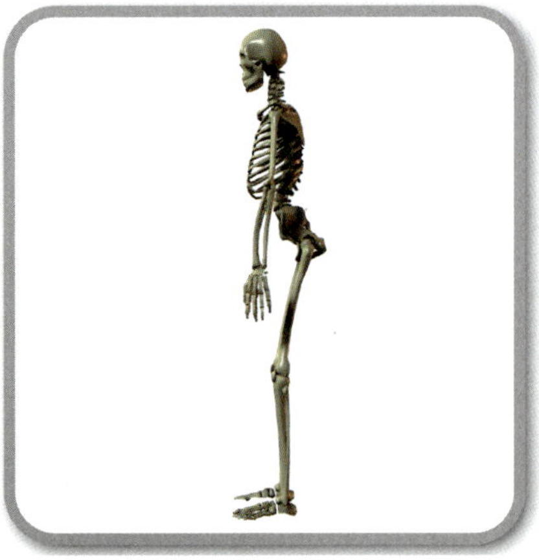

② 「몸통 부위의 굽힘」 움직임이나 자세를 충분히 취할 수 없습니다. 허리 부위는 항상 폄(너무 젖혀짐)의 부담이 가기 쉬운 상태로 되어 있습니다.

③ 유연성에 좌우 차이가 있는 경우에는 「골반 좌우의 기울기가 큰 타입」(아래 그림 왼쪽) 또는 「골반 위치의 비틀림이 큰 타입」(아래 그림 오른쪽)의 선 자세일지도 모릅니다.

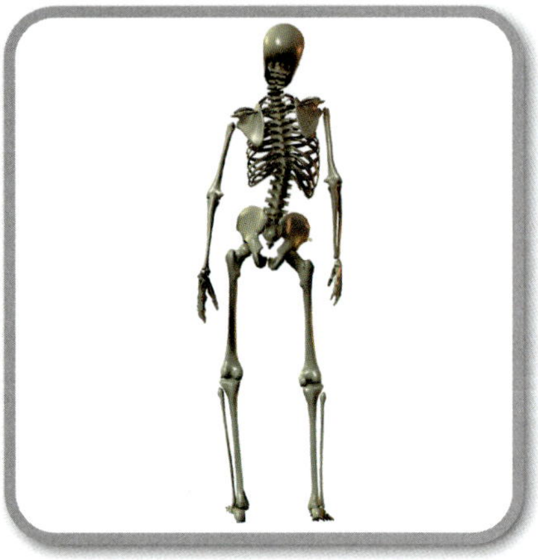

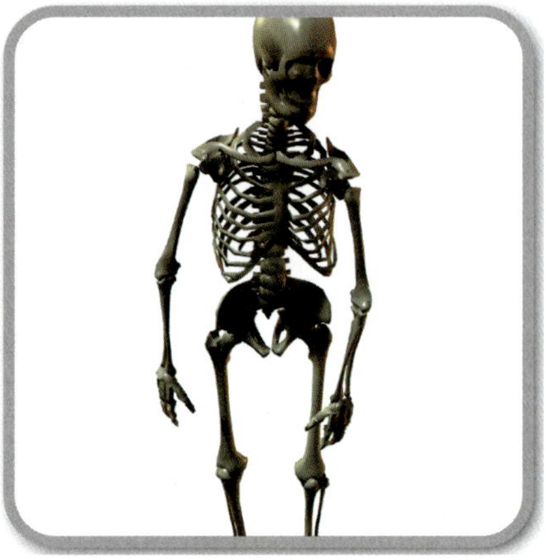

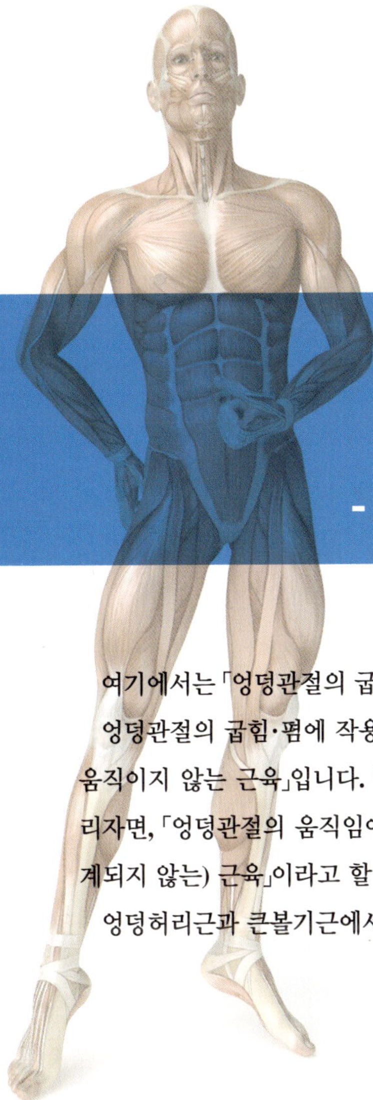

Part 3

엉덩허리근과 큰볼기근

- 엉덩관절의 굽힘·폄에 작용하는 근육 ① -

여기에서는 「엉덩관절의 굽힘·폄에 작용하는 근육 ①」이라 하여, 엉덩허리근과 큰볼기근을 다룹니다.

엉덩관절의 굽힘·폄에 작용하는 근육 중에 엉덩허리근과 큰볼기근은 「엉덩관절을 움직이고 무릎관절은 움직이지 않는 근육」입니다. 「엉덩관절은 움직이고 무릎관절은 움직이지 않는 근육」이란, 다른 표현을 빌리자면, 「엉덩관절의 움직임에는 직접 작용하지만(관계되지만), 무릎관절의 움직임에는 작용하지 않는(관계되지 않는) 근육」이라고 할 수 있습니다.

엉덩허리근과 큰볼기근에서 「움직임과 자세」를 보기 위한 기초지식에 대해 확인해 보겠습니다.

- '엉덩관절의 굽힘'에 작용하는 근육

주동근 엉덩허리근(장요근), 두덩근※

보조근 중간볼기근, 작은볼기근, 긴모음근, 짧은모음근, 큰모음근

- '엉덩관절의 폄'에 작용하는 근육

주동근 큰볼기근

보조근 중간볼기근, 작은볼기근

※ 두덩근은 넙다리모음근육의 하나로 분류되므로 Part 5에서 설명하겠습니다.

Chapter 1

엉덩허리근의 이는곳·닿는곳과 작용

큰허리근, 작은허리근, 엉덩근을 통틀어 「엉덩허리근(장요근)」이라고 합니다.

이는곳과 닿는곳의 확인

우선 「엉덩허리근(장요근)」은 어느 뼈에서 어느 뼈로 부착되어 있는지 확인해 보겠습니다.

큰허리근(대요근, psoas major muscle)

이는곳 : 허리 부위
닿는곳 : 넙다리뼈(femur)

엉덩근(장골근, iliac muscle)

이는곳 : 엉덩뼈, 엉치뼈(골반)
닿는곳 : 넙다리뼈(femur)

작은허리근(소요근, psoas minor muscle)

이는곳 : 제12 등뼈(T12)와 제1 허리뼈(L1)
닿는곳 : 두덩뼈(pubis)

참고로 작은허리근은 없는 경우도 많다고 합니다.

◆ 엉덩허리근의 이는곳과 닿는곳

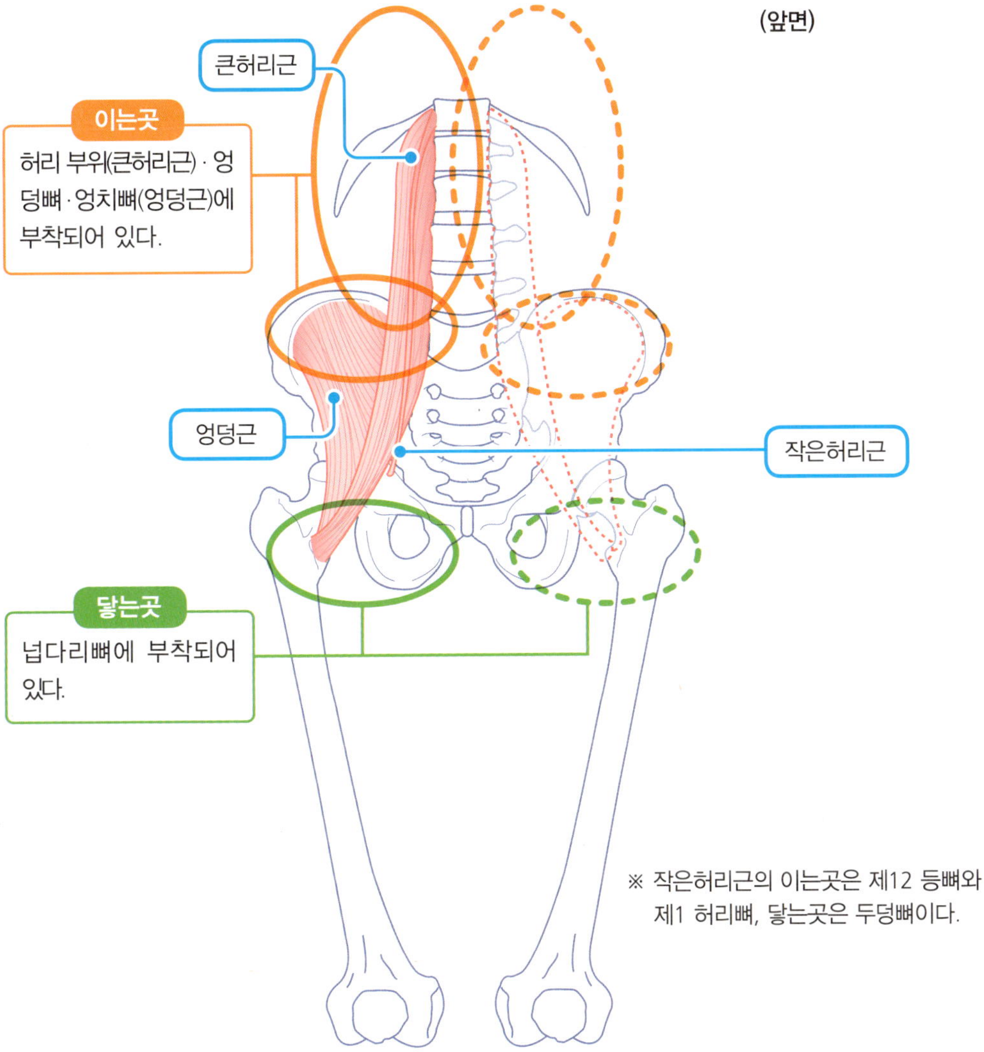

※ 작은허리근의 이는곳은 제12 등뼈와 제1 허리뼈, 닿는곳은 두덩뼈이다.

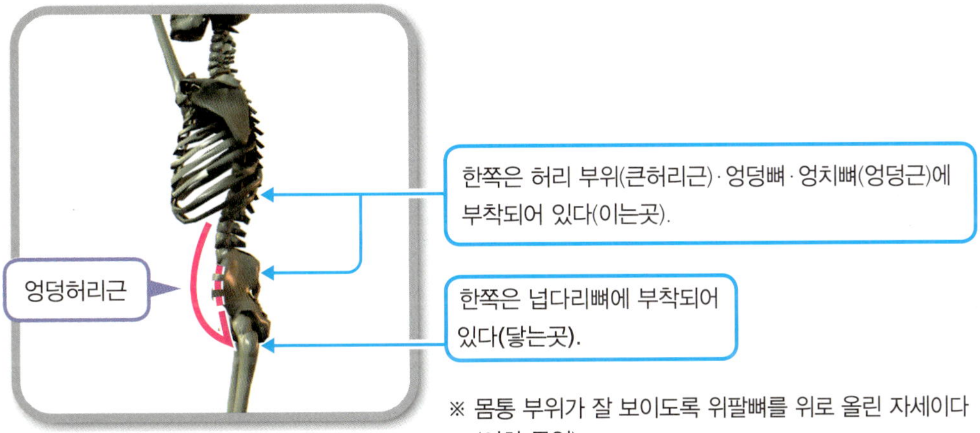

※ 몸통 부위가 잘 보이도록 위팔뼈를 위로 올린 자세이다 (이하 동일).

3

작용의 확인

「이는곳」을 A, 「닿는곳」을 B라고 하고 엉덩허리근의 작용을 확인해 보겠습니다.

A(이는곳)의 위치는 그대로 엉덩허리근이 수축하면 B(닿는곳)가 A(이는곳)에 가까워집니다(A와 B의 거리가 짧아집니다).

엉덩허리근이 부착되어 있는 허리 부위(큰허리근)·엉덩뼈(엉덩근)와 넙다리뼈가 가까워지는 것입니다. 이것을 「**엉덩관절의 굽힘**」이라고 합니다.

엉덩관절의 굽힘(굴곡)

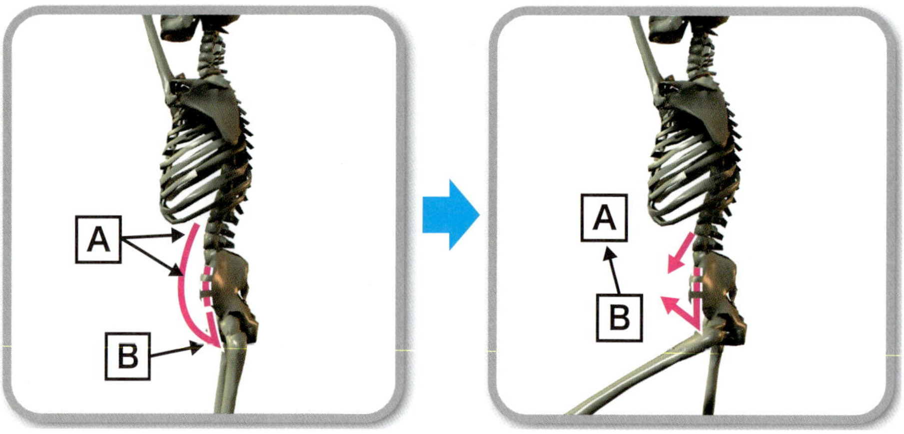

넙다리뼈가 허리 부위, 엉덩뼈에 가까워짐
→「엉덩관절의 굽힘」이 일어남

다음과 같은 형태도 생각해 보자

B(닿는곳)의 위치는 그대로 엉덩허리근이 수축하면 A(이는곳)가 B(닿는곳)에 가까워집니다. 「**엉덩관절의 굽힘**」이지만 「**골반의 앞경사**」라고 할 수도 있습니다.

엉덩관절의 굽힘(골반의 앞경사)

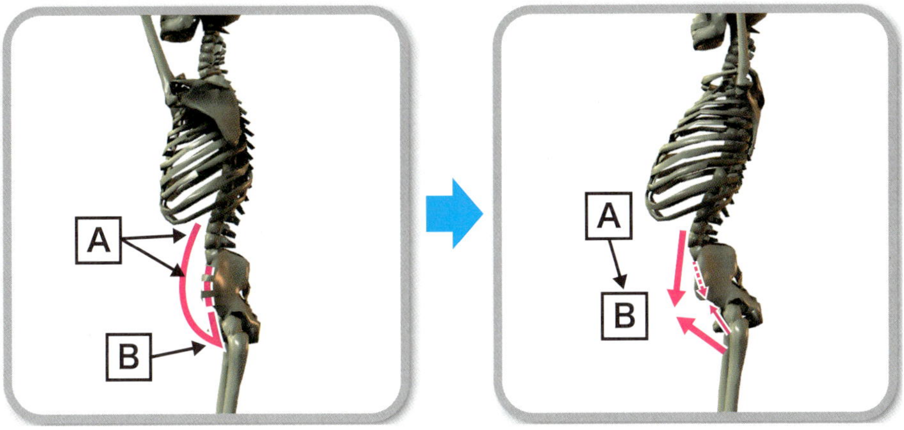

허리 부위, 엉덩뼈가 넙다리뼈에 가까워짐
→ 엉덩관절의 굽힘이나 「골반의 앞경사」
라고 할 수도 있다.

기타 작용

엉덩허리근에는 그 밖에도 예를 들어 「**엉덩관절 가쪽돌림(외회전)**」의 작용이 있습니다.

엉덩허리근의 닿는곳인 작은돌기(lesser trochanter)는 넙다리뼈의 안쪽에서 뒤쪽에 있고 약간 뒤쪽으로 돌출되어 있기 때문에 엉덩허리근이 수축하면 엉덩관절이 가쪽돌림됩니다.

머릿속으로 이미지를 만들기 힘들면 인체 모형을 이용해 확인해 주세요.

(※ 자세히 살펴보면 다른 작용도 생각할 수 있습니다.)

엉덩관절 · 가쪽돌림(외회전)의 작용

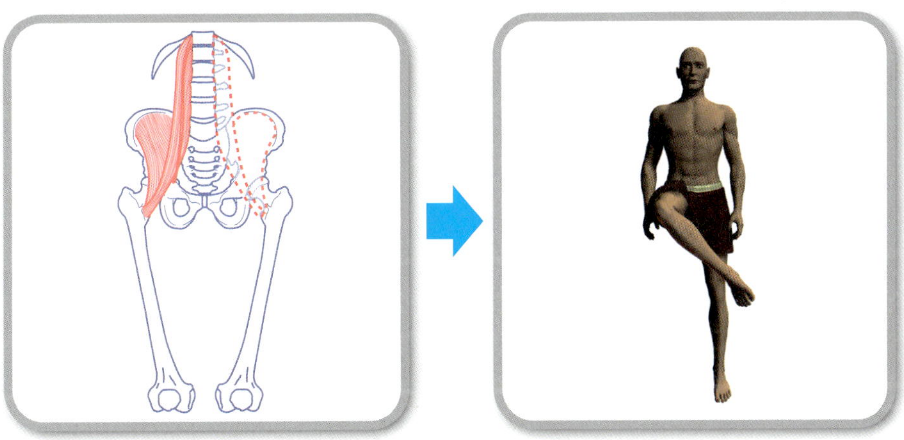

정리

	이는곳	닿는곳	주요 작용	지배신경
큰허리근	허리뼈(몸통), 갈비뼈돌기	넙다리뼈 작은돌기	엉덩관절의 굽힘, 외회전, 골반의 앞경사	허리신경얼기 L2~L3
작은허리근	제12 등뼈, 제1 허리뼈(몸통)	관골 궁상릉, 엉덩허리근막	큰허리근의 보조	허리신경얼기 L1
엉덩근	엉덩뼈오목, 엉치뼈날개	넙다리뼈 작은돌기	엉덩관절의 굽힘, 외회전, 골반의 앞경사	넙다리신경 L2~L4

※ 골반과 넙다리뼈의 위치 변화에 따라 작용이 변할 수도 있습니다.

3

Column 지근 섬유와 속근 섬유

근육을 구성하는 근섬유(muscle fiber)에는 크게 두 가지가 있습니다(더 자세하게 나누는 경우도 있습니다).

빠르게 수축할 수는 없지만 쉽게 피로해지지 않고 오래도록 수축할 수 있는 「지근 섬유」(적근 섬유라고도 함)와 쉽게 피로가 쌓이지만 빠르게 수축할 수 있는 「속근 섬유」(백근 섬유라고도 함)입니다.

근력 트레이닝을 실시할 때의 방법으로는 속근 섬유는 고부하 저횟수, 지근 섬유는 저부하 고횟수가 좋다고 생각됩니다.

일반적으로 신체의 표층 근육에는 속근 섬유의 비율이 많고, 심층 근육에는 지근 섬유의 비율이 많다는 것으로 알려져 있습니다.

엉덩허리근은 신체의 심층에 있는 근육입니다.

따라서, 엉덩허리근을 약해지지 않게 하기 위해서는 「저부하 고횟수」에 해당하는 트레이닝도 효과적입니다. 일반적인 트레이닝도 중요하지만 일상생활에서의 자세 유지 등을 의식해 저부하에서 오랫동안 자극을 주는 것도 중요합니다.

또한, 엉덩허리근(특히, 큰허리근)이 약해지면 다음과 같은 일들이 발생합니다.

❶ 자세 유지력이나 몸통 부위의 안정성이 저하된다.
❷ 주력(달리는 힘)이 저하된다.
❸ 내장 지방이 붙기 쉬워진다.
❹ 특히 고령자들은 넘어질 위험이 더 높아진다.

트레이닝

엉덩허리근이 많이 작용하는 「움직임」의 예

● 엉덩관절 굽힘 (1)

넙다리뼈(엉덩허리근의 「닿는곳」)가 골반·허리 부위(엉덩허리근의 「이는곳」)에 가까워지는 움직임(예)

의자에 앉아서 넙다리 올리기 운동

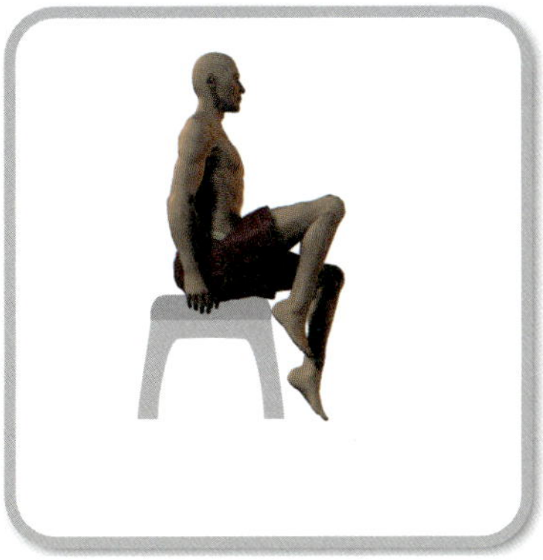

의자에 앉아서 제자리 걷기 운동

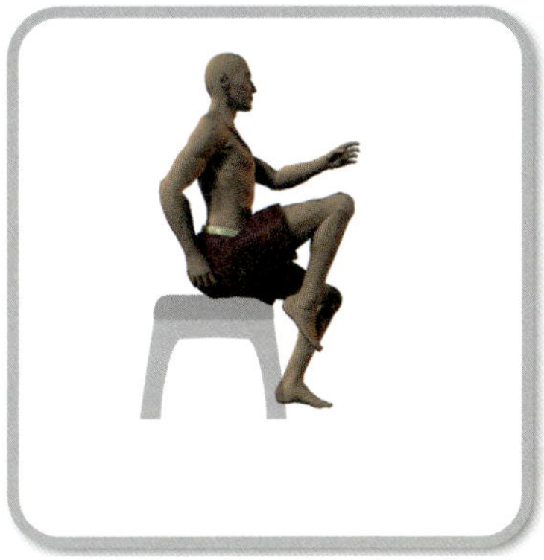

기구 등을 이용한 엉덩관절 굽힘 운동

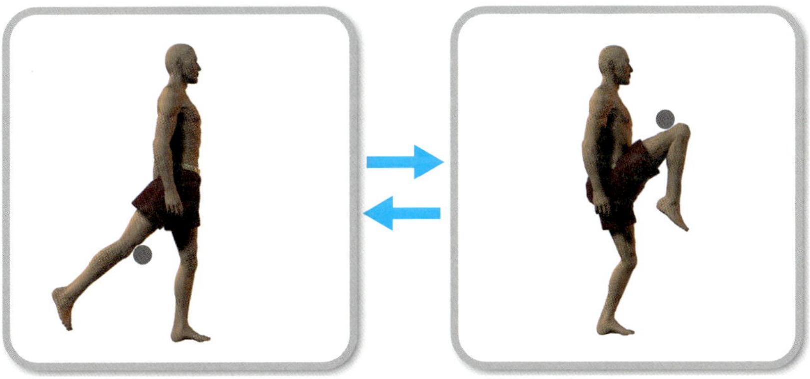

Leg raise

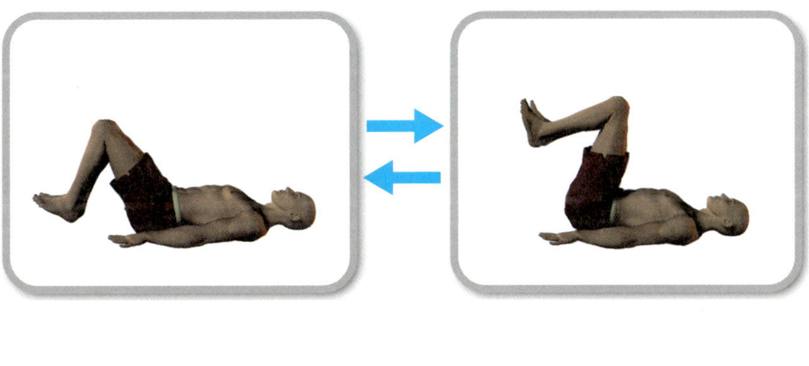

● 엉덩관절 굽힘 (2)

골반·허리 부위(엉덩허리근의 「이는곳」)가 넙다리뼈(엉덩허리근의 「닿는곳」)에 가까워지는 움직임(예)

다리의 접합부를 손날로 치는 체조

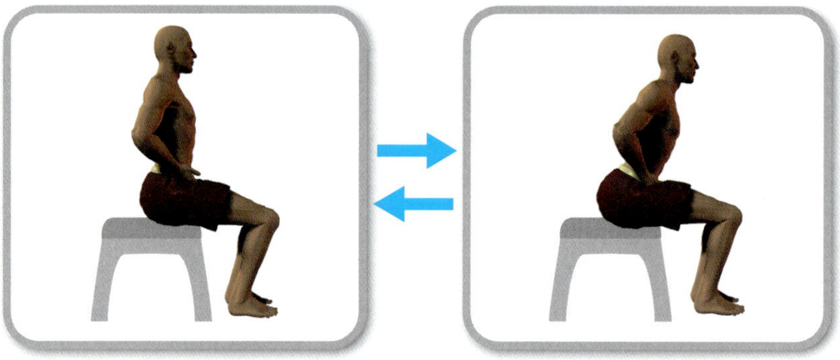

스쿼트(squat)

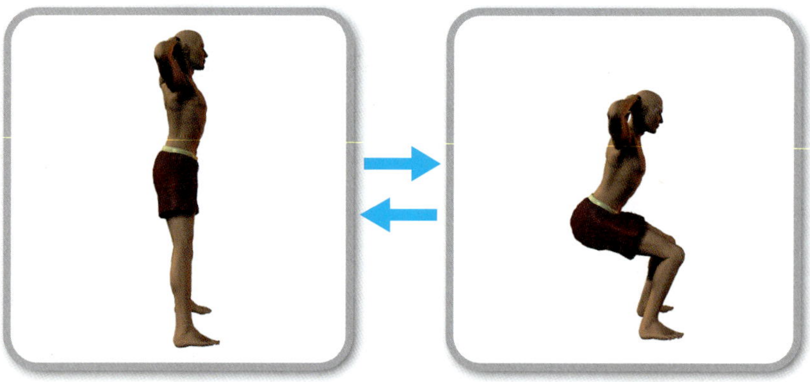

윗몸일으키기(sit-up)

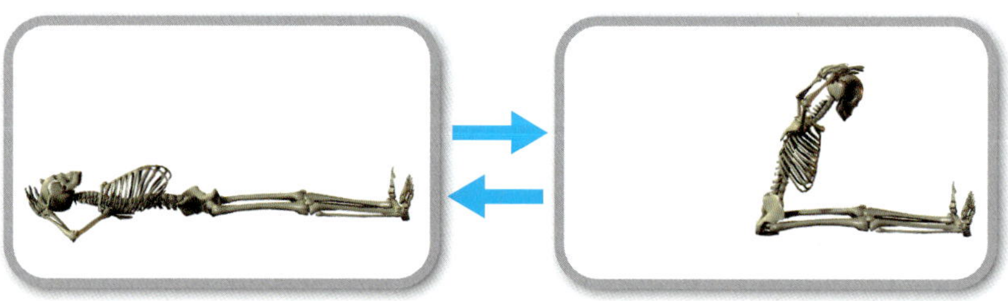

이러한 엉덩허리근의 「이는곳」과 「닿는곳」의 거리가 짧아지는(수축하는) 움직임에 자신의 체중이나 웨이트, 튜브 등으로 부하를 가하면 엉덩허리근의 「근력 트레이닝」이 됩니다.

Chapter 2

큰볼기근의 이는곳·닿는곳과 작용

볼기근은 표층에서부터 심층까지 「큰볼기근」 → 「중간볼기근」 → 「작은볼기근」의 3층 구조로 되어 있습니다.

볼기근의 다층 구조

여기에서는 먼저 볼기근의 다층 구조에 대해 알아보겠습니다. 볼기근은 표층에서부터 심층까지 「큰볼기근」→「중간볼기근」→「작은볼기근」의 3층 구조로 되어 있습니다.

기본적으로 큰볼기근이 가장 표층에 있지만 엉덩뼈 위쪽에는 중간볼기근이 큰볼기근에 덮여 있지 않은 부위가 있습니다.

작은볼기근은 중간볼기근에 거의 덮여 있는 상태로 중간볼기근의 깊은 부위에 있습니다.

3

볼기근의 다층 구조

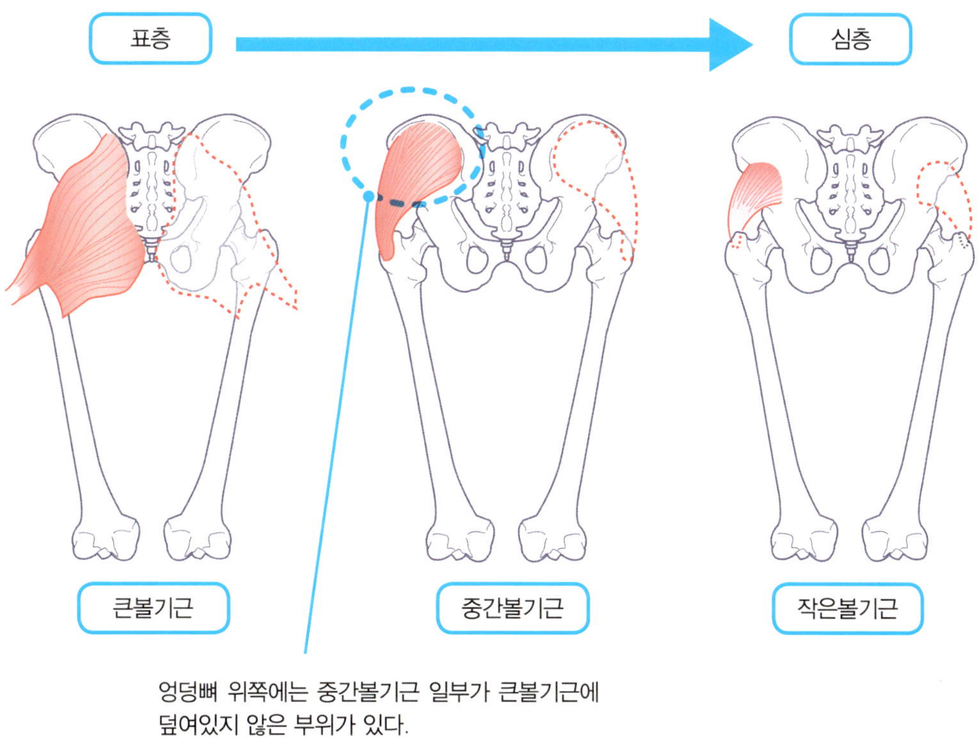

이는곳와 닿는곳의 확인

이어서 큰볼기근은 어느 뼈에서 어느 뼈로 부착되어 있는지 확인해 보겠습니다.

이는곳 : 엉덩뼈·엉치뼈·꼬리뼈의 뒷면, 엉치결절인대(천결절인대)
닿는곳 : 엉덩정강근막띠(장경인대), 넙다리뼈 큰돌기(대퇴골 소전자)

큰볼기근의 이는곳과 닿는곳

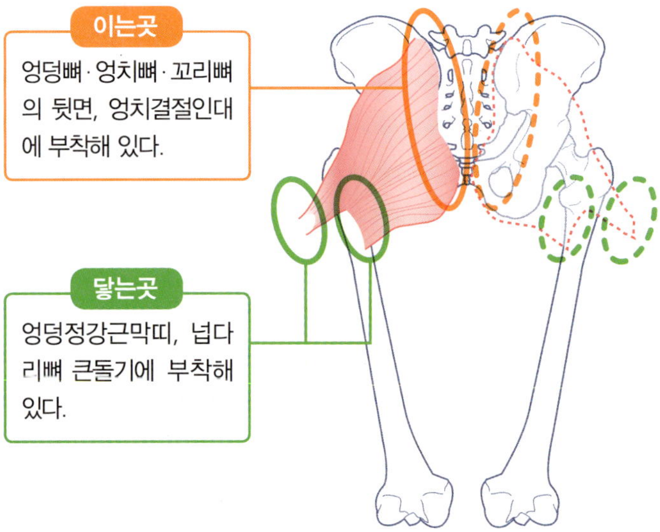

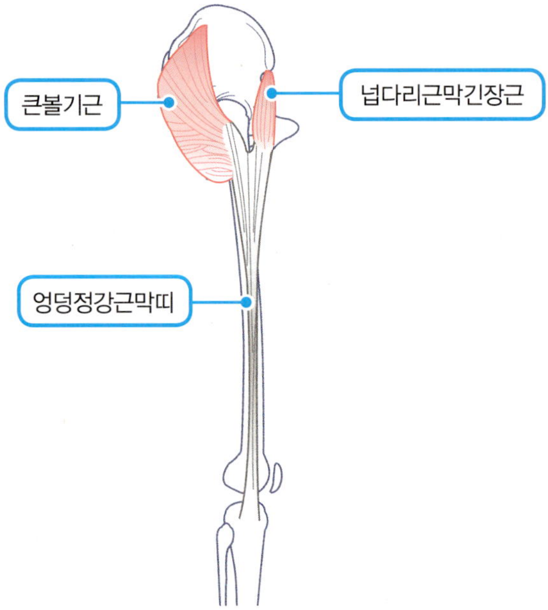

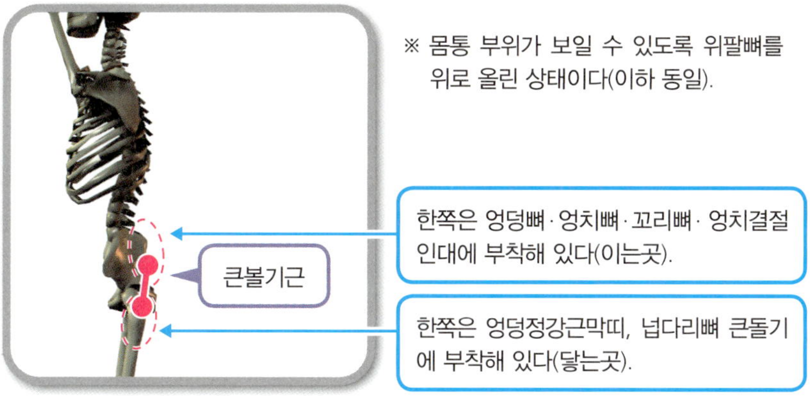

작용의 확인

엉덩뼈 · 엉치뼈 · 꼬리뼈의 뒷면(이는곳)과 엉덩정강근막띠 · 넙다리뼈 큰돌기(닿는곳)에 「고무밴드」가 양쪽 끝에 붙어있다고 생각해 보면 이 고무밴드가 큰볼기근입니다.

엉덩뼈 · 엉치뼈 · 꼬리뼈의 뒷면(이는곳)을 움직이지 않고, 이 「고무밴드」가 수축하고 짧아지면 넙다리뼈 큰돌기와 엉덩정강근막띠(닿는곳)가 당겨져 넙다리뼈가 뒤로 움직입니다.

위의 내용을 상상해 볼 수 있습니까?

그러면, 설명하기 쉽게 「이는곳」을 A, 「닿는곳」을 B로 하고 큰볼기근의 작용을 확인해 보겠습니다. 여기에서는 닿는곳의 「넙다리뼈 큰돌기 · 엉덩정강근막띠」는 하나의 위치에 묶어서 표시하고 있습니다.

큰볼기근이 수축하면 A(이는곳)와 B(닿는곳)의 거리가 짧아집니다. B(닿는곳)가 A(이는곳)에 가까워지면 「엉덩관절 폄」이 됩니다.

엉덩관절의 폄(신전)

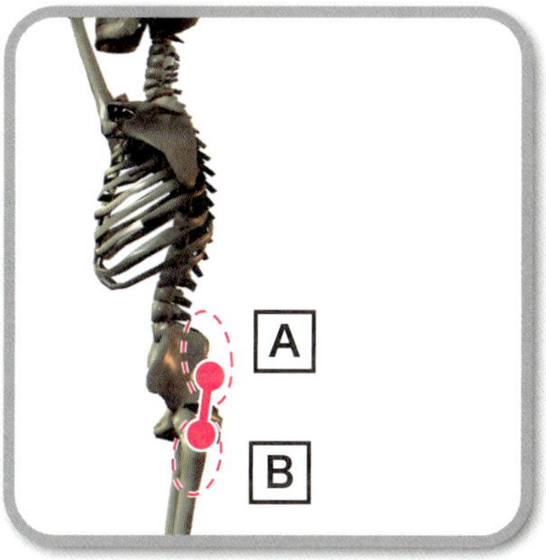

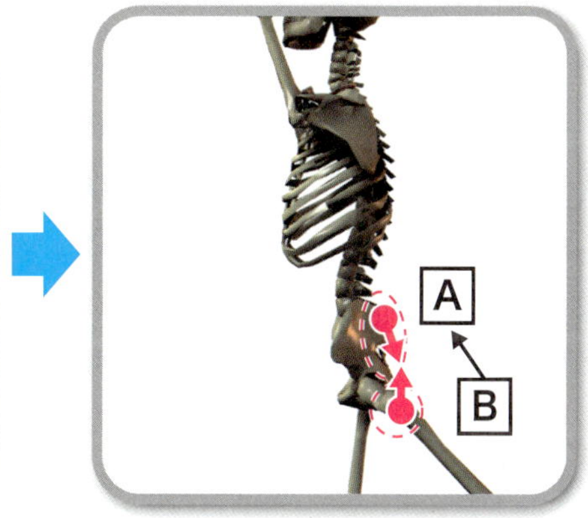

B(닿는곳)가 A(이는곳)에 가까워진다.
→ 「엉덩관절의 폄」이 일어난다.

3

◉ 다음과 같은 형태도 생각해 보자

B(닿는곳)의 위치는 그대로 큰볼기근이 수축하면 A(이는곳)가 B(닿는곳)에 가까워집니다. 「엉덩관절 폄」이지만 「골반 뒤경사」라고 할 수도 있습니다.

엉덩관절의 폄(골반 뒤경사)

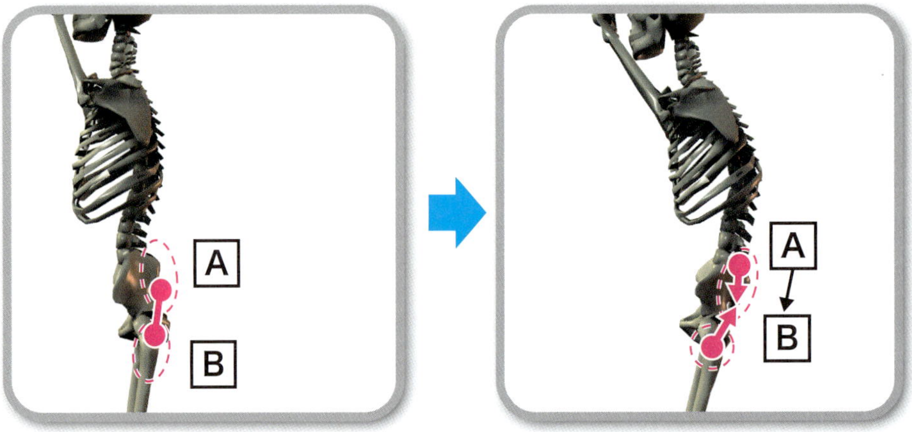

A(이는곳)가 B(닿는곳)에 가까워진다
→ 「엉덩관절의 폄」이지만 「골반 뒤경사」 라고 할 수도 있다.

◉ 기타 작용

그 밖에도 예를 들면 「엉덩관절 가쪽돌림(외회전)」의 작용이 있습니다.

큰볼기근의 넙다리뼈 닿는곳은 넙다리뼈의 뒤쪽으로 바깥쪽에 위치하기 때문에 큰볼기근이 수축하면 엉덩관절이 가쪽돌림됩니다. 인체 모형 등으로 확인해 보기 바랍니다.

※ 그 외에는 엉덩관절·벌림(외전)의 보조근으로도 작용합니다.

◆ 엉덩관절 가쪽돌림(외회전)

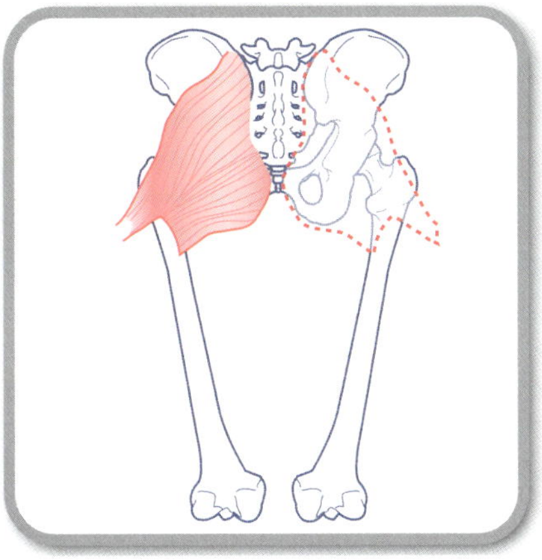

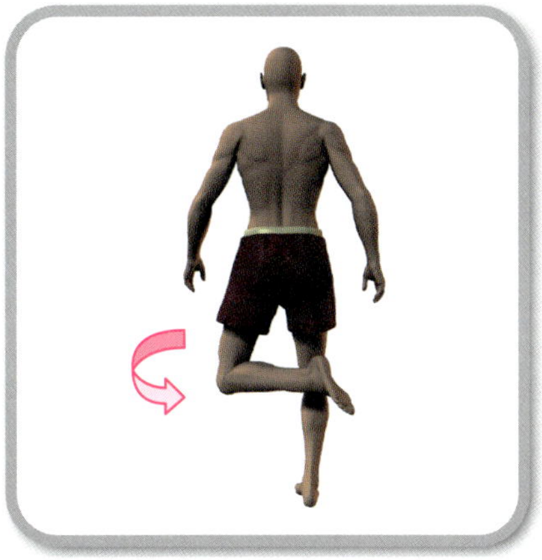

정리

	이는곳	닿는곳	주요 작용	지배신경
큰볼기근	엉덩뼈·엉치뼈·꼬리뼈의 뒷면, 엉치결절인대	엉덩정강근막띠, 넙다리뼈 큰돌기	엉덩관절의 폄, 벌림(외전), 외회전, 골반 뒤경사	아래볼기신경 (L4), L5, S1, (S2)

트레이닝

큰볼기근이 많이 작용하는 「움직임」의 예

● 엉덩관절의 폄 (1)

넙다리뼈(큰볼기근의 「닿는곳」)가 골반(큰볼기근의 「이는곳」)에 가까워지는 움직임(예)

바로 누운 자세 / 엉덩관절의 폄운동

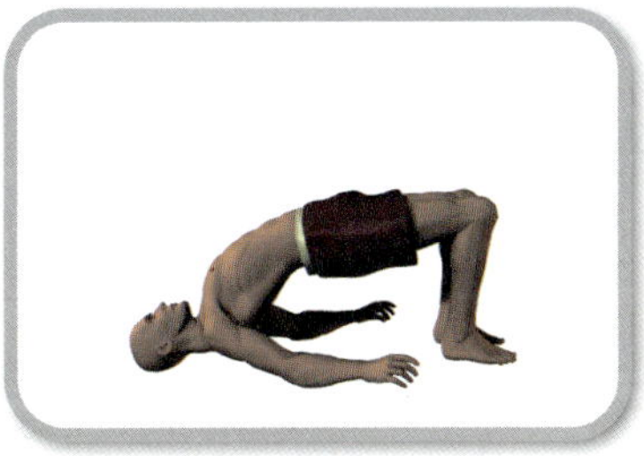

엎드린 자세 / 엉덩관절의 폄운동

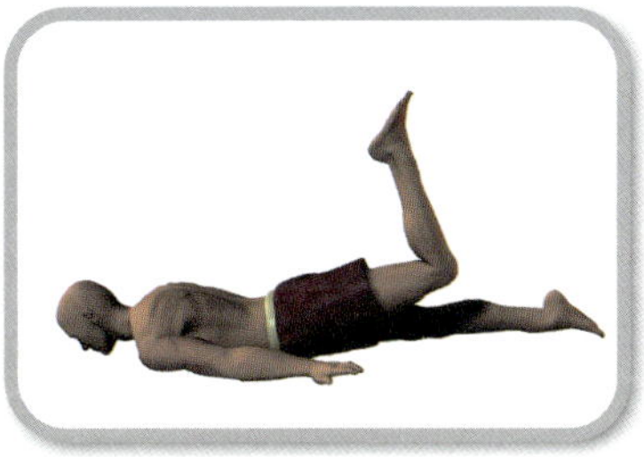

기구를 이용하는 엉덩관절의 폄운동

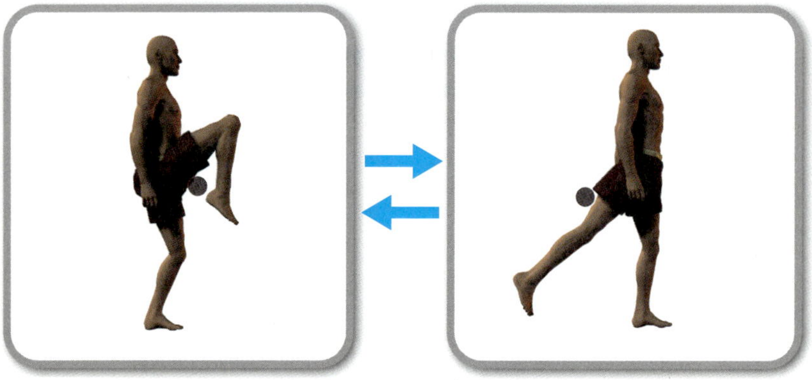

스쿼트

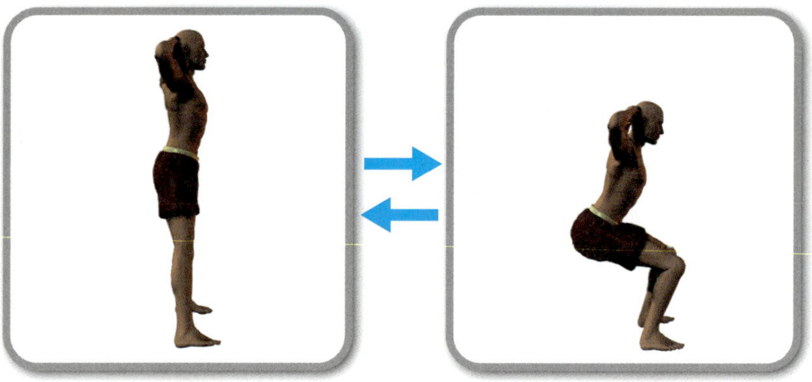

엉덩관절의 폄이 충분히 되지 않는 사람은 큰볼기근이 잘 기능하지 않는 근력 저하가 있을지도 모릅니다. 엉덩관절의 폄에 능숙하게 부하를 주면 그 사람의 큰볼기근의 기능 저하, 근력 저하를 체크할 수 있습니다.

● 엉덩관절의 폄 (2)

골반(큰볼기근의 「이는곳」)이 넙다리뼈(큰볼기근의 「닿는곳」)에 가까워지는 움직임(예)

골반 뒤경사 운동

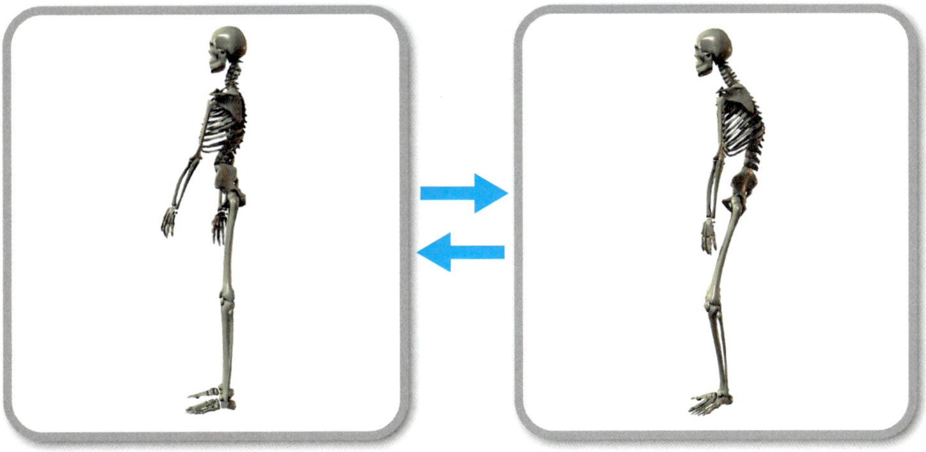

이러한 큰볼기근의 「이는곳」과 「닿는곳」의 거리가 짧아지는(수축하는) 움직임에 자기 체중과 웨이트, 튜브 등으로 부하를 가하면 큰볼기근의 「근력 트레이닝」이 됩니다.

Chapter

3 엉덩관절 굽힘-폄의 움직임으로 보는 「엉덩허리근과 큰볼기근의 근육 컨디션」

여기에서는 「엉덩허리근과 큰볼기근의 근육 컨디션」과 「엉덩관절 굽힘-폄의 움직임」에 대해 생각해 보겠습니다.

엉덩관절 굽힘 운동과 엉덩허리근·큰볼기근의 관계

엉덩허리근과 큰볼기근은 엉덩관절 운동에서 반대로 작용하는 길항관계입니다.

엉덩관절 굽힘 운동에는 엉덩허리근이 수축됨(「이는곳」과 「닿는곳」의 거리가 짧아짐)과 동시에 큰볼기근이 이완됩니다(「이는곳」과 「닿는곳」의 거리가 길어짐).

즉, 엉덩허리근의 「이는곳」과 「닿는곳」의 거리가 짧아지면, 큰볼기근의 「이는곳」과 「닿는곳」의 길이가 길어집니다.

엉덩관절 굽힘의 운동

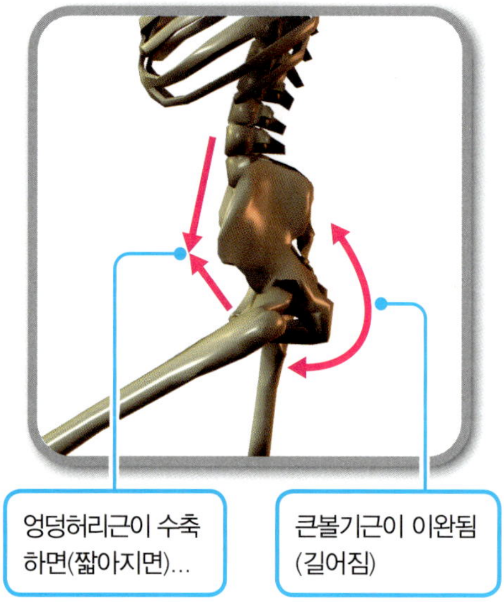

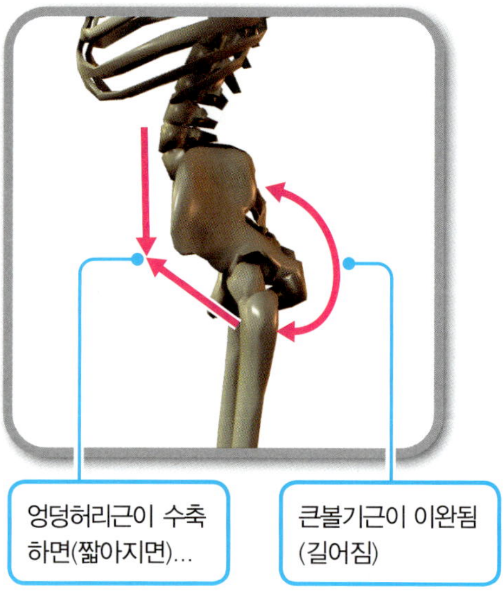

엉덩관절 굽힘의 움직임이 충분하지 못한 경우

엉덩관절 굽힘의 움직임을 충분히 실시하기 위해서는 「엉덩허리근이 충분히 수축(짧아진다)=엉덩허리근의 근력」과 「큰볼기근이 충분이 이완(길어진다)=큰볼기근의 유연성」이 필요합니다.

따라서, 엉덩관절 굽힘의 움직임이 충분하지 않은 사람의 경우는 다음 두 가지를 추측할 수 있습니다(두 가지 모두 해당될 수도 있습니다).

❶ **엉덩허리근의 근력 저하가 있을지도 모른다.**
❷ **큰볼기근의 유연성 저하가 있을지도 모른다.**

엉덩관절의 폄운동과 엉덩허리근·큰볼기근의 관계

엉덩관절의 폄운동은 큰볼기근이 수축됨(「이는곳」과 「닿는곳」의 거리가 짧아짐)과 동시에 엉덩허리근이 이완됩니다(「이는곳」과 「닿는곳」의 거리가 길어짐).

즉, 큰볼기근의 「이는곳」과 「닿는곳」의 거리가 짧아지면 엉덩허리근의 「이는곳」과 「닿는곳」의 거리가 길어집니다.

◇ 엉덩관절의 폄운동

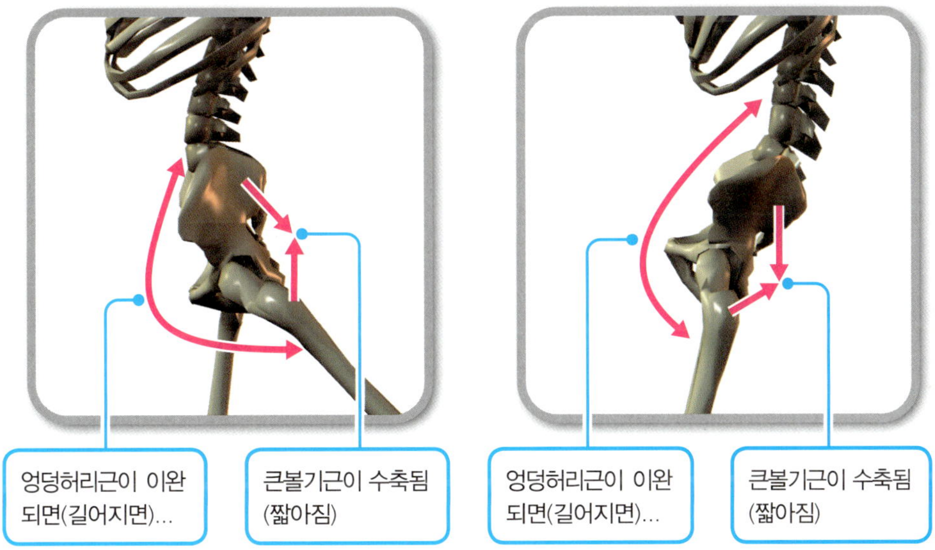

3

엉덩관절의 폄 움직임이 충분하지 못한 경우

엉덩관절의 폄 움직임을 충분히 실시하기 위해서는「큰볼기근이 충분히 수축(짧아진다)=큰볼기근의 근력」과「엉덩허리근이 충분히 이완(길어진다)=엉덩허리근의 유연성」이 필요합니다.

따라서, 엉덩관절의 폄 움직임이 충분하지 않은 사람의 경우는 다음 두 가지로 추측됩니다(두 가지 모두 해당되는 경우도 있습니다.).

❶ 큰볼기근의 근력 저하가 있을지도 모른다.
❷ 엉덩허리근의 유연성 저하가 있을지도 모른다.

정리

- **엉덩관절 굽힘에서는**
  → 엉덩허리근 : 수축(「이는곳」과「닿는곳」의 거리가 짧아짐), 큰볼기근 : 이완(「이는곳」과「닿는곳」의 거리가 길어짐).

- **엉덩관절의 굽힘 움직임이 충분하지 않으면**
  → 엉덩허리근의 근력 저하, 또는 큰볼기근의 유연성 저하 가능성이 있다(두가지 모두 해당되는 경우도 있다).

- **엉덩관절 폄에서는**
  → 큰볼기근 : 수축(「이는곳」과「닿는곳」의 거리가 짧아짐), 엉덩허리근 : 이완(「이는곳」과「닿는곳」의 거리가 길어짐).

- **엉덩관절의 폄 움직임이 충분하지 않으면**
  → 큰볼기근의 근력 저하, 또는 엉덩허리근의 유연성 저하 가능성이 있다(두가지 모두 해당되는 경우도 있다).

Chapter

4 선 자세(골반의 앞경사 상태)에서 「엉덩허리근과 큰볼기근의 근육 컨디션」

여기에서는 선 자세(골반의 앞경사 상태)에서 「엉덩허리근과 큰볼기근의 근육 컨디션」에 대해 생각해 보겠습니다.

골반의 앞경사가 작은(골반 뒤경사) 타입·허리가 둥글게 말린 자세

복습하자면 골반 앞경사의 정도가 작고(골반 뒤경사), 허리가 둥글게 말린 자세의 경우 아래와 같이 말할 수 있습니다.

3

❶ 표준적인 선 자세에 비해 큰볼기근의 「이는곳」「닿는곳」의 거리가 짧다.

→ 큰볼기근이 원래보다 짧아지고, 줄어들고, 굳어지고 있다.

❷ 표준적인 선 자세에 비해 엉덩허리근의 「이는곳」「닿는곳」의 거리가 길다.

→ 엉덩허리근이 원래보다 길어지고, 늘어나고, 느슨해지고 있다.

골반 앞경사가 작은(골반 뒤경사) 타입·허리가 둥글게 말린 자세

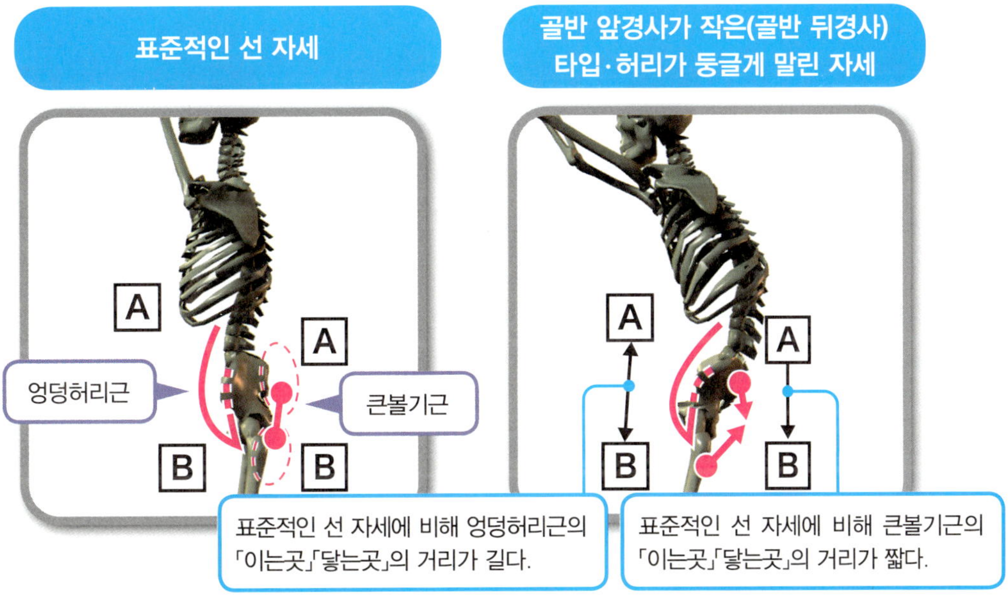

인체의 움직임·연동 구조

「인체의 움직임·연동 구조」로부터 「골반 앞경사가 작은(골반 뒤경사) 타입·허리가 둥글게 말린 자세」의 사람에 대해 생각해 보겠습니다.

가능하면 실제로 몸을 움직여 확인해 보시기 바랍니다.

우선, 「골반 앞경사가 작은(골반 뒤경사) 타입·허리가 둥글게 말린 자세」로 서보세요.

다음으로 벽 또는 의자 등을 잡고 골반은 「앞경사가 작은」=골반 뒤경사인 채로 한쪽 엉덩관절을 폄합니다. 「골반을 뒤경사」인 채로 엉덩관절을 폄할 수 없다는 것을 확인할 수 있나요?

「골반 뒤경사로서 서 있는 것」은 골반과 넙다리뼈의 위치 관계에서 보면 이미 엉덩관절의 폄 자세가 되어 있기 때문에 더 이상 움직일 수 없는 것입니다.

이것이 「인체의 움직임·연동 구조」 중 하나입니다.

즉, 선 자세에서 엉덩관절 폄운동을 하기 위해서는 골반이 어느 정도 앞경사되야 가능하다는 것입니다.

다르게 말하면 「골반 앞경사가 작은(골반 뒤경사) 타입·허리가 둥글게 말린 자세」가 습관이 되어버리면 「엉덩관절 폄」운동 자극이 들어가기 어렵기 때문에 「엉덩관절 폄」을 일으키는 볼기근의 근력 저하가 발생하기 쉽습니다.

「골반 앞경사가 작은(골반 뒤경사) 타입·허리가 둥글게 말린 자세」인 사람은 볼기근이 딱딱하게 굳어져 있어 근력 저하도 발생하기 쉽고, 근력 저하가 일어나고 있을지도 모릅니다.

표준적인 선 자세에 비해 큰볼기근의 「이는곳」「닿는곳」의 거리가 짧아지고 있다는 것은 항상 근력 트레이닝을 하는 듯한 느낌으로 근력 저하가 있는 것은 아닌가라고 생각하는 사람이 있을 수 있습니다.

시험삼아 선 자세로 「골반 앞경사가 작은(골반 뒤경사) 타입·허리가 둥글게 말린 자세」를 해보세요.

처음에는 볼기근에 힘이 들어갈지도 모르지만 익숙해지면 「골반 뒤경사 자세」를 중력이 도와주기 때문에 항상 볼기근에 힘을 주지 않아도 됩니다.

「골반 뒤경사 자세」가 습관이 되어버리면, 이와 같이 볼기근도 근력 저하되기 쉬우므로 주의가 필요합니다.

인체의 움직임·연동 구조

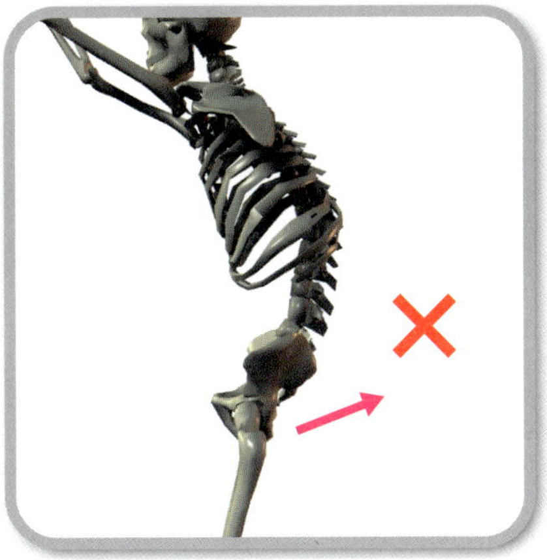

「골반 뒤경사」 상태에서 엉덩관절을 폄(신전) 할 수 없다.

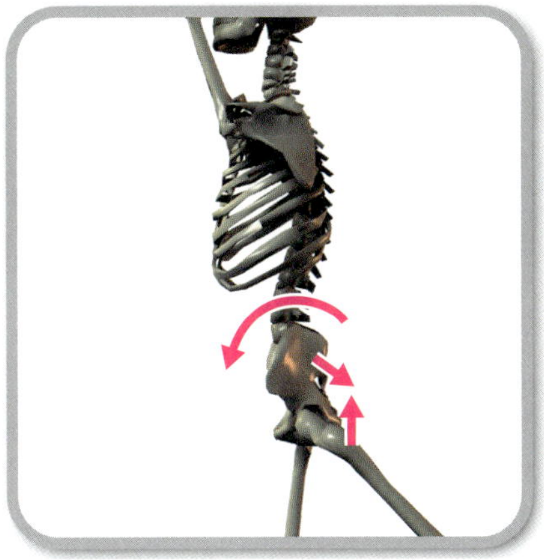

엉덩관절을 폄(신전)하기 위해 「골반 앞경사」가 필요하다.

골반 앞경사가 큰 타입·허리가 뒤로 젖혀진 자세

골반 앞경사가 큰 타입·허리가 뒤로 젖혀진 자세

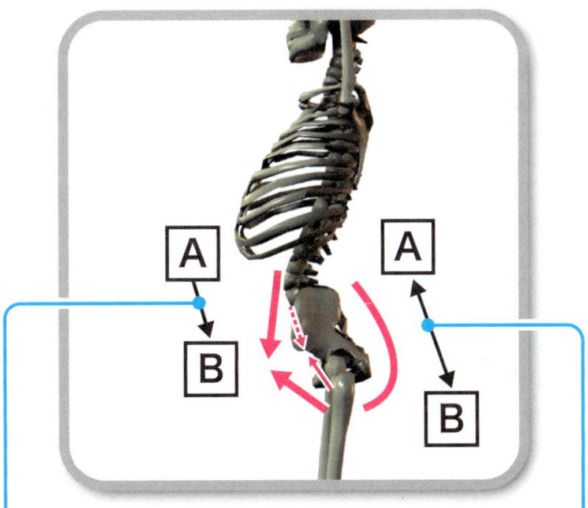

표준적인 선 자세에 비해 엉덩허리근의 「이는곳」「닿는곳」의 거리가 짧다.

표준적인 선 자세에 비해 큰볼기근의 「이는곳」「닿는곳」의 거리가 길다.

그림과 같이 「골반 앞경사가 큰 타입·허리가 뒤로 젖혀진 자세」의 사람을 생각해 보겠습니다. 「골반 앞경사가 큰 타입·허리가 뒤로 젖혀진 자세」의 사람은 표준적인 선 자세에 비해 큰볼기근의 「이는곳」「닿는곳」의 거리가 길어집니다. 그 결과 큰볼기근은 원래보다 길어지거나 늘어나거나 느슨해졌을 수도 있습니다. 따라서 근력 저하가 있거나 근력 저하가 발생하기 쉽다고 말할 수 있습니다.

그러나 앞에서 확인한 것처럼 「골반 앞경사 자세」는 엉덩관절 폄운동과 연동되어 있으므로 「골반 앞경사 자세」인 사람은 보행 동작 등 평소 움직임에서 볼기근이 사용되기 쉽다고 하는 측면이 있습니다.

이와 같이 몸을 움직였을 때를 생각하면 「골반 앞경사가 큰 타입·허리가 뒤로 젖혀진 자세」인 사람은 「엉덩관절 폄」의 운동 자극이 들어가기 쉬우므로 볼기근의 근력이 저하되기 쉬운 일은 없을지도 모릅니다.

특히 큰볼기근의 경우, 표층에 광범위하게 부착되어 있는 두꺼운 근육이기 때문에 「본래보다 짧아졌다」라든지 「길어져 있다」라는 생각을 적용하기에는 조금 무리가 있습니다.

자세와 같은 「정적인 정보」뿐만 아니라 실제로 몸을 움직였을 때의 「동적인 정보」를 모두 생각하는 것이 중요합니다.

운동 지도에 활용하는 '학습방법'의 팁

선 자세와 큰볼기근·엉덩허리근

「골반 앞경사가 작은(골반 뒤경사) 타입·허리가 둥글게 말린 자세」로 예를 들면 허리통증을 가지고 있는 사람에게 어떻게 운동 지도를 해야 하는지에 대한 팁입니다.

Part 2에서는 다음과 같이 생각할 수 있었습니다.

❶ 골반의 앞경사가 너무 작아 허리에 부담이 있는지도 모른다.

→ 원래의 「골반의 약간 앞경사」 자세에 가까워질 수 있다.

❷ 큰볼기근의 유연성 저하가 있을지도 모른다.

→ 배곧은근의 유연성을 높이는 운동(스트레칭 등)

❸ 척주세움근의 근력 저하가 있을지도 모른다.

→ 척주세움근의 근력 트레이닝

Part 3의 내용을 고려하면 다음 사항을 더 예측할 수 있습니다.

❹ 큰볼기근의 유연성 저하가 있을지도 모른다.

→ 큰볼기근의 유연성을 높이는 운동(스트레칭 등)

❺ 엉덩허리근의 근력 저하가 있을지도 모른다.

→ 엉덩허리근의 근력 트레이닝

실제로 확인해 보면 큰볼기근의 유연성을 높이고, 엉덩허리근의 근력을 높임으로써 골반 앞뒤의 당김 상태(기초 장력)를 바꿀 수 있습니다. 그러면 골반의 앞경사 상태가 개선되기 쉬워지고, 허리에 부담이 경감되어 결과적으로 허리통증이 개선될 수도 있습니다.

한편 「골반 앞경사가 큰 타입·허리가 뒤로 젖혀진 자세」인 사람의 경우, Part 2에서는 다음을 생각할 수 있었습니다.

❶ 골반의 앞경사가 너무 커서 허리에 부담을 주고 있는지도 모른다.
→ 원래의 「골반의 약간 앞경사」 자세에 가까워질 수 있다.

❷ 척주세움근에 유연성 저하가 있을지도 모른다.
→ 척주세움근의 유연성을 향상시키는 운동(스트레칭 등)

❸ 배곧은근의 근력 저하가 있을지도 모른다.
→ 배곧은근의 근력 트레이닝

Part 3의 내용을 고려하면 다음 사항을 더 예측할 수 있습니다.

❹ 엉덩허리근의 유연성 저하가 있을지도 모른다.
→ 엉덩허리근의 유연성을 향상시키는 운동(스트레칭 등)

❺ 큰볼기근의 근력 저하가 있을지도 모른다.
→ 큰볼기근의 근력 트레이닝

이번에는 반대로 엉덩허리근의 유연성을 높이고, 큰볼기근의 근력을 높임으로써 골반 앞뒤의 당김 상태(기초 장력)를 바꿀 수 있습니다. 그러면 골반의 앞경사 상태가 개선되기 쉬워지고, 허리에 부담이 경감되어 결과적으로 허리통증이 개선될 수도 있습니다.

다만 「골반 앞경사가 큰 타입·허리가 뒤로 젖혀진 자세」에서도 엉덩허리근이 잘 작용하고 있지 않은(근력 저하) 경우가 있습니다. 골반의 앞경사 상태가 너무 크거나, 너무 작아도 아래에서 당겨주는 중력에 의존하기 쉬워지기 때문에 골반 위치를 지탱하고 있는 엉덩허리근에 필요한 텐션(장력)이 빠지기 쉬워집니다.

그렇게 되면 뼈, 관절과 인대에 부담이 가게 됩니다. 또한, 신체의 다른 부위에도 부담을 줄 수 있어 주의가 필요합니다.

이처럼, 피검자의 「근육 컨디션」(「근긴장」과 「근력 저하」)을 판단할 수 있으면 그 사람에게 필요한 운동(예를 들면, 유연성을 높이는 운동과 근력 트레이닝 등)을 알 수 있어 실제로 운동 자세(뼈의 배열)를 개선하기 쉬워지고, 결과적으로 신체에 가해지는 부담을 줄일 수 있습니다.

Chapter 5

엉덩허리근, 큰볼기근의 유연성을 보는 방법

엉덩허리근과 큰볼기근의 유연성 저하를 판단하는 하나의 기준으로 활용 바랍니다.

엉덩허리근의 유연성을 보는 방법(예) ①

방법

① 엎드린 자세입니다(이때 골반의 기울기 상태를 확인합니다. 엉덩허리근 주위의 유연성이 저하된 사람은 골반의 앞경사가 이미 클지도 모릅니다).

② 천천히 한쪽 엉덩관절을 폄합니다. 같은 쪽의 위앞엉덩뼈가시(골반의 앞쪽 부위)가 위로 올라가지 않도록 골반이 움직이지 않는 범위에서 실시합니다.

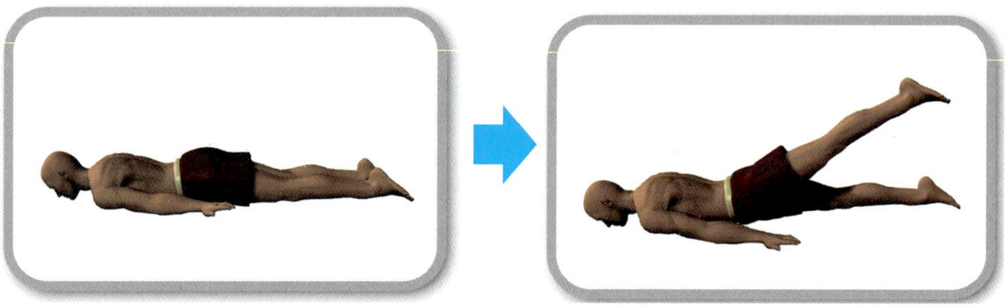

판단 기준

- **바닥과 넙다리뼈의 각도가 30도 정도**

엉덩허리근의 이는곳(엉덩뼈, 허리뼈 등)과 닿는곳(넙다리뼈)이 멀어지는 움직임이기 때문에 엉덩허리근의 유연성이 저하되면 엉덩관절의 폄 각도가 작아집니다. 넙다리뼈와 바닥의 각도가 30도 미만이면 엉덩허리근 주위의 유연성 저하가 있을지도 모릅니다.

다만, 자동운동으로 실시하면 큰볼기근과 햄스트링(넙다리뒤근육) 등의 근력도 관계합니다.

엉덩허리근의 유연성만 특별히 보고 싶은 경우, 파트너가 다리(넙다리 무릎 위)를 잡고, 엉덩관절의 폄 가동범위를 내어 주는 수동 가동범위에서 판단합니다.

이때, 허리 부위가 폄하여 허리에 부담이 가지 않도록 반대쪽 손으로 골반이 움직이지 않게 단단히 고정합니다.

엉덩허리근의 유연성을 보는 방법(예) ②

방법

① 바로 누운 자세에서 한쪽 엉덩관절과 무릎관절을 굽힘시켜 무릎을 가슴에 가까이 가져 갑니다.
② 양손으로 무릎을 잡고 가슴에 더 가깝게 합니다(골반 뒤경사가 됩니다).

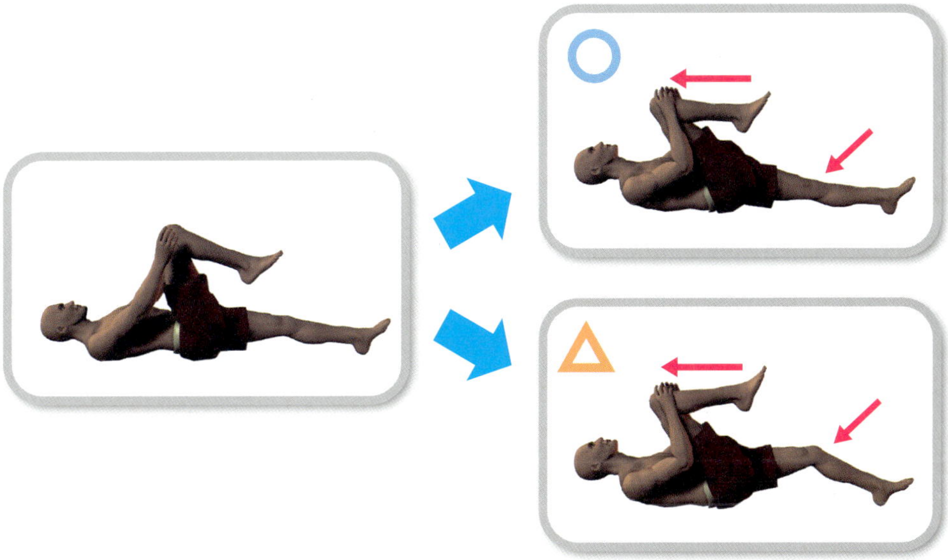

판단 기준

끌어당기는 쪽과 반대쪽 엉덩허리근의 유연성 저하가 있으면 반대쪽의 엉덩관절이 당겨져 굽힘됩니다(무릎이 구부러집니다).

엉덩허리근의 기본적인 유연성이 있는 사람은 무릎을 가슴으로 끌어당겨도(골반을 뒤경사시켜도) 반대쪽 엉덩관절은 그대로입니다.

엉덩허리근의 유연성이 저하된 사람의 특징

① 「골반 앞경사가 큰 타입·허리를 뒤로 젖힌 자세」일지도 모릅니다(p.74 그림 ① 참조).
② 「엉덩관절 폄」(골반 뒤경사)의 움직임이나 자세가 잘되지 않습니다.
「엉덩관절 폄」의 움직임으로 「허리 부위 폄」의 움직임이 크게 나오기 때문에 허리 부위에 과다 폄(뒤로 젖혀짐)의 부담이 가기 쉬워집니다.
③ 유연성에 좌우 차이가 있는 경우에는 「골반 좌우의 기울기가 큰 타입」 또는 「골반 위치의 비틀림이 큰 타입」의 선 자세일지도 모릅니다(p.74 그림 ③ 참조).

큰볼기근의 유연성을 보는 방법(예)

방법

바로 누운 자세에서 무릎을 가슴에 닿을 수 있도록 천천히 최대한 엉덩관절을 굽힙니다(골반 뒤경사가 일어나지 않는 범위에서 실시합니다).

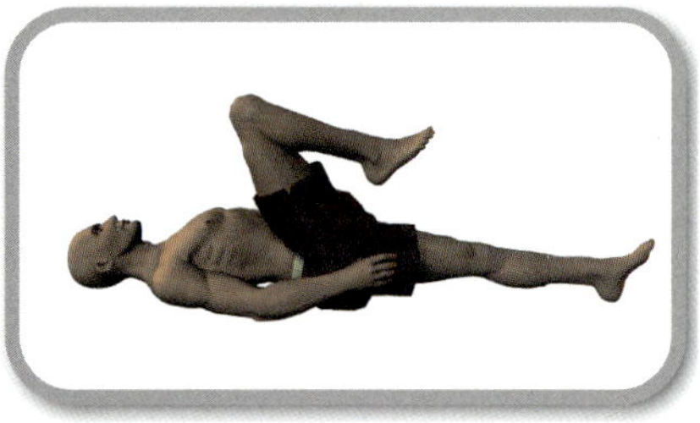

판단 기준

넙다리와 바닥의 각도가 120도 정도를 기준으로 하고 그 미만이면 큰볼기근 주위에 유연성 저하가 있을지도 모릅니다.

3

큰볼기근의 유연성이 저하된 사람의 특징

① 「골반 앞경사가 작은(골반 뒤경사) 타입의 자세」일지도 모릅니다(P.72 ① 그림 참조).

② 「엉덩관절 굽힘」(골반 앞경사)의 움직임이나 자세를 취할 수 없습니다.
「엉덩관절 굽힘」의 움직임으로 「허리 부위 굽힘」의 움직임이 크게 나오기 때문에 「허리 부위에 과굽힘(너무 둥글다)」의 부담이 가기 쉬워집니다.

③ 유연성에 좌우 차이가 있는 경우에는 「골반 좌우의 기울기가 큰 타입」 또는 「골반 위치의 비틀림이 큰 타입」의 선 자세일지도 모릅니다(P.74 ③ 그림 참조).

Column 「움직임」의 실제

「인체 부위별 기본운동 표현 방식」을 확실히 습득한 다음 확인하고 싶은 것이 실제 움직임에 있어 「인체 부위별 기본운동은 복합운동이다」라고 하는 것입니다.

예를 들면, 「위에서 공을 잡고 던지는 동작」에서 어깨관절의 움직임으로 확인해 보겠습니다.

이 동작은 어깨의 기본운동인 「굽힘」, 「폄」, 「모음」, 「벌림」, 「안쪽돌림」, 「가쪽돌림」, 「수평굽힘(수평모음)」, 「수평폄(수평벌림)」 중 어느 하나만으로 나타낼 수는 없습니다.

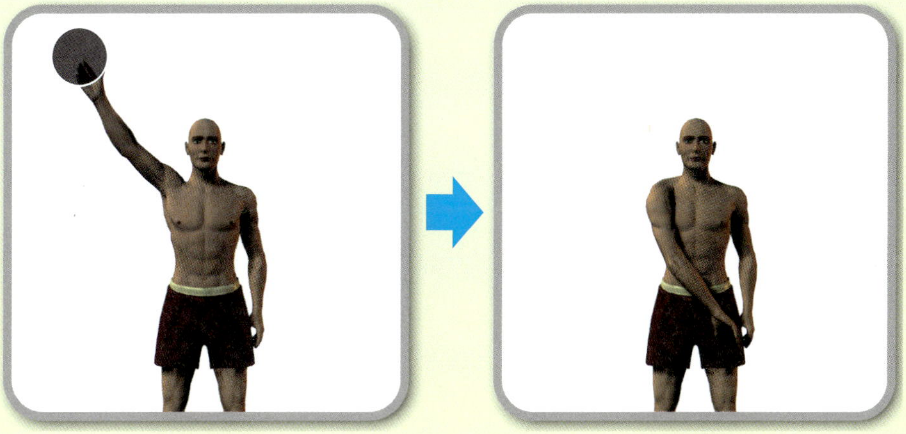

잘 보면 위팔뼈가 뒤쪽으로 움직이기 때문에 「폄」, 위팔뼈가 안쪽으로 움직이기 때문에 「모음」, 한층 더 위팔뼈가 안쪽으로 비틀리기 때문에 「안쪽돌림」이라는 복합운동으로 구성되어 있는 것을 알 수 있습니다.

그래서 「위로 든 공을 던지는 동작」에서 어깨관절의 움직임은 「폄-모음-안쪽돌림」이라고 표현하기도 합니다.

이번에는 어깨의 움직임에만 주목했지만 실제로 공을 던질 때는 다리관절에서부터 발관절, 무릎관절, 엉덩관절, 척추관절 등 거의 전신 관절이 연동합니다. 실제 움직임은 「전신의 연동=다관절운동의 연쇄」로 이루어진 것입니다.

「인체 부위별 기본운동」의 이해에서 「인체 부위별 기본운동의 복합운동」의 이해로, 또한 「인체 부위별 기본운동의 복합운동」으로부터 「전신의 연동=다관절운동의 연쇄」의 이해로 「움직임」을 보는 눈을 계속해서 향상시키도록 합니다.

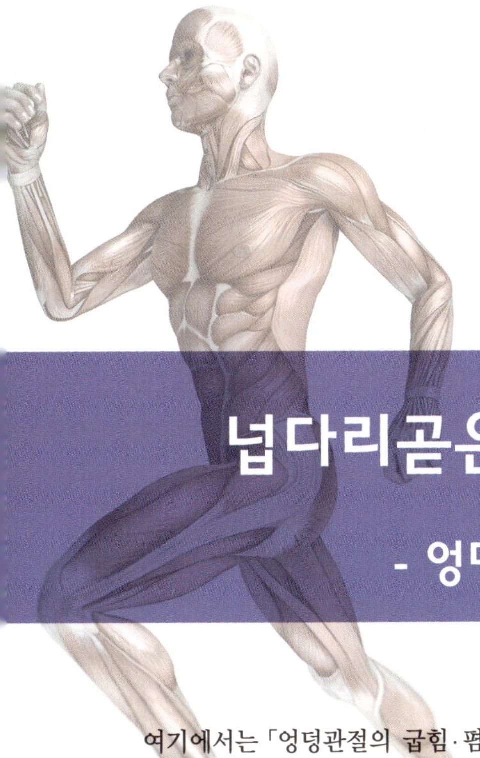

Part 4

넙다리곧은근, 넙다리빗근과 햄스트링

- 엉덩관절의 굽힘·폄에 작용하는 근육 ② -

여기에서는「엉덩관절의 굽힘·폄에 작용하는 근육 ②」로써「엉덩관절과 무릎관절을 넘나드는 근육」을 다룹니다.「엉덩관절과 무릎관절을 넘나드는 근육」이란, 다르게 말하면「엉덩관절의 움직임」과「무릎관절의 움직임」사이에 직접 작용하는(관련된) 근육이라고 할 수 있습니다.「엉덩관절과 무릎관절을 넘나드는 근육」중「엉덩관절·굽힘」의 주동근인 넙다리곧은근과 보조근인 넙다리빗근, 또한「엉덩관절·폄」의 주동근인 넙다리두갈래근, 반힘줄모양근, 반막모양근에서「자세와 움직임」을 보기 위한 기초지식을 확인해 보겠습니다.

● 「엉덩관절의 굽힘」에 작용하는 근육

주동근 넙다리곧은근(대퇴직근), 넙다리근막긴장근(대퇴근막장근)※

보조근 넙다리빗근(봉공근), 두덩정강근(박근)

● 「엉덩관절의 폄」에 작용하는 근육

주동근 넙다리두갈래근(대퇴이두근), 반힘줄모양근(반건양근), 반막모양근(반막양근)

※ 넙다리근막긴장근은 엉덩관절 벌림의 작용을 하는 근육이기 때문에 part 5에서 확인하겠습니다.

Chapter 1 넙다리곧은근의 이는곳·닿는곳과 작용

넙다리곧은근, 가쪽넓은근, 중간넓은근, 안쪽넓은근을 합쳐서 「넙다리네갈래근」이라고 합니다.

넙다리네갈래근(대퇴사두근)의 구조

이 4개의 근육(넙다리네갈래근)의 닿는곳은 **정강뼈거친면(경골조면), 무릎뼈 바닥·양쪽모서리**입니다(그림 중 녹색 동그라미 부분).

이번에는 이는곳에 주목해 보겠습니다(그림 중 주황색 동그라미 부분).

넙다리곧은근의 이는곳은 **엉덩뼈**이지만 가쪽넓은근, 중간넓은근, 안쪽넓은근의 이는곳은 **넙다리뼈**입니다.

넙다리곧은근은 엉덩관절과 무릎관절을 걸쳐 있지만 가쪽넓은근, 중간넓은근, 안쪽넓은근은 무릎관절만을 걸쳐 있고, 엉덩관절은 걸쳐 있지 않습니다.

4

◆ 넙다리네갈래근의 이는곳과 닿는곳

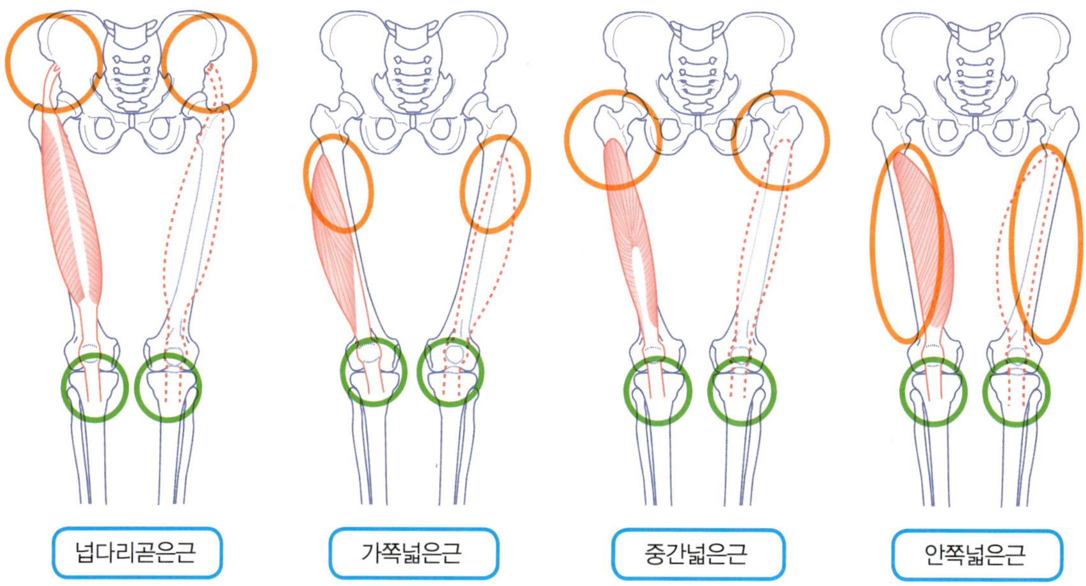

(앞에서 본 모습)

그래서 넙다리곧은근은 직접적으로 엉덩관절과 무릎관절의 움직임과 관련이 있는 것입니다.

가쪽넓은근, 중간넓은근, 안쪽넓은근은 직접적으로는 무릎관절의 움직임에만 관계가 있고, 엉덩관절의 움직임에는 직접 관계하지 않습니다.

이를 예로 들면 정적 스트레칭(static stretching)에는 다음과 같이 관계하고 있습니다.

가쪽넓은근, 중간넓은근, 안쪽넓은근은 무릎관절을 굽힘시키면 스트레칭할 수 있으나, 넙다리곧은근은 무릎관절의 굽힘뿐만 아니라 엉덩관절의 폄이 이루어지지 않으면, 충분히 스트레칭할 수 없다는 것입니다.

넙다리네갈래근은 합류하여 하나로 합쳐지며, 온힘줄(공동건)로 무릎뼈에 닿게 됩니다. 일부는 무릎뼈의 앞쪽면을 넘어 무릎인대가 되어 정강뼈거친면에 닿게 됩니다.

인대 안에 생기는 뼈를 「종자뼈」라고 합니다. '무릎뼈는 넙다리네갈래근의 온힘줄(넙다리네갈래근 힘줄) 안에 생긴 「종자뼈」다'라는 견해가 있습니다. 그렇게 생각할 경우, 무릎뼈는 인체의 최대 「종자뼈」입니다.

	이는곳	걸쳐 있는 관절
넙다리곧은근	엉덩뼈(골반)	엉덩관절·무릎관절
가쪽넓은근·중간넓은근·안쪽넓은근	넙다리뼈	무릎관절

◆ 넙다리곧은근의 정적 스트레칭(예)

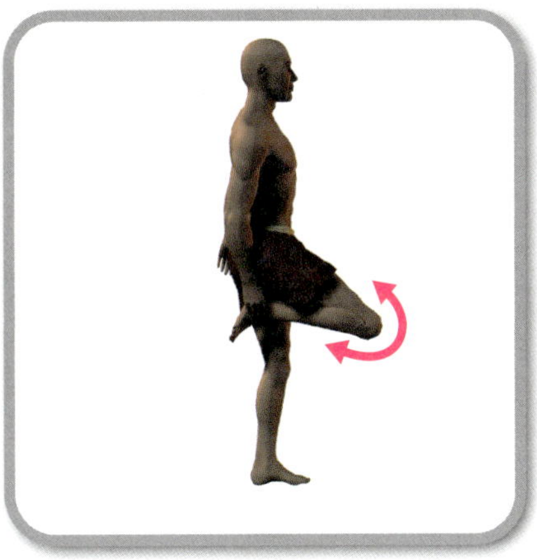

가쪽넓은근, 중간넓은근, 안쪽넓은근은 무릎관절을 굽힘시키면 스트레칭할 수 있다.

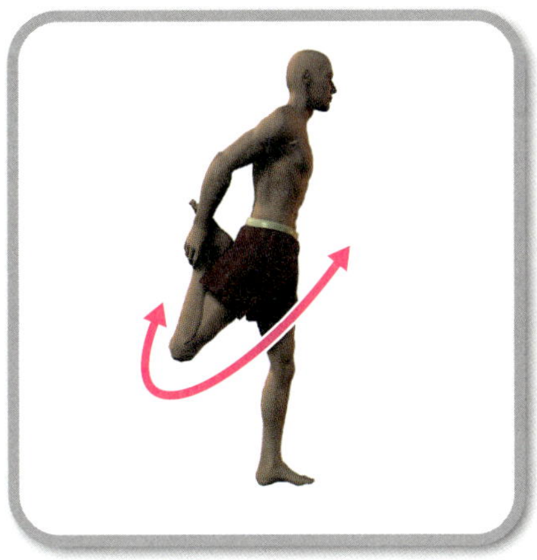

넙다리곧은근은 무릎관절의 굽힘뿐만 아니라 엉덩관절이 펴지지 않으면 충분히 스트레칭할 수 없다.

이는곳과 닿는곳의 확인

넙다리곧은근은 어느 뼈에서 어느 뼈로 부착해 있는지 확인해 보겠습니다.

이는곳 : 아래앞엉덩뼈가시(하전장골극), 볼기뼈절구(골반)
닿는곳 : 무릎뼈, 정강뼈

넙다리곧은근의 이는곳과 닿는곳

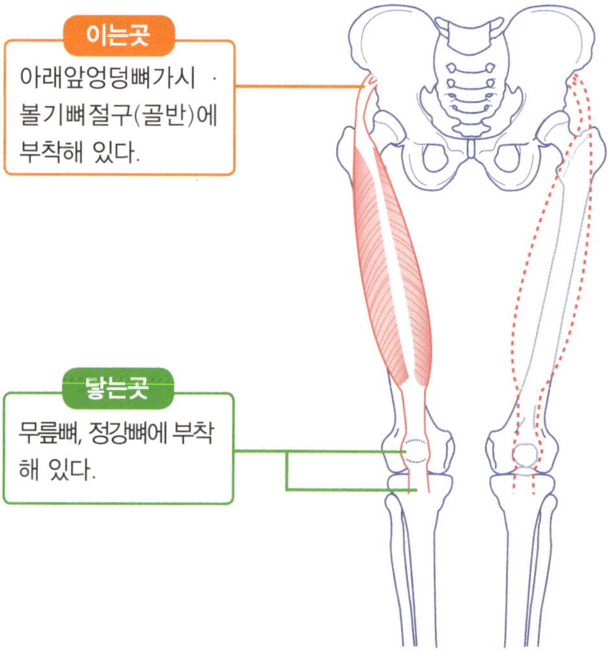

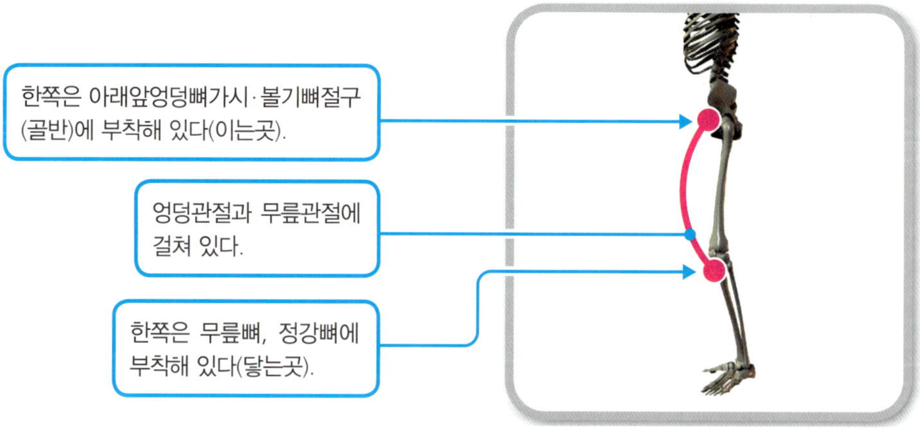

작용의 확인

「이는곳」을 A, 「닿는곳」을 B로 하고 넙다리곧은근의 작용을 확인해 보겠습니다. A(이는곳)의 위치는 그대로, 넙다리곧은근이 수축하면 B(닿는곳)가 A(이는곳)에 가까워집니다(A와 B의 거리가 짧아집니다).

무릎관절의 폄(신전) 상태로 정강뼈가 볼기뼈(골반)에 가까워져 「**엉덩관절의 굽힘**」이 일어납니다.

엉덩관절의 굽힘

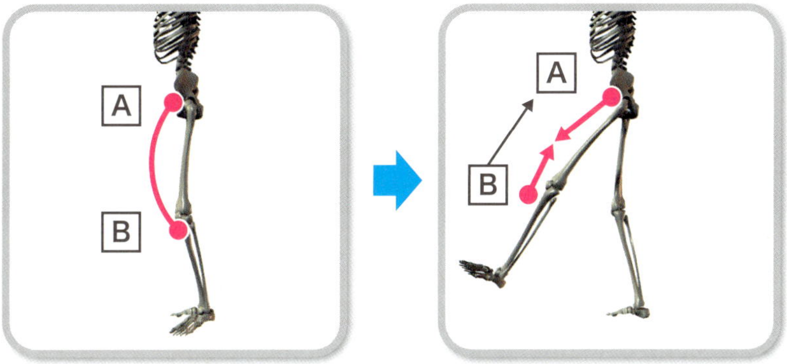

무릎관절의 폄 상태로 정강뼈가 볼기뼈(골반)에 가까워짐
→ 무릎관절의 폄 상태에서 「엉덩관절의 굽힘」이 일어남

다음과 같은 형태도 생각해 보자

B(닿는곳)의 위치는 그대로, 넙다리곧은근이 수축하면 A(이는곳)가 B(닿는곳)에 가까워집니다. 「**엉덩관절 굽힘**」이지만 「**골반의 앞경사**」라고 말할 수도 있습니다. 특히, 무릎관절이 굽힘되면 골반은 앞으로 기울어지는 것처럼 당겨지게 됩니다.

엉덩관절의 굽힘(골반의 앞경사)

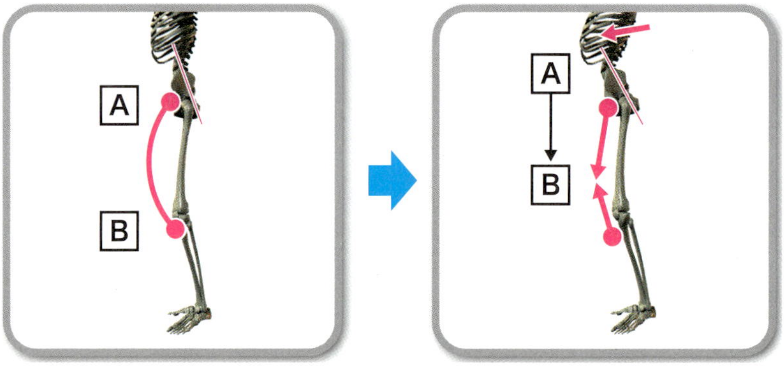

볼기뼈(골반)가 정강뼈에 가까워짐
→엉덩관절의 굽힘이지만「골반의 앞경사」라고 말할 수도 있다.

기타 작용

그 외에도「**무릎관절의 폄**」작용이 있습니다. 넙다리네갈래근은 운동 부족이나 노화 등으로 쇠퇴하기 쉬운 근육으로 알려져 있습니다.

무릎관절의 폄(신전)

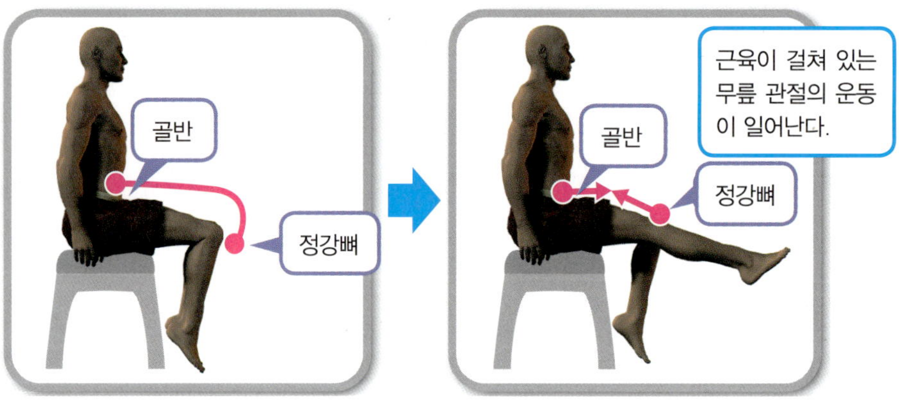

무릎관절이 굽힘되면 넙다리곧은근의 이는곳과 닿는곳이 멀어진다(넙다리곧은근은 늘어난다).

넙다리곧은근이 수축하면 이는곳과 닿는곳이 가까워져 무릎관절 폄(신전)이 일어난다.

정리

	이는곳	닿는곳	주요 작용	지배신경
넙다리곧은근	아래앞엉덩뼈가시, 볼기뼈절구	정강뼈거친면, 무릎뼈 바닥·양쪽 모서리	엉덩관절의 굽힘 무릎관절의 폄 골반의 앞경사	넙다리신경 L2~L4
가쪽넓은근	넙다리뼈 큰돌기, 넙다리뼈 가쪽면		무릎관절의 폄	넙다리신경 L3~L4
중간넓은근	넙다리뼈 앞쪽면·넙다리뼈 가쪽면			넙다리신경 L2~L4
안쪽넓은근	넙다리뼈 안쪽면			넙다리신경 L2~L3

※ 넙다리네갈래근 = 넙다리곧은근, 가쪽넓은근, 중간넓은근, 안쪽넓은근

트레이닝

넙다리네갈래근이 많이 작용하는 「움직임」의 예

● 엉덩관절 굽힘, 무릎관절 폄

레그 익스텐션

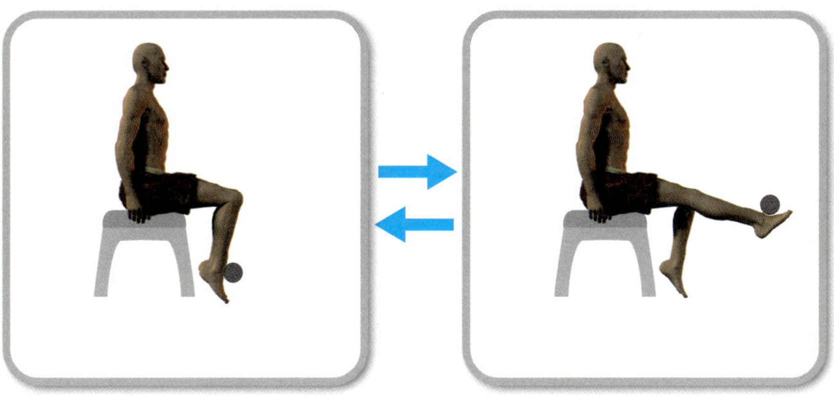

엉덩관절 굽힘운동(+ 무릎 폄자세)

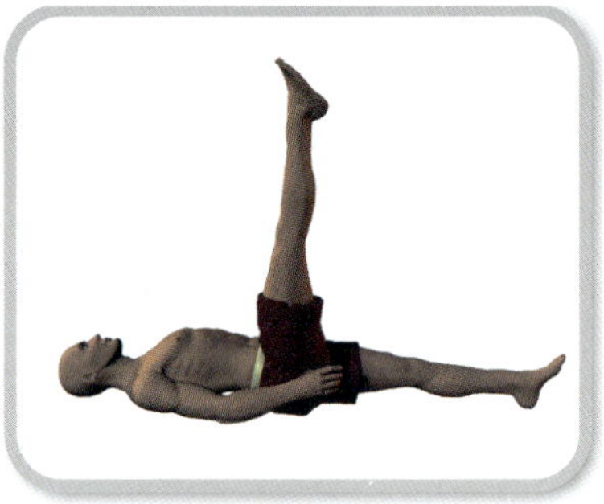

스쿼트

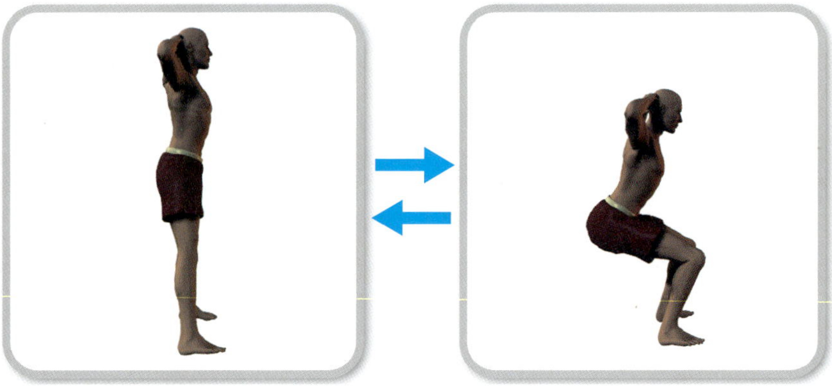

엉덩관절 굽힘 자세에서 무릎관절이 충분히 폄(신전)하지 못하는 사람은 넙다리네갈래근이 잘 기능하지 못하는 근력 저하가 있을 수도 있습니다.

엉덩관절 굽힘 자세에서 무릎관절 폄에 능숙하게 부하를 가하면, 그 사람의 넙다리네갈래근의 기능 저하, 근력 저하를 체크할 수 있습니다.

넙다리네갈래근의 「이는곳」과 「닿는곳」의 거리가 짧아지는(수축하는) 움직임에 자기 체중이나 웨이트, 튜브 등으로 부하를 가하면 넙다리네갈래근의 「근력 트레이닝」이 됩니다.

Chapter 2 넙다리빗근의 이는곳·닿는곳과 작용

넙다리빗근(봉공근)은 햄스트링과 길항 관계는 아니지만 넙다리곧은근과 같은 엉덩관절 앞쪽에 있는 근육이므로 이는곳, 닿는곳, 작용에 대하여 확인해 보겠습니다.

이는곳과 닿는곳의 확인

넙다리빗근은 어느 뼈에서 어느 뼈로 부착해 있는지 확인해 보겠습니다.

이는곳 : 위앞엉덩뼈가시(골반)
닿는곳 : 거위발(정강뼈의 위안쪽면)

거위발(pes anserinus)이란, 정강뼈의 위안쪽면에 있는 넙다리빗근·두덩정강근·반힘줄모양근(반막모양근을 포함한다는 문헌도 있음)의 부착부입니다. 힘줄이 닿는 부분이 방사형으로 되어 있어 거위발처럼 보이기 때문에 거위발이라고 부릅니다.

◆ 넙다리빗근의 이는곳과 닿는곳

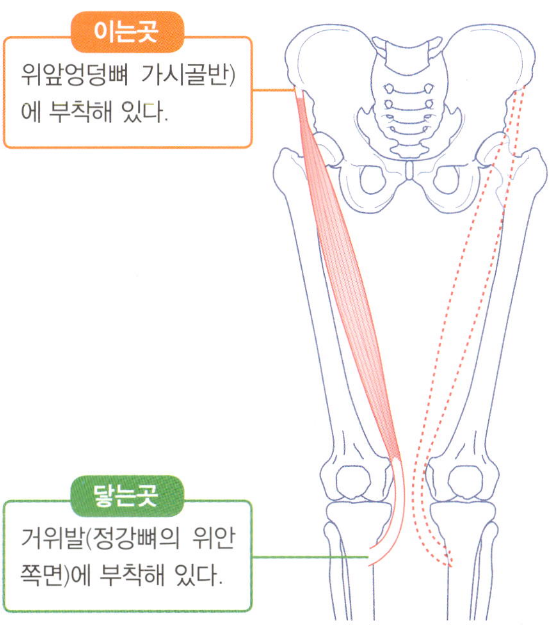

4

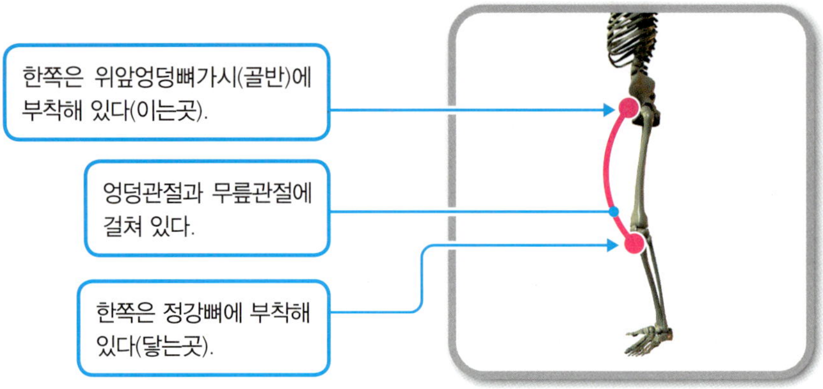

작용의 확인

「이는곳」을 A, 「닿는곳」을 B라 하고, 넙다리빗근의 작용을 확인해 보겠습니다.

넙다리빗근이 수축하면 A(이는곳)와 B(닿는곳)의 거리가 짧아집니다.

넙다리빗근이 부착해 있는 볼기뼈(골반)와 정강뼈가 가까워진다는 것입니다.

넙다리빗근은 무릎관절의 안쪽에서 정강뼈의 위안쪽면에 부착해 있기 때문에 수축하면 무릎관절이 굽힘됩니다.

다만 넙다리빗근은 선 자세에서 무릎을 구부리면 「이는곳」과 「닿는곳」이 가까워지고, 느슨해져(휘어지는) 골반에는 별로 영향을 미치지 않습니다.

이것이 넙다리곧은근과의 차이입니다. 넙다리곧은근은 선 자세에서 무릎을 구부렸을 때 골반을 앞으로 기울이도록(당기도록) 골반에 텐션을 가합니다.

넙다리빗근의 작용

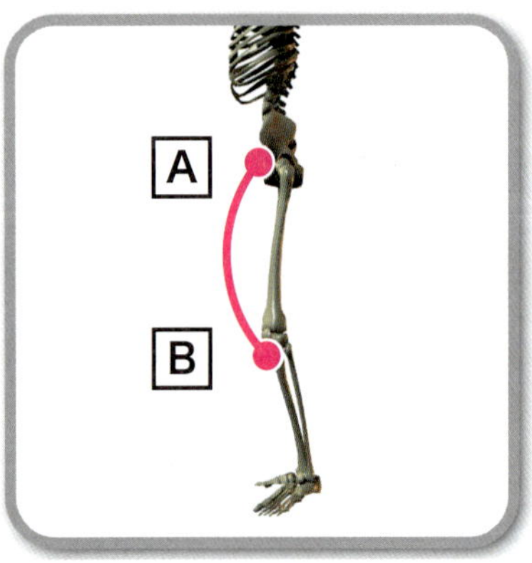

- 넙다리곧은근의 작용……무릎관절의 폄, 엉덩관절의 굽힘
- 넙다리빗근의 작용……무릎관절의 굽힘, 엉덩관절의 굽힘

◉ 다음과 같은 형태도 생각해 보자

A(이는곳)의 위치는 그대로이며, 넙다리빗근이 수축하면 B(닿는곳)가 A(이는곳)에 가까워집니다. 무릎관절이 굽혀되면서 종아리도 안쪽돌림하며 「**엉덩관절의 굽힘·벌림·가쪽돌림**」이 발생합니다. 이것은 「양반다리」 자세로 기억해 두도록 합니다.

엉덩관절의 굽힘·벌림·가쪽돌림

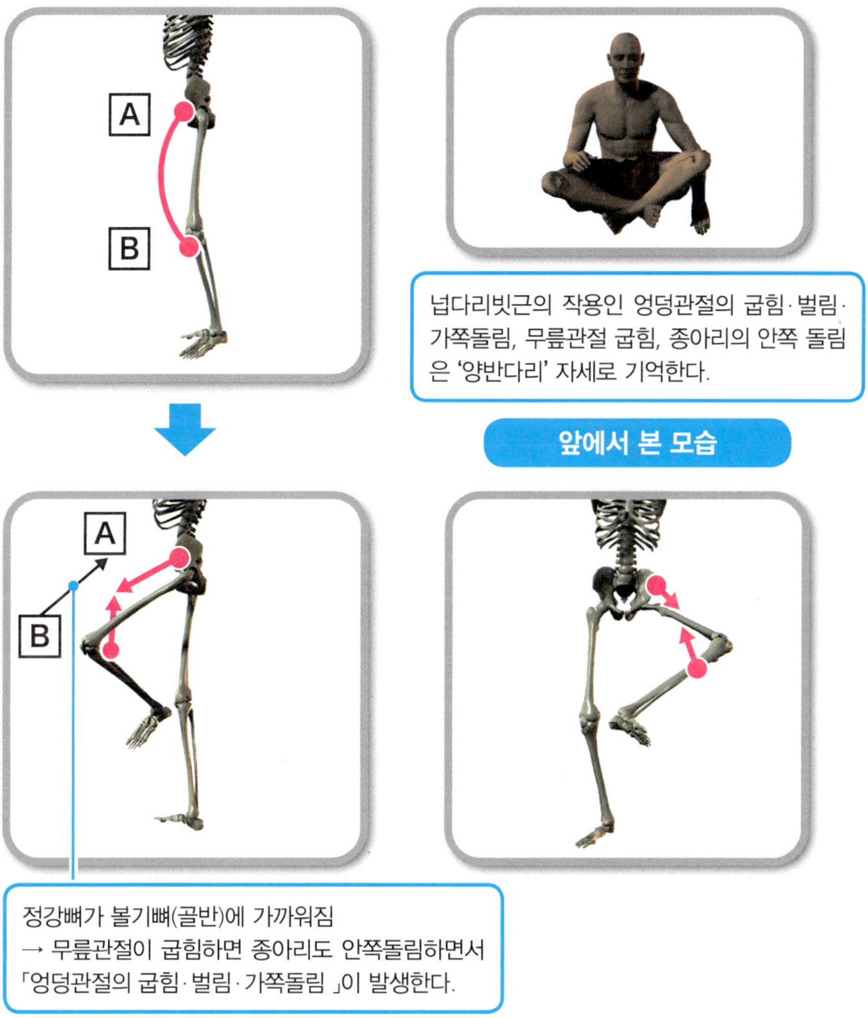

※ 넙다리빗근은 엉덩관절을 굽힘시키는 근육이므로 「골반의 앞경사」 작용도 생각할 수 있습니다.

※ 넙다리곧은근과 넙다리빗근은 모두 엉덩관절과 무릎관절에 걸쳐 있는 이관절 근육입니다. 넙다리곧은근은 무릎을 굽힘시키면 골반을 앞경사시키는 것 같은 장력이 발생하지만, 넙다리빗근은 무릎을 굽힘시키면 느슨해지기 때문에 골반을 앞경사시키는 장력이 없는 것이 큰 차이점입니다.

정리

	이는곳	닿는곳	주요 작용	지배신경
넙다리빗근	위앞엉덩뼈가시	거위발 (정강뼈의 위안쪽면)	엉덩관절의 굽힘, 벌림, 가쪽돌림 무릎관절의 굽힘, 종아리의 안쪽돌림, 골반의 앞경사	넙다리신경 L2~L3

Column 봉공근(넙다리빗근)이라는 이름의 유래

「봉공근(넙다리빗근, sartorius)」이라는 이름이 이상하지 않나요? 왜 이 근육은 「봉공근」이라고 할까요?

옛날, 봉공(sartor, 재봉사)은 양반다리(책상다리)를 하고 다리를 꼬는 자세로 작업을 했습니다. 「봉공근」이라는 근육 이름은 엉덩관절을 굽힘, 벌림, 가쪽돌림하고 무릎관절을 굽힘하는 봉공 자세(양반다리)에 이 근육이 작용한다고 생각하여 붙여진 것으로 알려져 있습니다.

Chapter 3

넙다리두갈래근·반힘줄모양근·반막모양근(햄스트링)의 이는곳·닿는곳과 작용

넙다리뒤근육(넙다리두갈래근·반힘줄모양근·반막모양근)을 총칭해서 「햄스트링」이라고 부릅니다.

이는곳과 닿는곳의 확인

햄스트링을 구성하는 각각의 근육의 이는곳과 닿는곳을 확인해 보겠습니다.

넙다리두갈래근(대퇴이두근, biceps femoris muscle)

이는곳 : (긴갈래) 궁둥뼈결절, (짧은갈래) 넙다리뼈 거친선

닿는곳 : 종아리뼈머리(비골두), 정강뼈가쪽관절융기(경골외측과)

넙다리두갈래근의 이는곳과 닿는곳

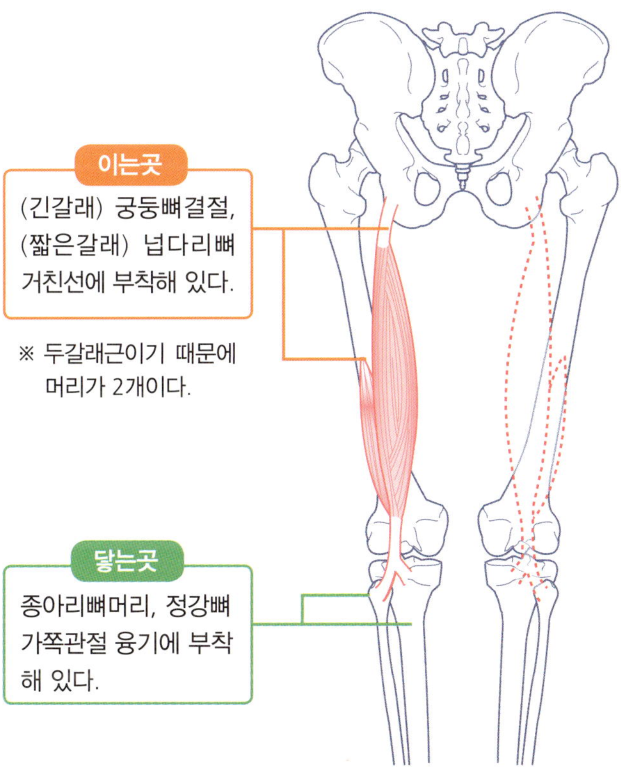

(뒤쪽에서 본 모습)

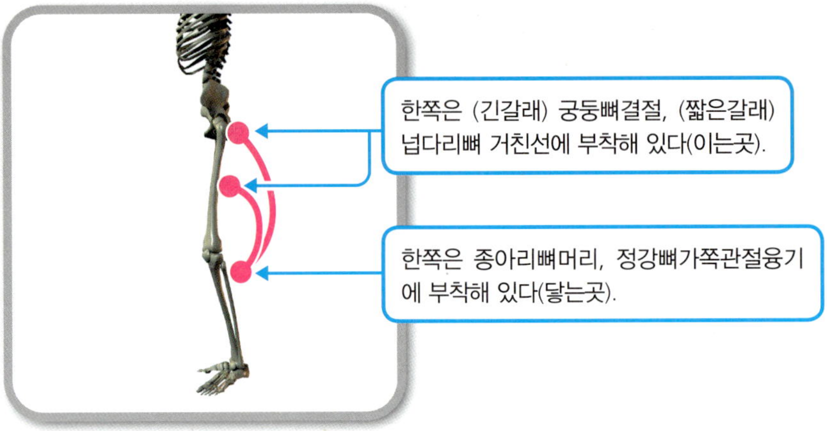

◉ 반힘줄모양근(반건양근, semitendinosus muscle)

이는곳 : 궁둥뼈결절

닿는곳 : 거위발(정강뼈의 위안쪽면)

반힘줄모양근의 이는곳과 닿는곳

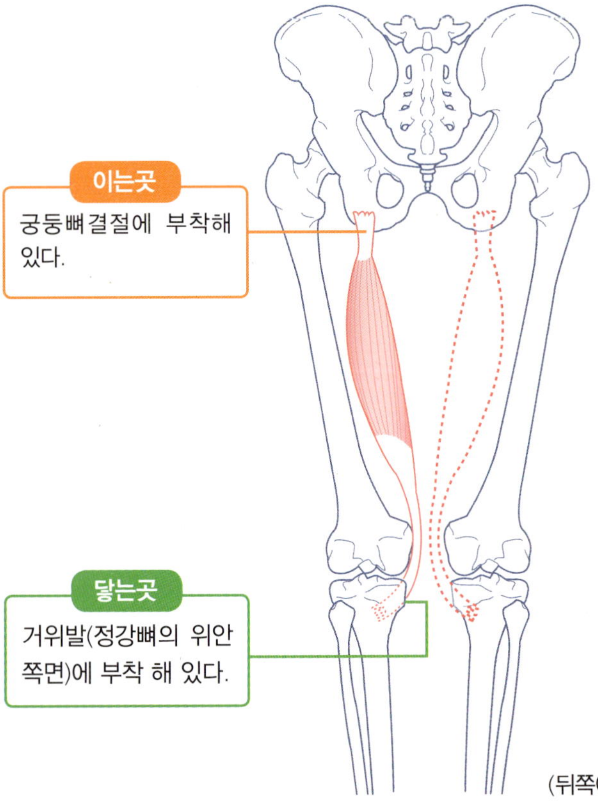

(뒤쪽에서 본 모습)

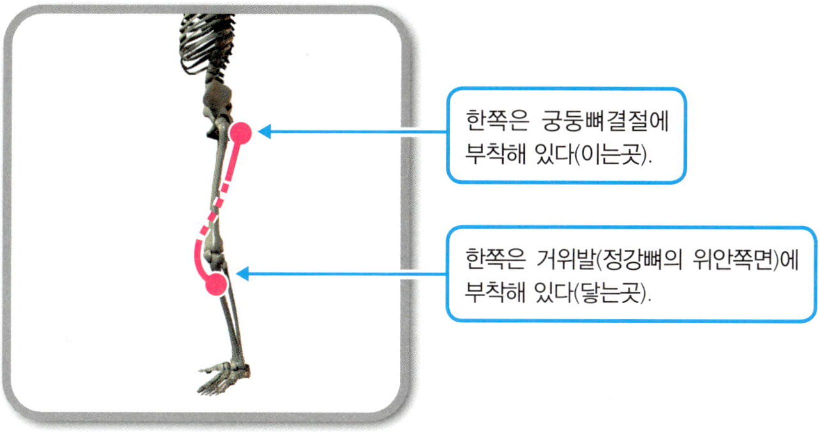

◉ 반막모양근(반막양근, semimembranosus muscle)

이는곳 : 궁둥뼈결절

닿는곳 : 거위발(정강뼈의 위안쪽면), 정강뼈가쪽관절융기, 경사무릎인대(사슬와인대)

반막모양근의 이는곳과 닿는곳

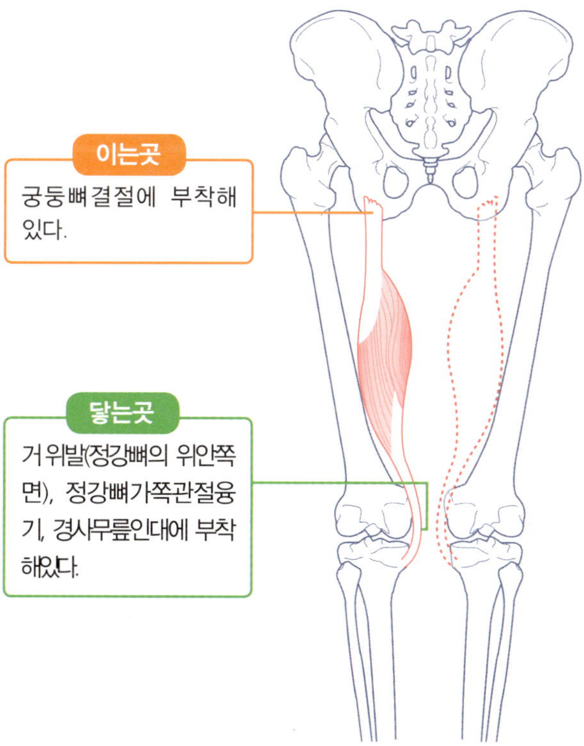

(뒤쪽에서 본 모습)

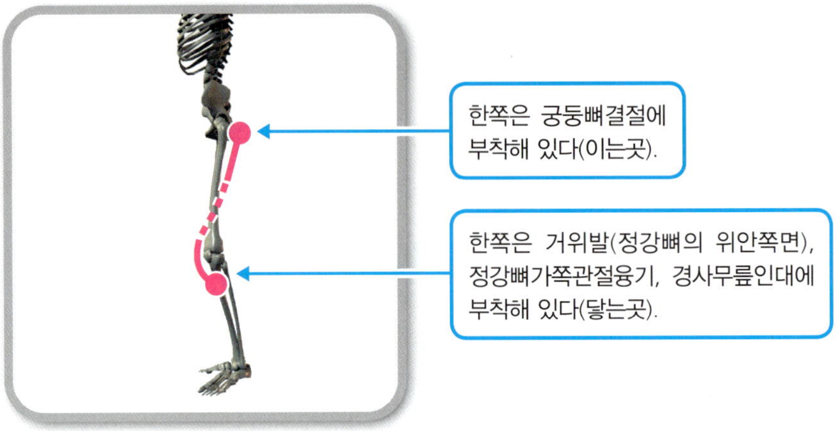

넙다리 부위 뒷면의 가쪽 근육이 넙다리두갈래근, 넙다리 부위 뒷면의 안쪽 근육이 반힘줄모양근, 반막모양근입니다.

◆ 넙다리두갈래근, 반힘줄모양근, 반막모양근의 위치

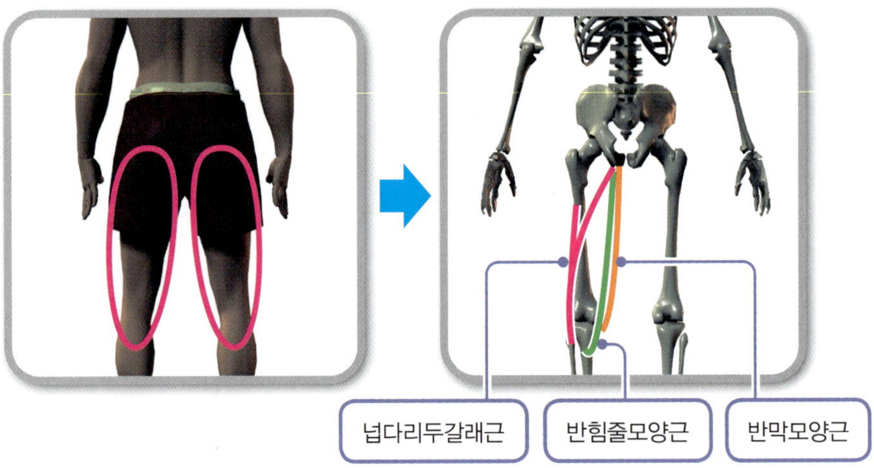

작용의 확인

설명하기 쉽도록 「이는곳」을 A, 「닿는곳」을 B로 하고, 햄스트링의 작용을 확인해 보겠습니다. 넙다리두갈래근, 반힘줄모양근, 반막모양근의 공통된 부분부터 살펴 보도록 합니다.

햄스트링이 수축하면 A「이는곳」와 B「닿는곳」의 거리가 짧아집니다. B「닿는곳」가 A「이는곳」에 가까워지면 즉, 종아리뼈가 궁둥뼈(골반)에 가까워지는 「**엉덩관절 폄**」의 작용입니다.

또한, 종아리뼈가 궁둥뼈(골반)에 가까워지는 「**무릎관절 굽힘**」이 있습니다.

엉덩관절의 폄과 무릎관절의 굽힘

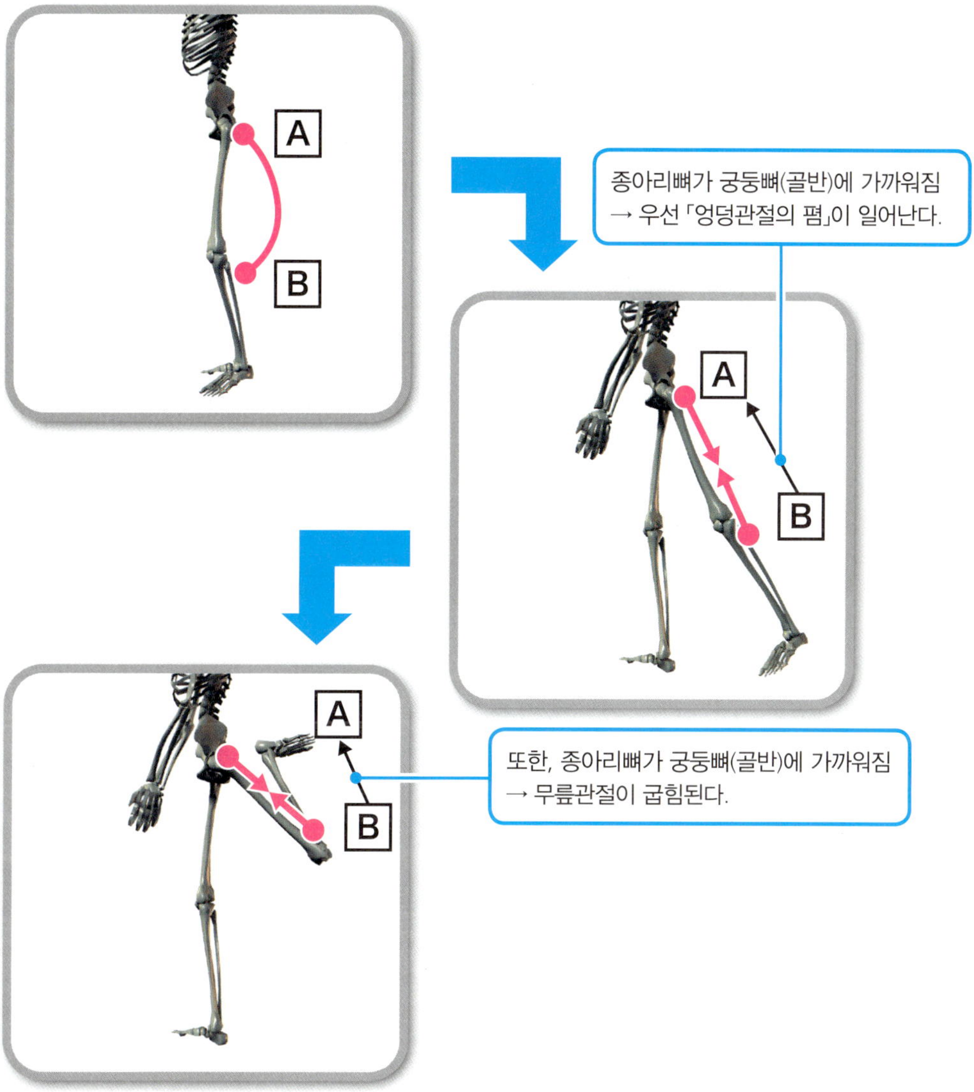

다음과 같은 형태도 생각해 보자

B(닿는곳)의 위치는 그대로이며, 햄스트링이 수축하면 A(이는곳)가 B(닿는곳)에 가까워집니다. 즉, 궁둥뼈(골반)가 종아리뼈에 가까워지게 됩니다.

그러면,「**엉덩관절의 폄**」이 일어나지만, 이는「**골반의 뒤경사**」라고 할 수도 있습니다.

◆ 엉덩관절의 폄(골반의 뒤경사)

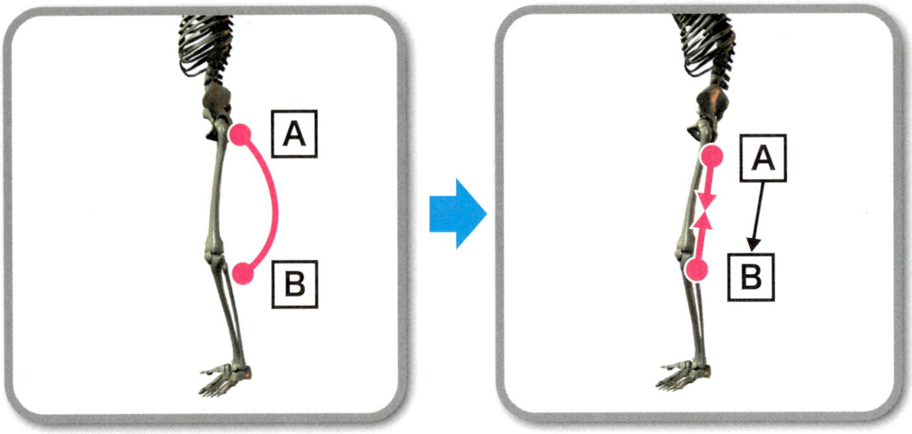

◉ 넙다리두갈래근의 기타 작용

「종아리의 가쪽돌림」 작용이 있습니다.

또한, 넙다리두갈래근은 엉덩관절 가쪽돌림의 보조근으로도 작용합니다.

◉ 반힘줄모양근, 반막모양근의 기타 작용

「종아리의 안쪽돌림」 작용이 있습니다.

또한, 반힘줄모양근, 반막모양근은 엉덩관절과 안쪽돌림의 보조근으로도 작용합니다.

◆ 종아리(하퇴)의 가쪽돌림(왼쪽), 안쪽돌림(오른쪽)

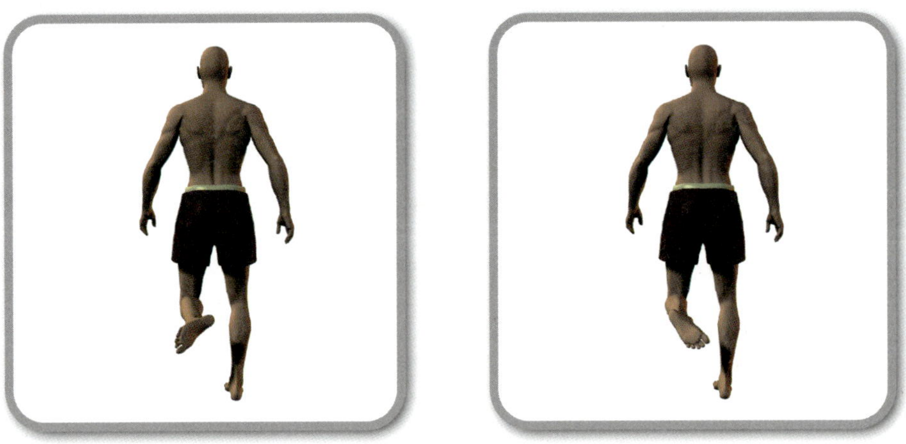

정리

	이는곳	닿는곳	주요작용	지배신경
넙다리두갈래근	(긴갈래) 궁둥뼈결절, (짧은갈래) 넙다리뼈 거친선	종아리뼈머리, 정강뼈가쪽관절융기	엉덩관절의 폄, 가쪽돌림 무릎관절의 굽힘 종아리의 가쪽돌림 골반의 앞경사	(긴갈래)정강신경 L5~S2 (짧은갈래)정강신경 L5~S1
반힘줄모양근	궁둥뼈결절	거위발 (정강뼈의 위안쪽면)	엉덩관절의 폄, 안쪽돌림 무릎관절의 굽힘 종아리의 안쪽돌림 골반의 뒤경사	궁둥(정강)신경 (L4), L5, S1, (S2)
반막모양근	궁둥뼈결절	거위발 (정강뼈의 위안쪽면), 정강뼈안쪽관절융기, 경사무릎인대	엉덩관절의 폄, 안쪽돌림 무릎관절의 굽힘 종아리의 안쪽돌림 골반의 뒤경사	궁둥(정강)신경 L4~S1

※ 햄스트링 = 넙다리두갈래근, 반힘줄모양근, 반막모양근

4

트레이닝

햄스트링이 많이 작용하는 「움직임」의 예

● 엉덩관절의 폄, 무릎관절의 굽힘

종아리(햄스트링의 「닿는곳」)가 골반(햄스트링의 「이는곳」)에 가까워지는 움직임(예)

누운 자세/힙 리프트

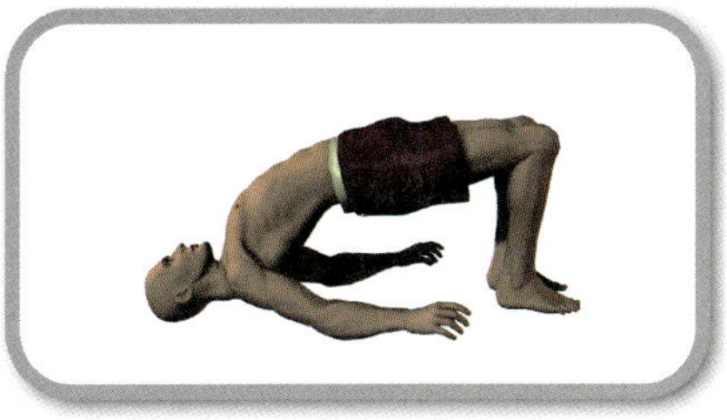

※ 무릎관절의 굽힘 각도가 크면(발꿈치의 위치가 엉덩이에 가까워짐), 볼기근을 사용하는 비율은 높아지고 햄스트링을 사용하는 비율은 낮아집니다.

※ 무릎관절의 굽힘 각도가 작으면(발꿈치의 위치가 엉덩이에서 멀어짐), 햄스트링을 사용하는 비율이 높아집니다.

엎드린 자세/
무릎관절의 굽힘운동

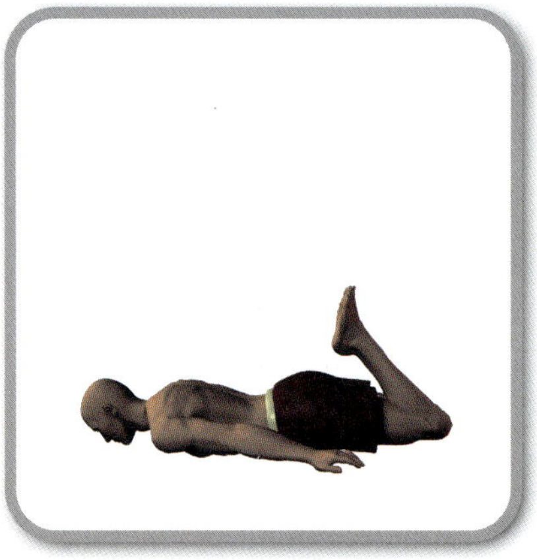

선 자세/(엉덩관절 폄)
+무릎관절의 굽힘운동

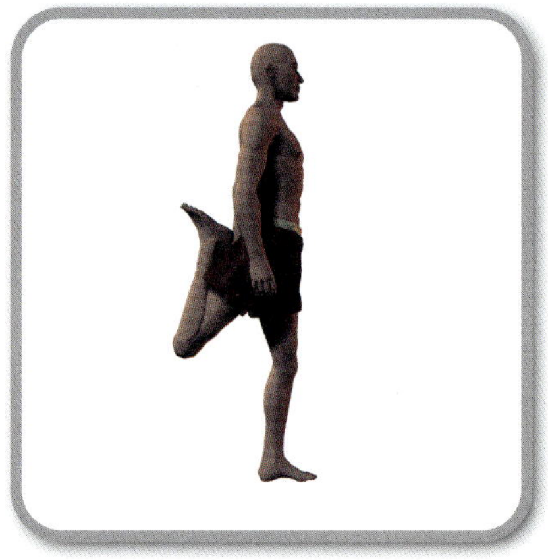

기구를 이용한 무릎관절의 굽힘운동

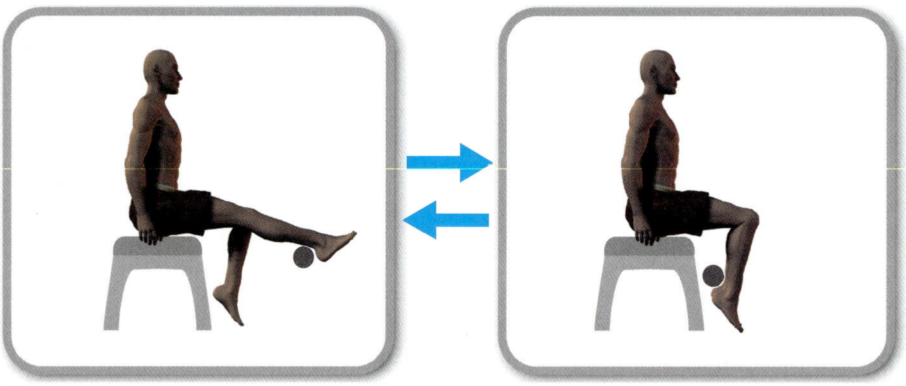

무릎관절의 폄자세에서 엉덩관절의 폄이나 무릎관절의 굽힘을 충분히 할 수 없는 사람은 햄스트링이 잘 기능하지 않는 근력 저하가 있을지도 모릅니다. 무릎관절의 폄자세에서 엉덩관절의 폄이나 무릎관절의 굽힘에 능숙하게 부하를 가하면 그 사람의 햄스트링의 기능 저하, 근력 저하를 체크할 수 있습니다.

이러한 햄스트링의 「이는곳」과 「닿는곳」의 거리가 짧아지는(수축하는) 움직임에 자기 체중, 웨이트, 튜브 등으로 부하를 가하면 햄스트링의 「근력 트레이닝」이 됩니다.

Chapter

4 엉덩관절, 무릎관절의 굽힘-폄 움직임으로 보는 「넙다리곧은근과 햄스트링의 근육 컨디션」

여기에서는 「넙다리곧은근과 햄스트링의 근육 컨디션」과 「엉덩관절, 무릎관절·굽힘-폄의 움직임」에 대해 생각해 보겠습니다.

엉덩관절 굽힘·무릎관절의 폄운동과 넙다리곧은근·햄스트링의 관계

넙다리곧은근(넙다리네갈래근)과 햄스트링은 엉덩관절이나 무릎관절의 운동에서 반대로 작용하는 길항 관계입니다.

엉덩관절 굽힘·무릎관절의 폄운동에서는 넙다리곧은근(넙다리네갈래근)이 수축됨과 동시에 햄스트링이 이완됩니다.

즉, 넙다리곧은근(넙다리네갈래근)의 「이는곳」과 「닿는곳」의 거리가 짧아지면, 햄스트링의 「이는곳」과 「닿는곳」의 거리가 길어집니다.

4

엉덩관절 굽힘·무릎관절의 폄(신전) 움직임이 충분하지 못한 경우

엉덩관절 굽힘·무릎관절 폄의 움직임을 충분히 하기 위해서는 「넙다리곧은근이 충분히 수축(짧아짐)=넙다리곧은근의 근력」과 「햄스트링의 충분한 이완(길어짐)=햄스트링의 유연성」이 필요합니다.

따라서 엉덩관절 굽힘·무릎관절 폄의 움직임이 충분하게 되지 않는 사람에 대해서는 아래의 두 가지를 생각해 보아야 합니다(두 가지 모두 해당될 수도 있습니다).

❶ 넙다리곧은근의 근력 저하가 있을 수도 있습니다.
❷ 햄스트링의 유연성 저하가 있을 수도 있습니다.

◆ 엉덩관절 굽힘·무릎관절 폄(신전)

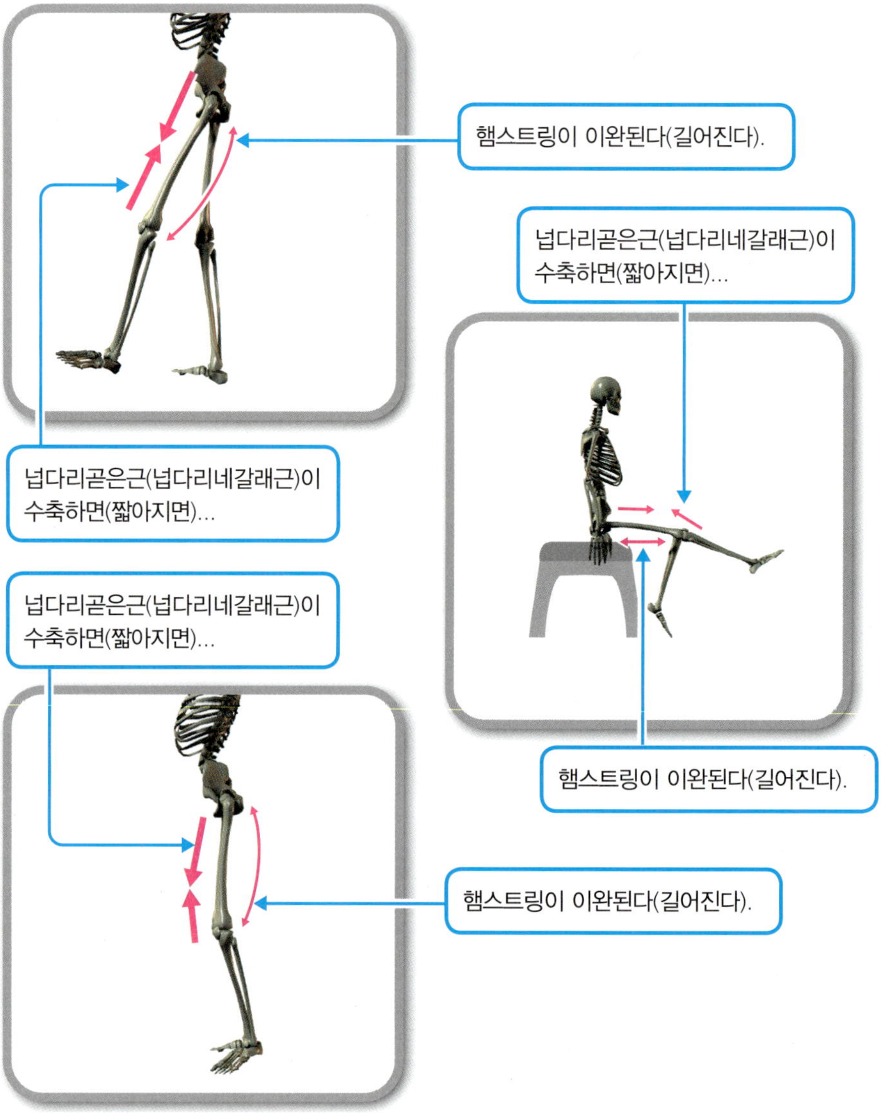

엉덩관절 폄·무릎관절 굽힘의 운동과 넙다리곧은근·햄스트링의 관계

엉덩관절 폄·무릎관절 굽힘의 운동에서는 햄스트링이 수축하는 동시에 넙다리곧은근(넙다리네갈래근)이 이완합니다(「이는곳」과 「닿는곳」의 거리가 길어집니다).

다시 말하면, 햄스트링의 「이는곳」과 「닿는곳」의 거리가 짧아지면, 넙다리곧은근의 「이는곳」과 「닿는곳」의 거리가 길어집니다.

엉덩관절 폄·무릎관절 굽힘의 움직임이 충분하지 못한 경우

엉덩관절 폄·무릎관절 굽힘의 움직임을 충분히 실시하기 위해서는 「햄스트링이 충분히 수축(짧아짐)=햄스트링의 근력」과 「넙다리곧은근이 충분히 이완(길어짐)=넙다리곧은근의 유연성」이 필요합니다.

따라서 엉덩관절 폄·무릎관절 굽힘의 움직임이 충분하게 되지 않는 사람에 대해서는 아래의 두 가지를 생각해 보아야 합니다(두 가지 모두 해당될 수도 있습니다).

❶ 햄스트링의 근력 저하가 있을 수도 있습니다.
❷ 넙다리곧은근의 유연성 저하가 있을 수도 있습니다.

◆ 엉덩관절 폄·무릎관절 굽힘

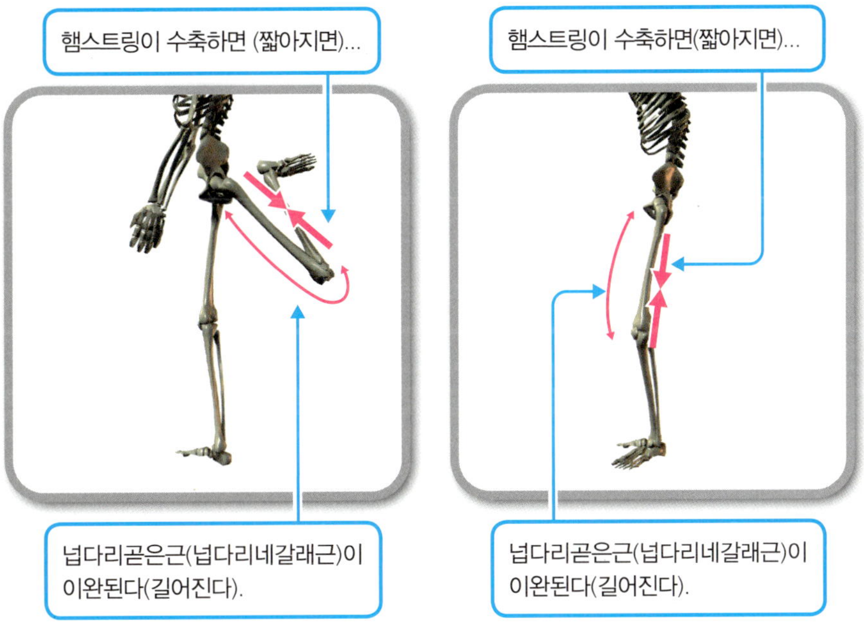

정리

- **엉덩관절 굽힘·무릎관절 폄에서는**
  → 넙다리곧은근(넙다리네갈래근) : 수축(「이는곳」과 「닿는곳」의 거리가 짧아짐), 햄스트링 : 이완(「이는곳」과 「닿는곳」의 거리가 길어짐).

- **엉덩관절 굽힘·무릎관절 폄의 움직임이 충분하지 않음**
  → 넙다리곧은근(넙다리네갈래근)의 근력 저하, 또는 햄스트링의 유연성 저하 가능성이 있다(양쪽 모두 해당되는 경우도 있다).

- **엉덩관절 폄·무릎관절 굽힘에서는**
  → 햄스트링 : 수축(「이는곳」과 「닿는곳」의 거리가 짧아짐), 넙다리곧은근(넙다리네갈래근) : 이완(「이는곳」과 「닿는곳」의 거리가 길어짐).

- **엉덩관절 폄·무릎관절 굽힘의 움직임이 충분하지 않음**
  → 햄스트링의 근력 저하, 또는 넙다리곧은근(넙다리네갈래근)의 유연성 저하 가능성이 있다(양쪽 모두 해당되는 경우도 있다).

4

Chapter 5

선 자세(골반의 앞경사 상태)로 보는 「넙다리곧은근과 햄스트링의 근육 컨디션」

여기에서는 선 자세(골반의 앞경사 상태)로 보는 「넙다리곧은근과 햄스트링의 근육 컨디션」에 대해 생각해 보겠습니다.

골반 앞경사가 작은(골반 뒤경사) 타입·허리를 둥글게 구부린 자세

예를 들어 골반 앞경사가 작고(골반 뒤경사), 허리를 둥글게 구부린 자세의 경우 다음과 같이 말할 수 있습니다.

❶ 표준적인 선 자세에 비해 햄스트링의 「이는곳」과 「닿는곳」의 거리가 짧다.
→ 햄스트링이 원래보다 짧아지고, 수축하며, 단단하게 굳어지고 있다.

❷ 표준적인 선 자세에 비해 넙다리곧은근의 「이는곳」과 「닿는곳」의 거리가 길다.
→ 넙다리곧은근이 원래보다 길어지고, 늘어나며, 이완되고(약해지고) 있다.

골반 앞경사가 큰 타입·허리를 뒤로 젖힌 자세

한편, 「골반 앞경사가 큰 타입·허리를 뒤로 젖힌 자세」인 사람을 생각해 보겠습니다.

❶ 표준적인 선 자세에 비해 넙다리곧은근의 「이는곳」과 「닿는곳」의 거리가 짧다.
→ 넙다리곧은근이 원래보다 짧아지고, 수축하며, 단단하게 굳어지고 있다.

❷ 표준적인 선 자세에 비해 햄스트링의 「이는곳」과 「닿는곳」의 거리가 길다.
→ 햄스트링이 원래보다 길어지고, 늘어나며, 이완되고(약해지고) 있다.

◆ 선 자세(골반의 앞경사)로 보는 「넙다리곧은근과 햄스트링의 근육 컨디션」

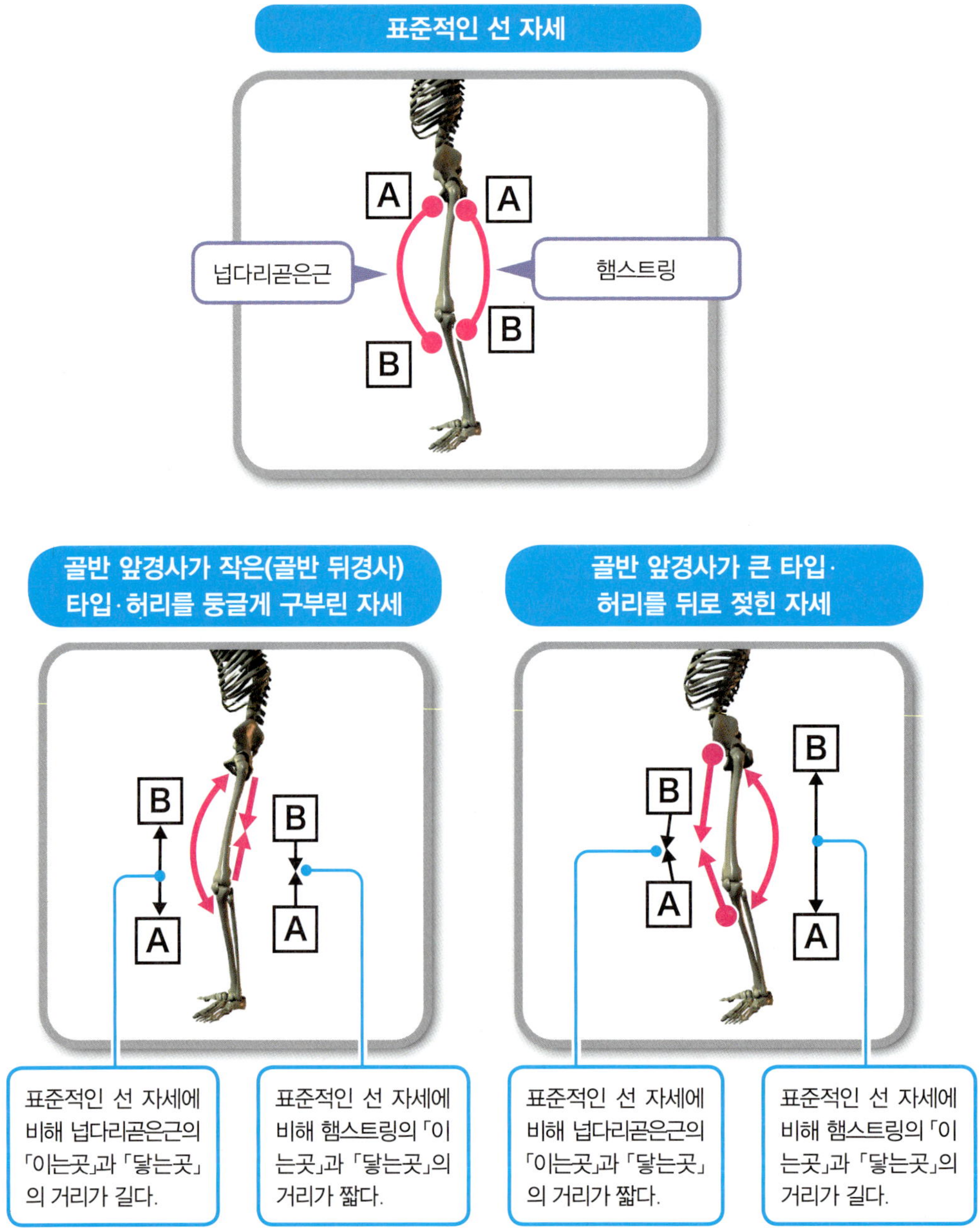

운동 지도에 활용하는 '학습방법'의 팁

선 자세와 넙다리곧은근·햄스트링

「골반 앞경사가 작은(골반 뒤경사) 타입·허리를 둥글게 구부린 자세」에서 예를 들면, 허리통증을 겪는 사람에게 지금까지 각 장에서 배운 지식을 종합하면 다음과 같은 예측이 됩니다.

❶ 골반의 앞경사가 너무 작아서 허리에 부담이 갈 수도 있다.
❷ 근긴장(유연성의 저하)이 있을지도 모르는 근육은 ① 배곧은근, ② 큰볼기근, ③ 햄스트링
❸ 근력 저하가 있을지도 모르는 근육은 ① 척주세움근, ② 엉덩허리근, ③ 넙다리곧은근

한편, 「골반 앞경사가 큰 타입·허리를 뒤로 젖힌 자세」인 사람의 경우는 다음과 같은 예측이 됩니다.

❶ 골반의 앞경사가 너무 커서 허리에 부담이 갈 수도 있다.
❷ 근긴장(유연성 저하)이 있을지도 모르는 근육은 ① 척주세움근, ② 엉덩허리근, ③ 넙다리곧은근
❸ 근력 저하가 있을지도 모르는 근육은 ① 배곧은근, ② 큰볼기근, ③ 햄스트링

실제로 체크해 보고 그렇다면 유연성 저하에 대해서는 유연성을 높이는 운동을, 근력 저하에 대해서는 근력 트레이닝을 하면 골반의 앞뒤 당김 상태(기초 장력)를 바꿀 수 있습니다. 그러면 골반의 앞경사 상태가 개선되기 쉬워지고, 허리의 부담이 줄어 결과적으로 허리통증이 개선될지도 모릅니다.

4

Chapter 6

넙다리곧은근, 넙다리빗근, 햄스트링의 유연성을 보는 방법

넙다리곧은근, 넙다리빗근, 햄스트링 주위의 유연성 저하를 판단하는 하나의 기준으로 활용해 주기 바랍니다.

넙다리네갈래근의 유연성을 보는 방법(예)

방법

① 엎드린 자세에서 골반의 기울기 상태를 확인합니다. 엉덩관절 굽힘근의 유연성이 저하된 사람은 골반의 앞경사가 이미 클지도 모릅니다.

② 천천히 본인의 양쪽 무릎을 굽히고 발꿈치를 엉덩이 쪽으로 가까이 가져갑니다. 조금 저항감을 느끼는 곳에서 멈추도록 합니다. 종아리와 바닥의 각도를 확인합니다(발꿈치와 엉덩이 부위의 거리도 확인합니다). 기본적인 넙다리네갈래근의 유연성을 판단하는 기준이 되며, 무릎관절 굽힘하는 움직임이므로 넙다리네갈래근 중에서도 특히 무릎관절만 걸쳐 있는 근육(안쪽넓은근, 중간넓은근, 가쪽넓은근)의 유연성이 반영되는 형태입니다.

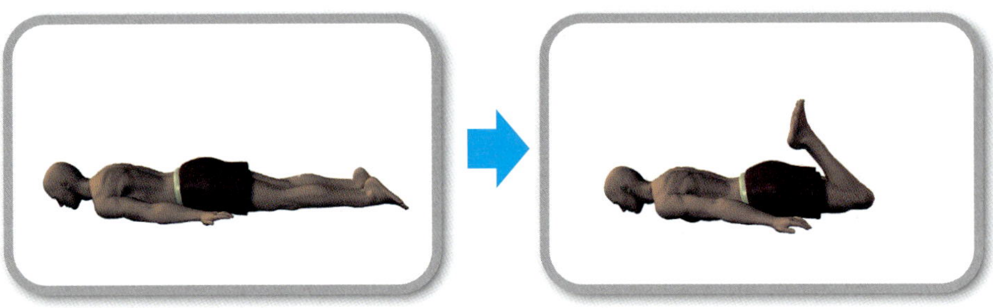

판단 기준

- **무릎 굽힘 각도가 140° 정도**

넙다리네갈래근의 이는곳(볼기뼈, 넙다리뼈)과 닿는곳(정강뼈)이 멀어지는 움직임이기 때문에 넙다리네갈래근의 유연성이 저하되어 있으면 무릎관절의 굽힘 각도가 작아집니다.

※ 넙다리네갈래근의 유연성이 외에 무릎관절의 컨디션도 관계가 있습니다.

넙다리곧은근의 유연성을 보는 방법(예)

「넙다리네갈래근의 유연성을 보는 방법(예)」보다 더 무릎을 굴곡시켜 발꿈치를 엉덩이 부위에 가깝게 위치시킵니다.

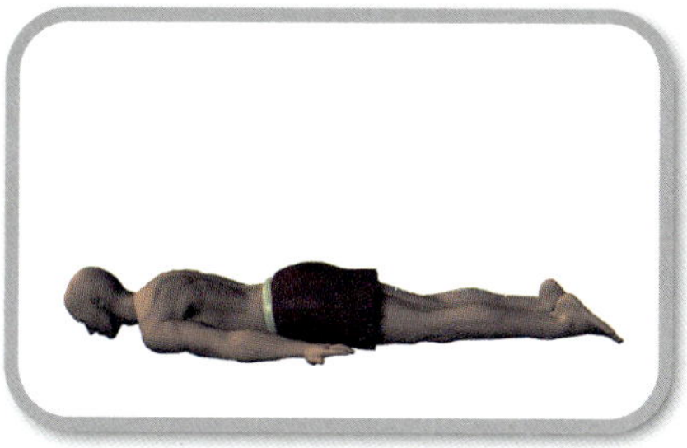

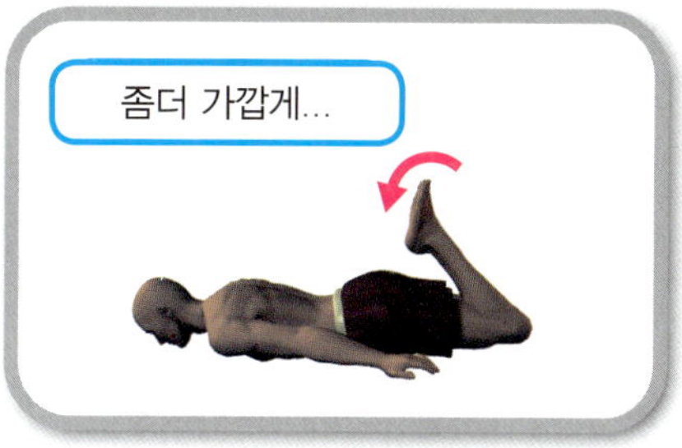

판단 기준

발꿈치를 엉덩이에 가까이 할 때, 골반이 앞경사되면 넙다리곧은근 주위의 유연성이 저하되어 있을지도 모릅니다.

넙다리곧은근은 골반(볼기뼈)과 정강뼈에 부착되어 있습니다. 무릎관절을 굽힘하면 닿는곳(정강뼈)이 이는곳(볼기뼈)에서 멀어집니다.

넙다리곧은근의 유연성이 부족한 사람이 무릎관절을 굽힘시키면 이는곳(볼기뼈)이 당겨져 골반이 앞경사가 됩니다.

한쪽 다리로만 이 동작을 수행하게 되면 골반이 앞경사되고 다른 반대편 엉덩이가 멀어지는 현상이 나타나는 경우도 있습니다.

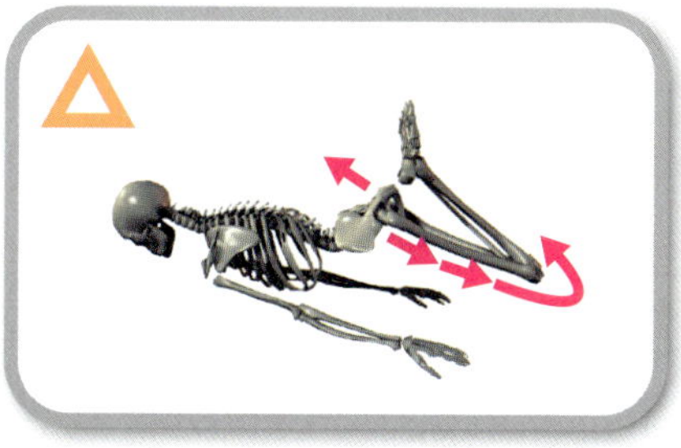

넙다리곧은근의 유연성이 부족하면 골반이 당겨져 기울기가 변화하고(앞경사), 엉덩이가 올라간다.

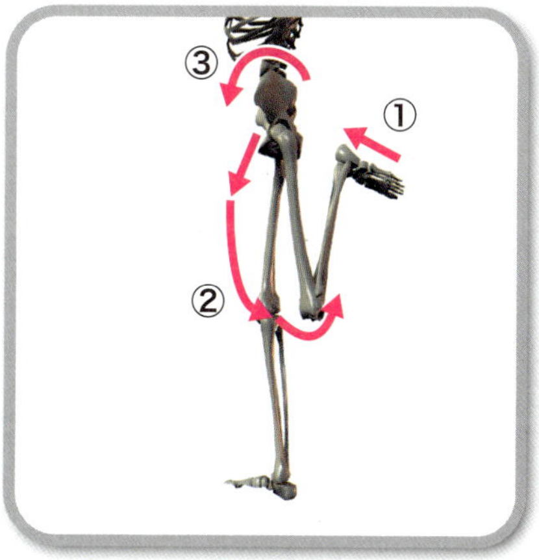

4

넙다리곧은근의 유연성이 저하된 사람의 특징

① 「골반 앞경사가 큰 타입·허리를 뒤로 젖힌 자세」일 수도 있습니다(P.74 ① 그림 참조).
② 「엉덩관절 폄」(골반 뒤경사)의 움직임이나 자세, 포즈를 잘 취할 수 없습니다. 특히, 「무릎관절 굽힘」을 동반하는 「엉덩관절 폄」의 움직임으로 「허리 부위의 폄」이 커져, 허리 부위에 과다폄 부하가 발생하기 쉬워집니다.
③ 유연성에 좌우 차이가 있는 경우에는 「골반 좌우의 기울기가 큰 타입」이거나 「골반 위치의 비틀림이 큰 타입」의 선 자세일지도 모릅니다(P.74 ③ 그림 참조).

넙다리빗근의 유연성을 보는 방법(예)

방법

① 엎드린 자세에서 골반의 기울기 상태를 확인합니다. 엉덩관절 굽힘근의 유연성이 저하된 사람은 골반의 앞경사가 이미 클지도 모릅니다.
② 파트너는 본인의 발목을 잡고 천천히 양쪽 무릎을 굽힙니다(70도~80도). 무릎을 붙인 채로 양쪽 엉덩관절이 안쪽돌림되도록 발을 가쪽으로 벌려 나갑니다. 저항이 느껴지는 곳에서 멈춥니다(한쪽 다리씩 체크해 봅니다. 이 경우 한쪽 손을 무릎 위 넙다리 부위에 대고 엉덩관절을 펴하면서 확인합니다. 넙다리빗근의 유연성을 보기 쉬워집니다).

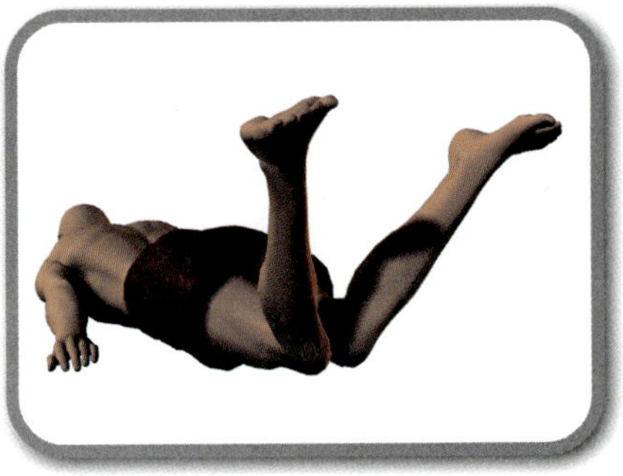

판단 기준

바닥과 수직 상태에서 종아리가 가쪽으로 40도 이상 벌어지지 않을 경우, 넙다리빗근 주위의 유연성 저하가 있을지도 모른다고 생각하는 기준이 됩니다.

넙다리빗근 작용의 정확히 반대와 같은 움직임과 자세이므로, 넙다리빗근의 유연성이 저하되면 종아리는 충분히 벌어지지 않습니다(엉덩관절이 안쪽돌림되지 않습니다).

또한, 무릎관절의 이완성(불안정성)이 큰 경우(무릎관절이 느슨해진 경우)는 종아리가 크게 벌어집니다. 그 밖에도 엉치엉덩관절과 엉덩관절의 컨디션, 기타 엉덩관절의 가쪽돌림근의 컨디션 등도 관계가 있습니다.

체크 결과의 내용으로는 근육의 유연성을 반영하고 있는 비율이 높은지, 관절의 컨디션을 반영하고 있는 비율이 높은지, 반반 정도인지 등을 파악하는 것이 중요합니다.

햄스트링의 유연성을 보는 방법(예)

방법

① 바로 누운 자세에서 무릎을 뻗은 채로 엉덩관절을 굽힘시킵니다(발바닥굽힘에서 실시합니다. 발등굽힘으로 실시할 경우 장딴지근의 유연성과도 관계가 있습니다).

② 반대쪽 넙다리뼈가 위로 올라가지 않는 범위(골반이 뒤경사되지 않는 범위), 엉덩관절이 굽힘된 쪽의 무릎이 구부러지지 않는 범위에서 저항이 느껴지는 곳까지 실시합니다.

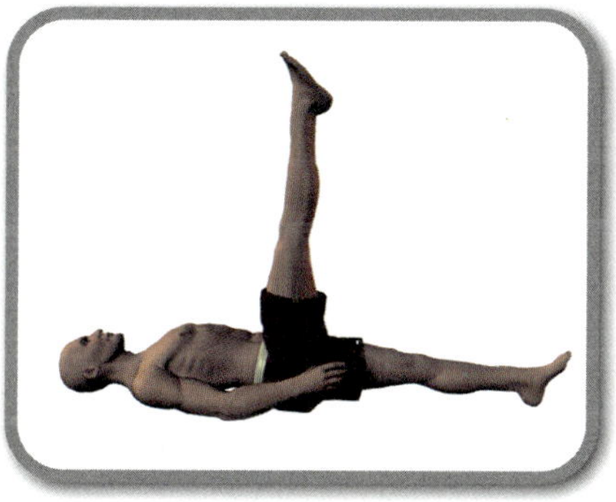

판단 기준

넙다리뼈와 바닥의 각도가 80도 정도를 기준으로 하고, 그 미만이라면 햄스트링에 유연성 저하가 있을지도 모른다고 생각합니다.

스포츠 선수의 경우는 넙다리뼈와 바닥의 각도가 90도 정도를 기준으로 생각합니다.

자동운동으로 시행하면 「햄스트링 유연성」과 넙다리곧은근 등, 엉덩관절 굽힘근의 근력이 필요합니다.

「햄스트링의 유연성」만을 평가하려면 파트너가 본인의 다리를 잡고 엉덩관절 굽힘의 가동범위를 보는 수동운동 가동범위에서 실시합니다.

이 검사법은 「SLR 검사법」(Straight Leg Raising Test)이라고 하며, 「추간판탈출증」의 진단 등에도 사용됩니다.

햄스트링의 유연성이 저하된 사람의 특징

① 「골반 앞경사가 작은 타입(골반 뒤경사 타입)의 자세」일지도 모릅니다(P.72 ①번 그림).

② 「엉덩관절 굽힘」(골반 앞경사)의 움직임이나 자세, 포즈를 잘 취할 수 없습니다. 특히, 「무릎관절 폄」을 수반하는 「엉덩관절 굽힘」 움직임으로 「허리 부위 굽힘」이 커져 허리 부위에 과굽힘(허리 말림)의 부담이 생기기 쉬워집니다.

③ 유연성에 좌우 차이가 있는 경우에는 「골반 좌우의 기울기가 큰 타입」이거나 「골반 위치의 비틀림이 큰 타입」의 선 자세일지도 모릅니다(P.74 ③번 그림).

4

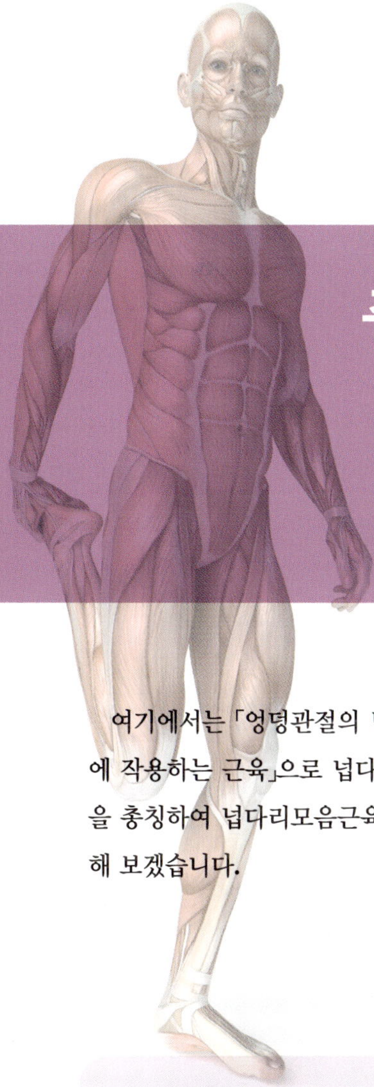

Part 5

중간볼기근, 넙다리근막긴장근, 넙다리모음근육

- 엉덩관절의 벌림·모음에 작용하는 근육 -

여기에서는 「엉덩관절의 벌림에 작용하는 근육」으로 중간볼기근, 넙다리근막긴장근, 「엉덩관절의 모음에 작용하는 근육」으로 넙다리모음근육을 다룹니다. 두덩근, 짧은모음근, 긴모음근, 큰모음근, 두덩정강근을 총칭하여 넙다리모음근육이라고 합니다. 이들 근육에서 「자세와 움직임」을 보기 위한 기초지식을 확인해 보겠습니다.

- 「엉덩관절의 벌림」에 작용하는 근육

주동근 중간볼기근, 넙다리근막긴장근(대퇴근막장근)

보조근 작은볼기근, 넙다리빗근, 넙다리곧은근, 큰볼기근

- 「엉덩관절의 모음」에 작용하는 근육

주동근 넙다리모음근육(두덩근, 짧은모음근, 긴모음근, 큰모음근, 두덩정강근)

Chapter 1

중간볼기근의 이는곳·닿는곳과 작용

볼기근육은 표층에서 「큰볼기근」 → 「중간볼기근」 → 「작은볼기근」의 순서로 삼층 구조로 되어 있습니다. Part 3 P.83에 그림에 있으니 다시 한번 복습해 보기 바랍니다.

이는곳과 닿는곳의 확인

중간볼기근은 어느 뼈에서 어느 뼈로 부착하는지 확인해 보겠습니다.

이는곳 : 엉덩뼈 뒷면(골반)
닿는곳 : 넙다리뼈 큰돌기

중간볼기근의 이는곳과 닿는곳

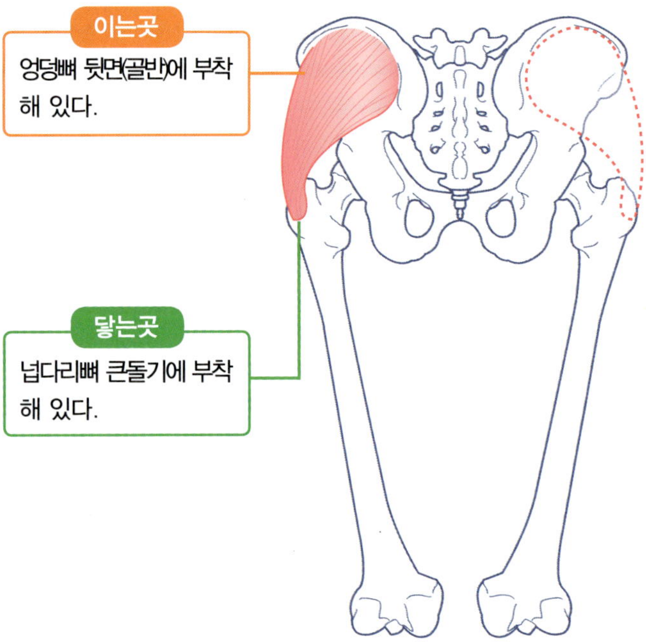

(뒤에서 본 모습)

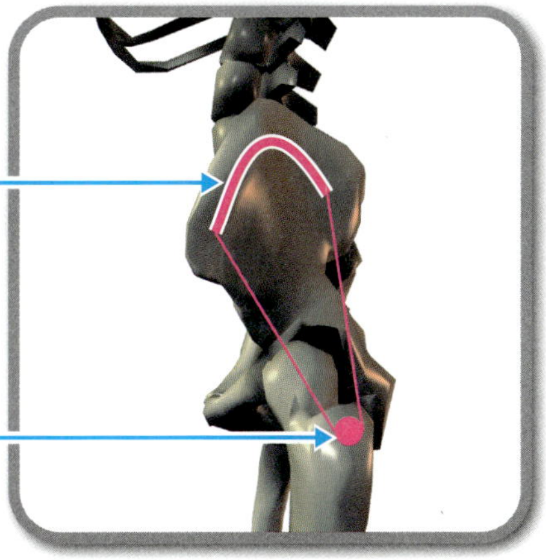

작용의 확인

「이는곳」을 A,「닿는곳」을 B라 하여 중간볼기근의 작용을 확인해 보겠습니다. 우선은 이마면(관상면)의 움직임(좌우 움직임)으로 생각해 봅니다.

중간볼기근이 수축한다는 것은 중간볼기근이 부착해 있는 엉덩뼈(골반)와 넙다리뼈가 가까워지는 것입니다.

A(이는곳)의 위치는 그대로이며, 중간볼기근이 수축하면 B(닿는곳)가 A(이는곳)에 가까워집니다(A와 B의 거리가 짧아집니다).

넙다리뼈가 엉덩뼈(골반)에 가까워지고,「엉덩관절의 벌림」이 발생합니다.

엉덩관절의 벌림

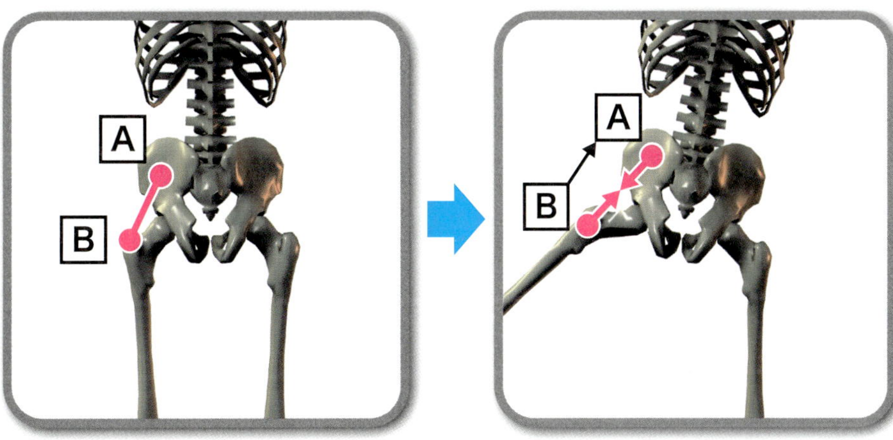

(왼쪽 중간볼기근으로 설명하고 있다)

넙다리뼈가 엉덩뼈(골반)에 가까워짐
→「엉덩관절의 벌림」이 발생함

5

◉ 다음과 같은 형태도 생각해 보자

두 다리로 서 있을 때, 골반은 거의 수평 위치에 있습니다. 지금 왼쪽의 한쪽 다리로 서 있다고 했을 때 건강한 사람이라면 무의식적으로 골반의 수평 자세를 유지할 수 있는데, 이것을 좀 더 깊이 생각해 보면 중간볼기근의 중요한 작용으로 볼 수 있습니다.

다음 그림을 보면서 생각해 보겠습니다.

다음 페이지 그림 ③을 보면, 왼쪽 중간볼기근의 A(이는곳)와 B(닿는곳)의 거리가 길어졌습니다(늘어난 것처럼 되어 있습니다).

B(닿는곳)의 위치는 그대로이며, 중간볼기근이 수축하면 A(이는곳)가 B(닿는곳)에 가까워지면서 결과적으로 골반을 수평으로 만들 수 있습니다.

평소에는 무의식적으로 일어나기 때문에 좀처럼 알 수 없지만, 한쪽 다리로 서 있을 때 골반을 수평으로 유지할 수 있는 것은 지지하고 있는 다리 쪽 중간볼기근의 작용입니다.

이처럼, 여러 상황에서 안정성을 유지하거나(밸런스 유지 능력), 골반 이마면(관상면)의 움직임(좌우로의 체중 이동 등)에 중간볼기근은 중요한 기능을 하고 있습니다.

◆ 중간볼기근의 움직임

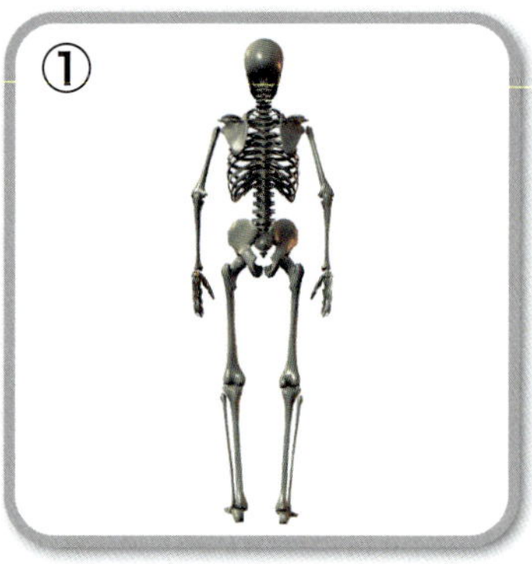

두 다리는 골반을 좌우로 받치고 있는 두 개의 기둥으로 생각한다.

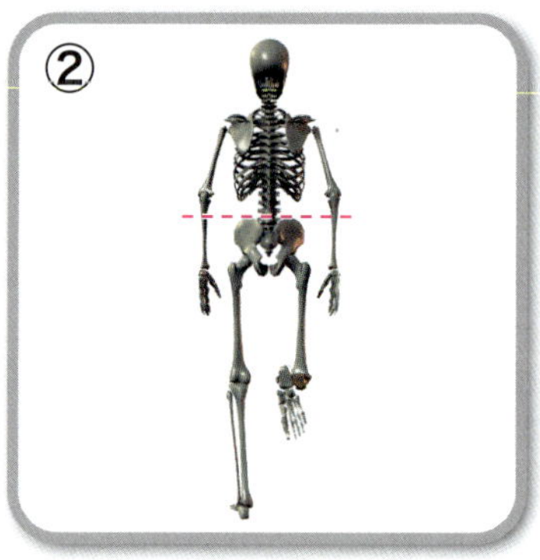

무릎을 굽혀 발을 안쪽으로 띄우면 오른쪽 골반을 받쳐주던 기둥이 없어진 것 같이 느껴지게 된다.

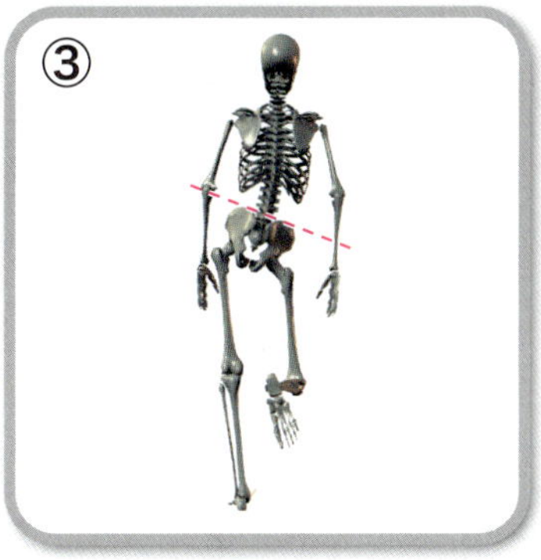

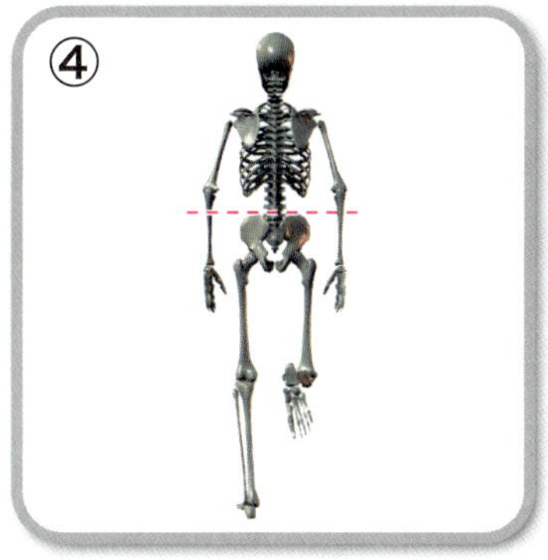

원래라면 이렇게 골반의 오른쪽 끝이 중력에 이끌려 내려가 버릴 것이다.

그러나 실제로는 ③처럼 되지 않고, 골반을 수평 위치로 유지할 수 있다. 이러한 작용을 하는 것이 중간볼기근이다.

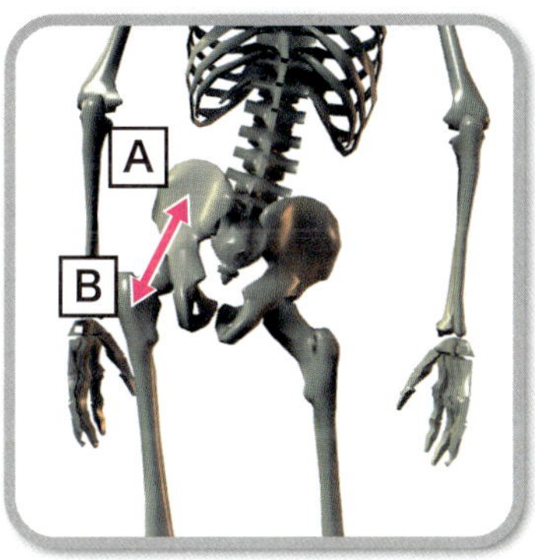

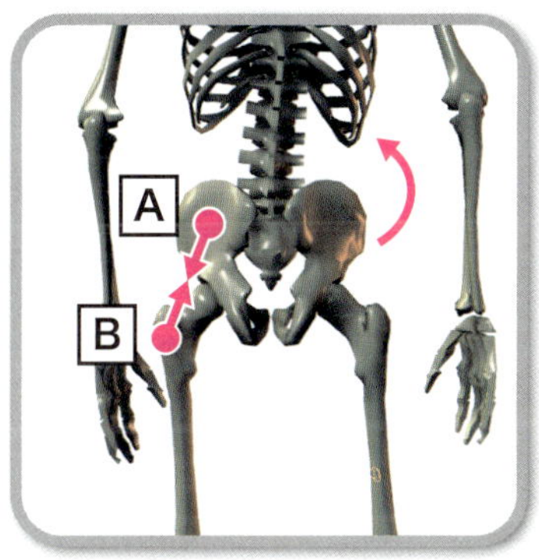

이 중간볼기근의 기능은「보행 동작」에 있어서도 아주 중요합니다.

다음 그림을 보면서 또 실제로 몸을 움직이면서 확인해 보겠습니다.

왼쪽 다리를 앞으로 내밀고 착지한 다음 오른쪽 다리가 앞으로 나가는 장면을 생각해 봅니다. 여기에서는 이해하기 쉽게 일부러 골반 좌우의 기울기가 커지도록 걸어 봅니다.

우선, 왼쪽 다리를 앞으로 내밀고 착지합니다. 그 후 더욱 천천히 체중을 왼발에 실어 나갑니다(엉덩이가 왼쪽 발 밖으로 나갈 정도로 합니다).

다음 페이지 그림 ①과 같이 골반의 왼쪽이 올라가고, 오른쪽이 내려 갑니다.

이 때, 왼쪽 중간볼기근이 스트레칭됩니다.

그 후 왼쪽 중간볼기근이 수축되고, 골반 오른쪽이 위로 올라가면서 그 움직임을 계기로 오른쪽 다리가 앞으로 나갑니다.

이처럼 중간볼기근은 보행 동작에서도 중요한 기능을 하고 있습니다.

만약 중간볼기근이 작용하지 않으면 왼쪽 다리에 체중이 가해진 국면에서는 오른쪽 골반이 내려간 상태가 되어 버립니다. 그래서 발을 앞으로 내딛으려고 하면 바닥에 끌리면서 발을 앞으로 내미는 것 같은 형태가 되어 버립니다. 이러한 걸음걸이를 「트렌델렌버그(Trendelenburg) 보행」이라고 부릅니다.

◆ 보행 동작에서의 중간볼기근 기능

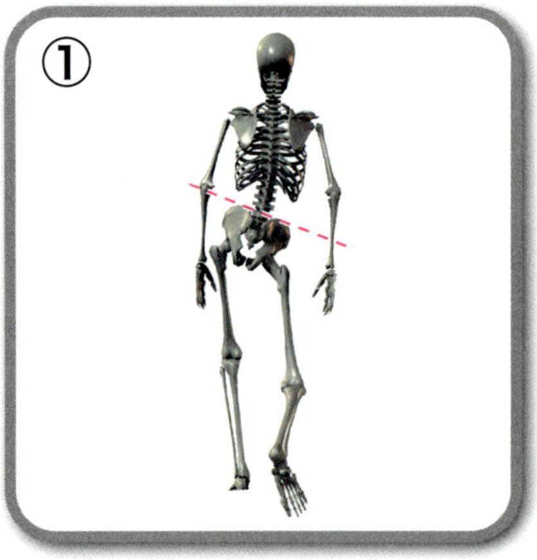

왼쪽 다리를 앞으로 내밀어 착지 시 천천히 체중을 왼쪽 발에 실으면 골반의 왼쪽이 올라가고, 오른쪽이 내려갑니다. 이때 왼쪽 중간볼기근이 스트레칭됩니다.

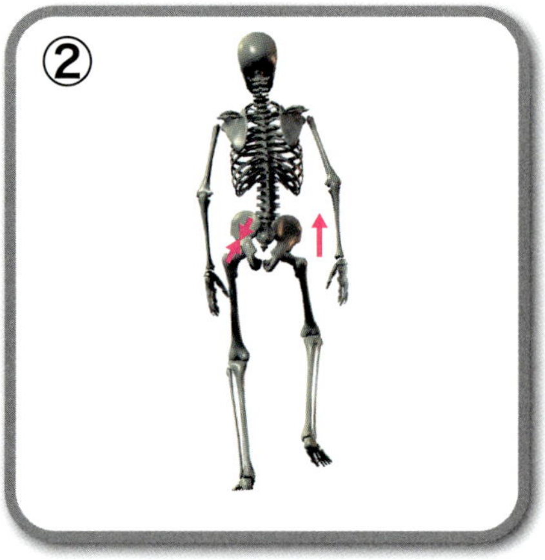

이후 왼쪽 중간볼기근이 수축되고 골반 오른쪽이 위로 올라가며, 그 움직임을 계기로 오른쪽 다리가 앞으로 나갑니다.

5

◎ 기타 작용

엉덩관절의 굽힘, 폄, 가쪽돌림, 안쪽돌림의 보조근으로도 작용합니다.

여기서 주의해야 할 것은 엉덩관절의 굽힘과 폄, 가쪽돌림과 안쪽돌림이라는 길항작용이 있다는 것입니다. 같은 근육인데도 왜 반대 작용을 하는 걸까요?

중간볼기근의 이는곳·닿는곳을 확인하면서 이미지화하여 정리해 둡니다.

근육의 작용으로서 길항하는 작용이 있는 경우는 대략 다음과 같은 경우입니다.

❶ 관절운동 시 뼈의 배열이 변화하거나 다른 근육에 의한 뼈의 배열 변화 등에 따라 관절운동의 중심점이 그 근육의 앞뒤, 좌우 등으로 이동하는 경우[예 : 목빗근, 넙다리근막긴장근(+엉덩정강근막띠), 위팔노근, 중간볼기근 등]

❷ 그 근육이 관절운동의 중심점 앞뒤, 좌우 등 광범위하게 부착되어 있는 경우(예 : 세모근, 중간볼기근 등)

포인트는 엉덩관절 운동의 중심점입니다. 이 중심점과 관련 근육의 위치 관계에 의해(예 : 앞에 있는가? 뒤에 있는가?) 그 근육이 수축했을 때, 예를 들어 굽힘이 일어나는지, 폄(신전)이 일어나는지 바뀌기도 합니다.

중간볼기근의 경우도 이미지화하여 생각해 볼 수 있습니다.

정리

	이는곳	닿는곳	주요 작용	지배신경
중간볼기근	엉덩뼈 뒷면(앞볼기근선과 뒤볼기근선의 사이)	넙다리뼈 큰돌기	엉덩관절의 벌림(굽힘, 폄, 가쪽돌림, 안쪽돌림)	위볼기신경 L4~S1

트레이닝

중간볼기근이 많이 작용하는 「움직임」의 예

● 엉덩관절 벌림

넙다리뼈(중간볼기근의 「닿는곳」)가 골반(중간볼기근의 「이는곳」)에 가까워지는 움직임(예)

옆누운 자세에서 엉덩관절의 벌림운동

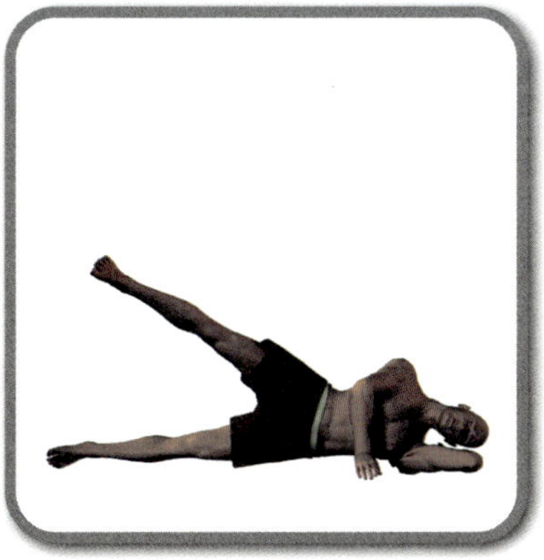

기구를 이용한 선 자세·엉덩관절의 벌림운동

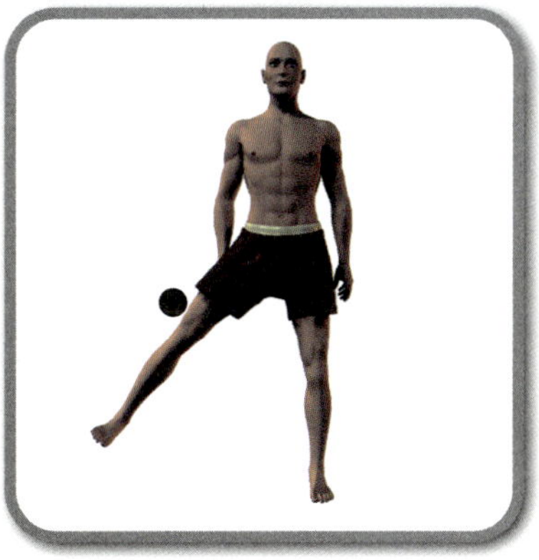

● 골반 좌우의 기울기

골반(중간볼기근의 「이는곳」)이 넙다리뼈(중간볼기근의 「닿는곳」)에 가까워지는 움직임(예)

한쪽 다리로 서서 골반 끝을 올리고 내리는 운동

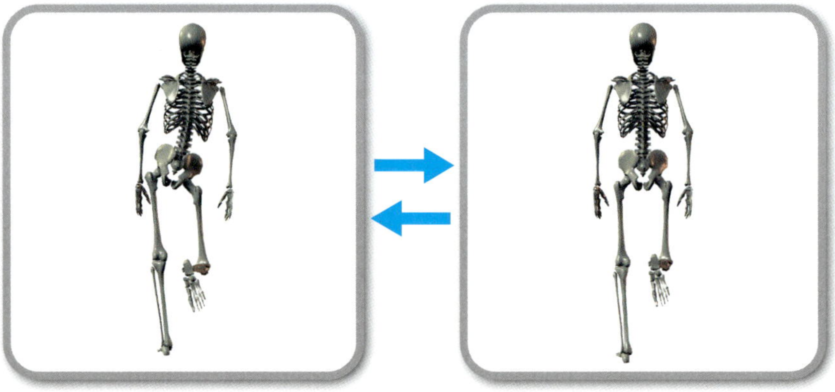

이들 중간볼기근의 「이는곳」과 「닿는곳」의 거리가 짧아지는(수축하는) 움직임에 자신의 체중이나 웨이트, 튜브 등으로 부하를 가하면 중간볼기근의 「근력 트레이닝」이 됩니다.

5

Chapter 2

넙다리근막긴장근의 이는곳·닿는곳과 작용

아래 부위의 약 2/3는 인대 부위라는 특징을 가진 넙다리근막긴장근의 이는곳과 닿는곳을 확인해 보겠습니다.

이는곳과 닿는곳의 확인

넙다리근막긴장근은 어느 뼈부터 어느 뼈까지 부착하고 있는지 확인해 보겠습니다.

이는곳 : 엉덩뼈능선, 위앞엉덩뼈가시, 넙다리근막
닿는곳 : 엉덩정강근막띠를 지나 정강뼈가쪽관절융기

◆ 넙다리근막긴장근의 이는곳과 닿는곳

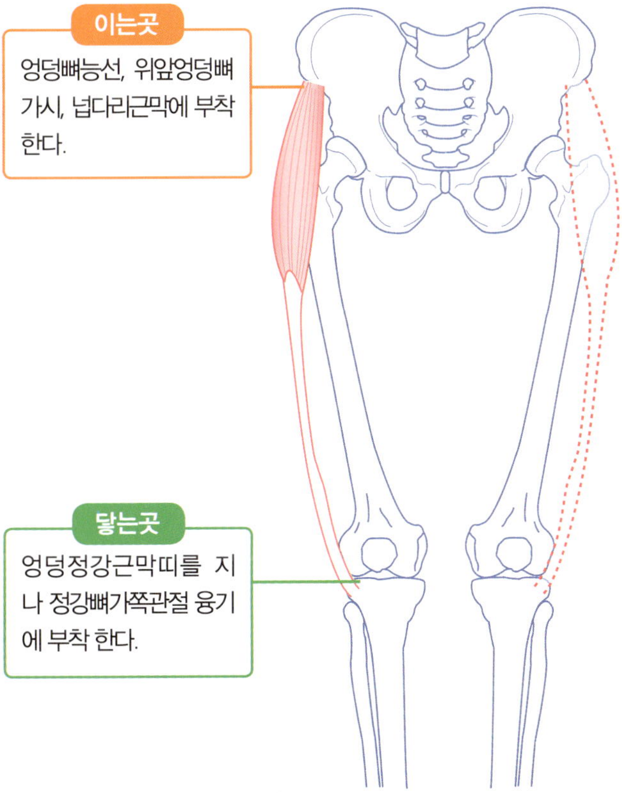

(앞에서 본 모습)

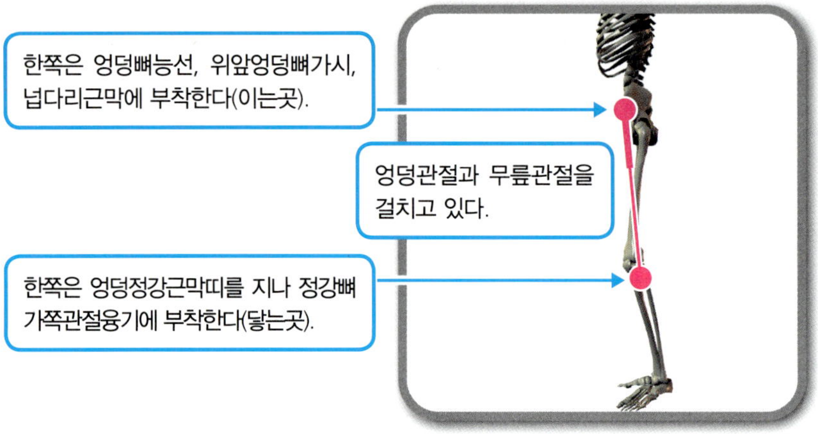

위앞엉덩뼈가시 주위에서 시작하여 정강뼈가쪽관절융기에 닿는 근육이며, 근육 부위는 위쪽 1/3 정도이며, 아래쪽 2/3는 인대 부위라는 특징을 가지고 있습니다.

이러한 특징을 가진 근육이기 때문에 지금까지와 같이 이는곳과 닿는곳을 연결하는 고무줄 등을 이미지화해서 이해하는 방법으로는 무리가 있을지도 모르지만 여기에서도 지금까지와 같이 대략적으로 파악하겠습니다.

작용의 확인

◉ 시상면의 움직임(앞뒤의 움직임)

5

「이는곳」을 A, 「닿는곳」을 B라 하고, 넙다리근막긴장근의 작용을 확인해 보겠습니다.

우선, 시상면의 움직임(앞뒤의 움직임)을 고려해 봅니다.

넙다리근막긴장근이 수축하면 A(이는곳)와 B(닿는곳)의 거리가 짧아집니다.

넙다리근막긴장근이 부착해 있는 엉덩뼈 등(골반)과 정강뼈가 가까워지는 것입니다.

A(이는곳)의 위치는 그대로이며, 넙다리근막긴장근이 수축하면 B(닿는곳)가 A(이는곳)에 가까워집니다(A와 B의 거리가 짧아집니다). 정강뼈가 볼기뼈(골반)에 가까워지면서 「엉덩관절의 굽힘」이 발생합니다.

엉덩관절의 굽힘(시상면의 움직임)

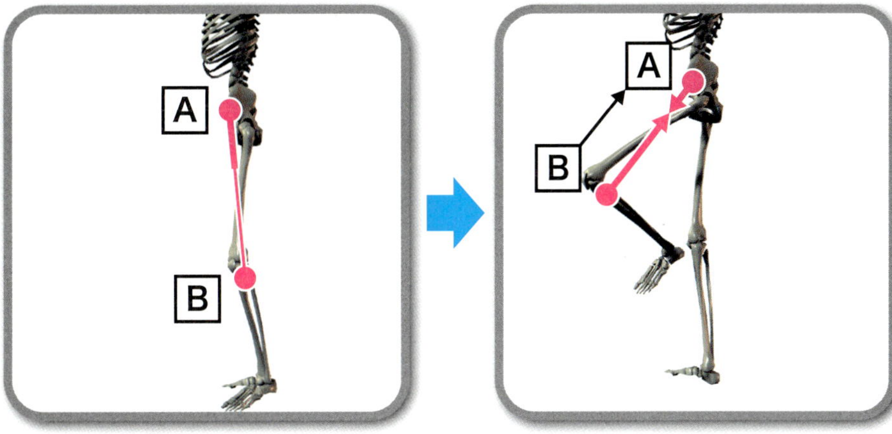

정강뼈가 볼기뼈(골반)에 가까워짐
→「엉덩관절의 굽힘」이 발생한다.

다음과 같은 형태도 생각해 보자

B(닿는곳)의 위치는 그대로이며, 넙다리근막긴장근이 수축하면 A(이는곳)가 B(닿는곳)에 가까워집니다.

볼기뼈(골반)가 정강뼈에 가까워지는「엉덩관절의 굽힘」이 발생하는데, 이것은「골반의 앞경사」라고 할 수도 있습니다.

엉덩관절의 굽힘(골반의 앞경사)

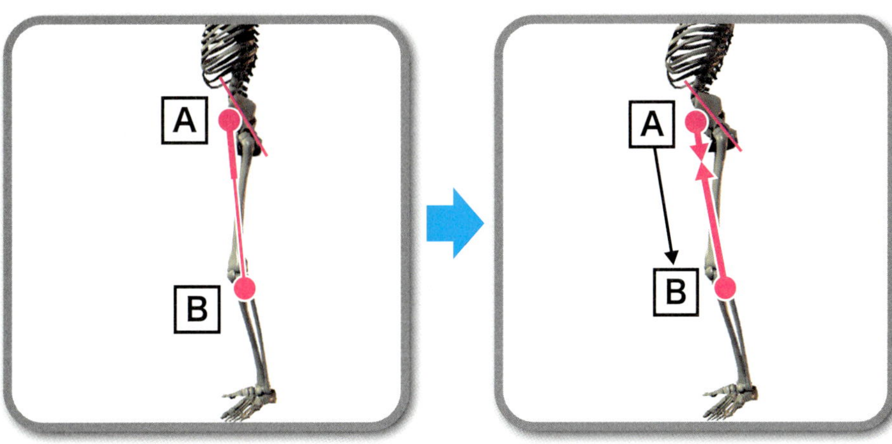

볼기뼈(골반)가 정강뼈에 가까워짐
→ 엉덩관절의 굽힘이지만「골반의 앞경사」라고 말할 수도 있다.

5

⊙ 관상면(이마면)의 움직임(좌우의 움직임)

이번에는 관상면의 움직임(좌우의 움직임)입니다.

A(이는곳)의 위치는 그대로이며, 넙다리근막긴장근이 수축하면 B(닿는곳)가 A(이는곳)에 가까워집니다[A(이는곳)와 B(닿는곳)의 거리가 짧아집니다].

정강뼈가 엉덩뼈(골반)에 가까워지면 「**엉덩관절의 벌림**」이 발생합니다.

같은 「엉덩관절 벌림」의 작용을 하는 중간볼기근과 넙다리근막긴장근이지만 넙다리근막긴장근은 특히 「엉덩관절 굽힘 자세에서의 벌림 움직임」에서 잘 작용합니다.

◇ 엉덩관절의 굽힘(골반의 앞경사)

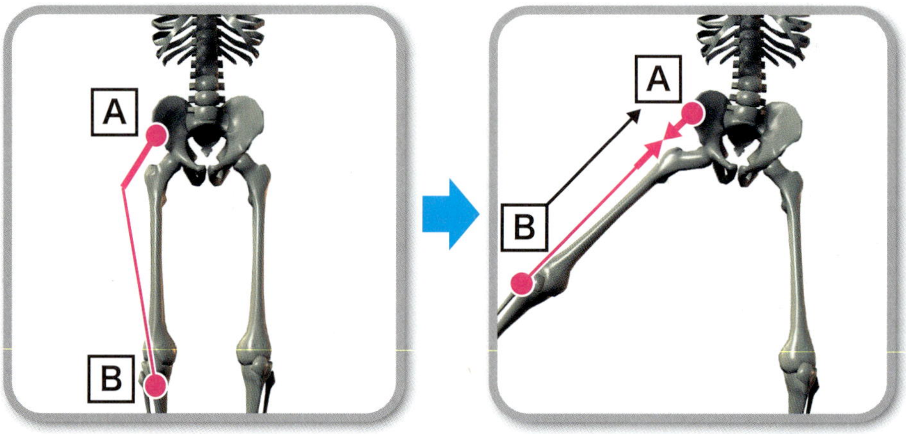

정강뼈가 엉덩뼈(골반)에 가까워짐
→「엉덩관절의 벌림」이 발생한다.

5

⊙ 기타 작용

(1) 「무릎관절의 폄·굽힘」 작용

무릎관절의 「폄」과 「굽힘」 양쪽 모두에 작용한다는 것은 어떤 것일까요?

엉덩정강근막띠가 무릎관절 운동의 중심보다 뒤에 있는 상태에서 넙다리근막긴장근이 수축하면 「무릎관절 굽힘」에 작용하게 됩니다.

엉덩정강근막띠가 무릎관절 운동의 중심보다 앞에 있는 상태에서 넙다리근막긴장근이 수축하면 「무릎관절 폄」(무릎관절을 잠그는 듯한 느낌)에 작용하게 됩니다.

(2) 종아리의 가쪽돌림 작용

무릎관절의 폄·굽힘

이미지 그림

(오른쪽 무릎을 가쪽에서 보고 있다)

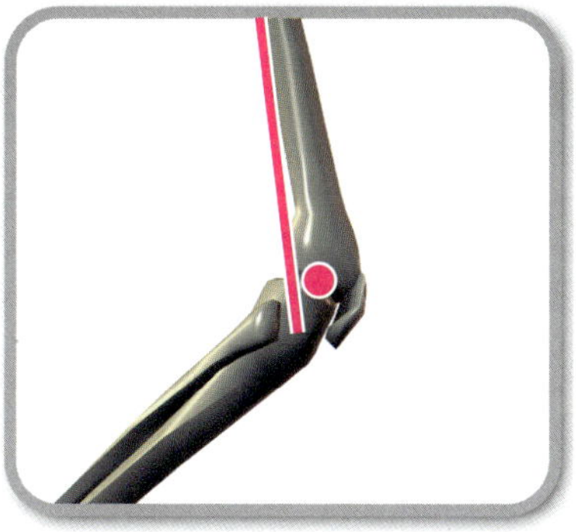

무릎관절 운동의 중심점

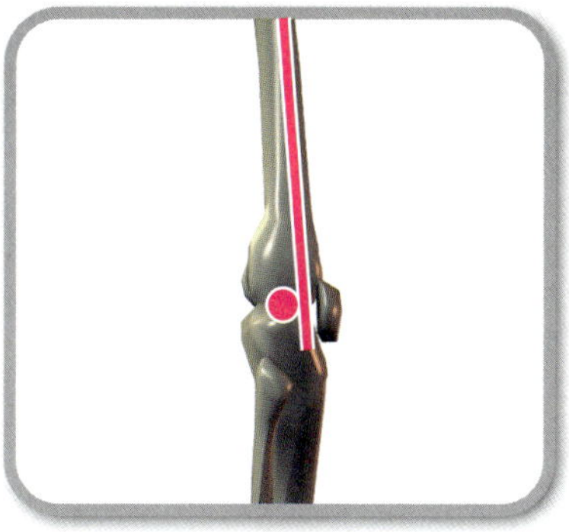

엉덩정강근막띠가 무릎관절 운동의 중심 보다 뒤에 있는 상태에서 넙다리근막 긴장근이 수축
→ 무릎관절 굽힘에 작용

엉덩정강근막띠가 무릎관절 운동의 중심 보다 앞에 있는 상태에서 넙다리근막 긴장근이 수축
→ 무릎관절 폄에 작용

종아리의 가쪽돌림

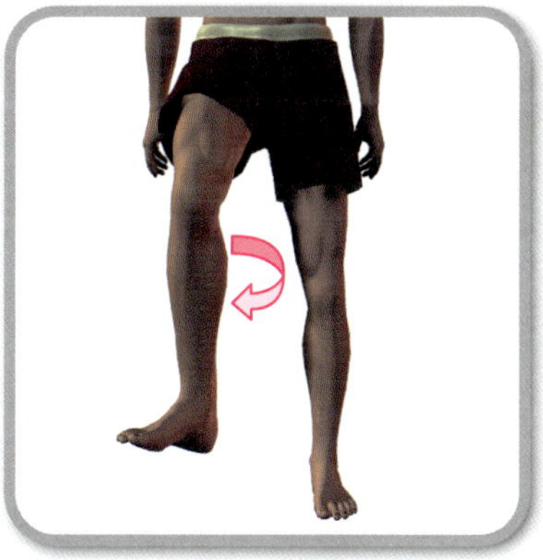

정리

	이는곳	닿는곳	주요 작용	지배신경
넙다리근막긴장근	엉덩뼈능선, 위앞엉덩뼈가시, 넙다리근막	엉덩정강근막띠를 지나 정강뼈가쪽위관절융기	엉덩관절의 굽힘, 벌림 무릎관절의 굽힘, 폄 종아리의 가쪽돌림 골반의 앞경사	위볼기신경 L4~L5

5

트레이닝

넙다리근막긴장근이 많이 작용하는 「움직임」의 예

● 엉덩관절 굽힘 자세에서의 벌림

정강뼈(넙다리근막긴장근의 「닿는곳」)가 골반(넙다리근막긴장근의 「이는곳」)에 가까워지는 움직임(예)

옆으로 누운 자세 / 엉덩관절 굽힘 자세에서의 벌림운동

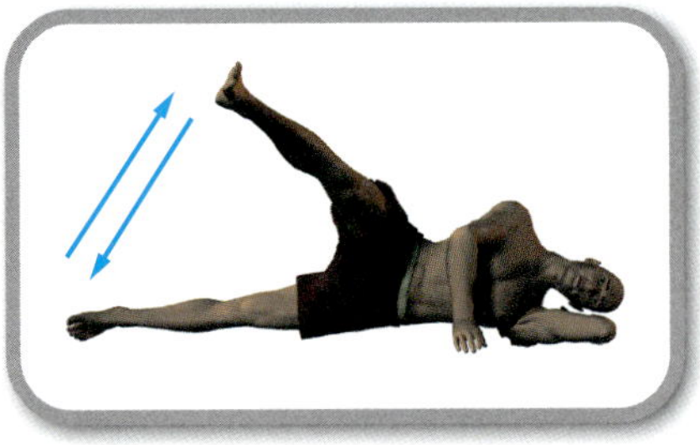

앉은 자세 / 엉덩관절 굽힘 자세에서의 벌림운동

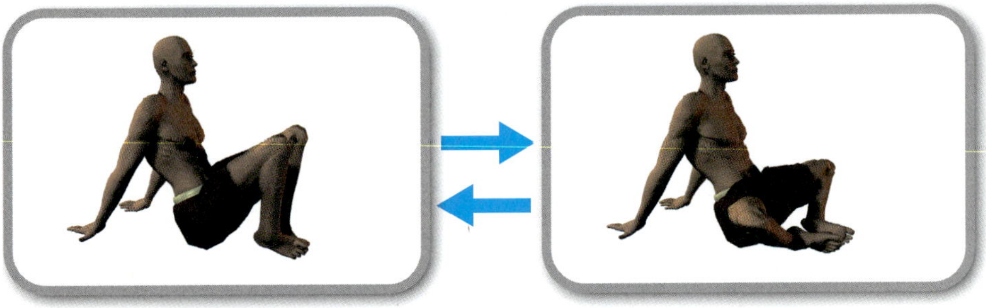

기구 등을 이용한 엉덩관절 굽힘 자세에서의 벌림운동

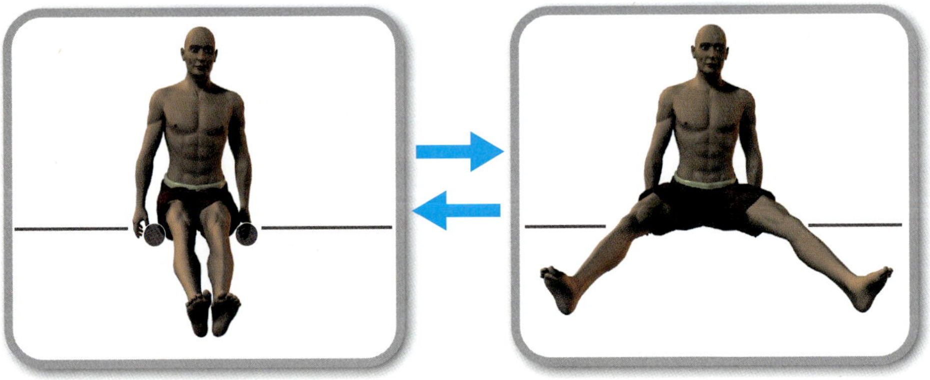

이러한 넙다리근막긴장근의 「이는곳」과 「닿는곳」의 거리가 짧아지는(수축하는) 움직임에 자신의 체중이나 웨이트, 튜브 등으로 부하를 가하면 넙다리근막긴장근의 「근력 트레이닝」이 됩니다.

Chapter 3

넙다리모음근육(두덩근, 짧은모음근, 긴모음근, 큰모음근, 두덩정강근)의 이는곳·닿는곳과 작용

넙다리뼈를 모음하는(엉덩관절을 모음하는) 작용을 하는 근육=두덩근, 짧은모음근, 긴모음근, 큰모음근, 두덩정강근을 총칭하여 「넙다리모음근육」이라고 합니다.

이는곳과 닿는곳의 확인

우선은 「넙다리모음근육」 전체에 대해 이는곳과 닿는곳의 포인트를 확인해 보겠습니다.

이는곳 : 두덩뼈(치골)

닿는곳 : 넙다리뼈(두덩근, 짧은모음근, 긴모음근, 큰모음근), 정강뼈(두덩정강근)

포인트는 넙다리모음근육의 닿는곳은 두덩정강근(박근)만 정강뼈이고, 나머지는 넙다리뼈라는 것입니다.

두덩근, 짧은모음근, 긴모음근, 큰모음근은 엉덩관절에만 걸쳐 있지만 두덩정강근은 엉덩관절과 무릎관절 양쪽 모두에 걸쳐 있습니다.

두덩근, 짧은모음근, 긴모음근, 큰모음근은 직접적으로 엉덩관절의 움직임에 관계합니다(무릎관절의 움직임에는 직접적으로 관계하지 않습니다).

두덩정강근은 직접적으로 엉덩관절과 무릎관절의 움직임과 관계가 있습니다.

이것이 정적 스트레칭에 어떻게 관계하는지 예를 들면, 두덩근, 짧은모음근, 긴모음근, 큰모음근은 무릎이 굽힘되어 있어도 엉덩관절을 벌림(외전)하면 스트레칭할 수 있지만, 두덩정강근은 엉덩관절을 벌림할 뿐만 아니라 무릎관절도 폄(신전)하지 않으면 충분히 스트레칭할 수 없다는 것입니다.

그래서 「넙다리모음근육」은 두덩근, 짧은모음근, 긴모음근, 큰모음근, 두덩정강근의 5개지만 대략적으로 「**두덩정강근 이외의 4개 근육**」과 「**두덩정강근**」의 2개로 나누어 정리하면 알기 쉽습니다.

넙다리모음근육의 이는곳과 닿는곳

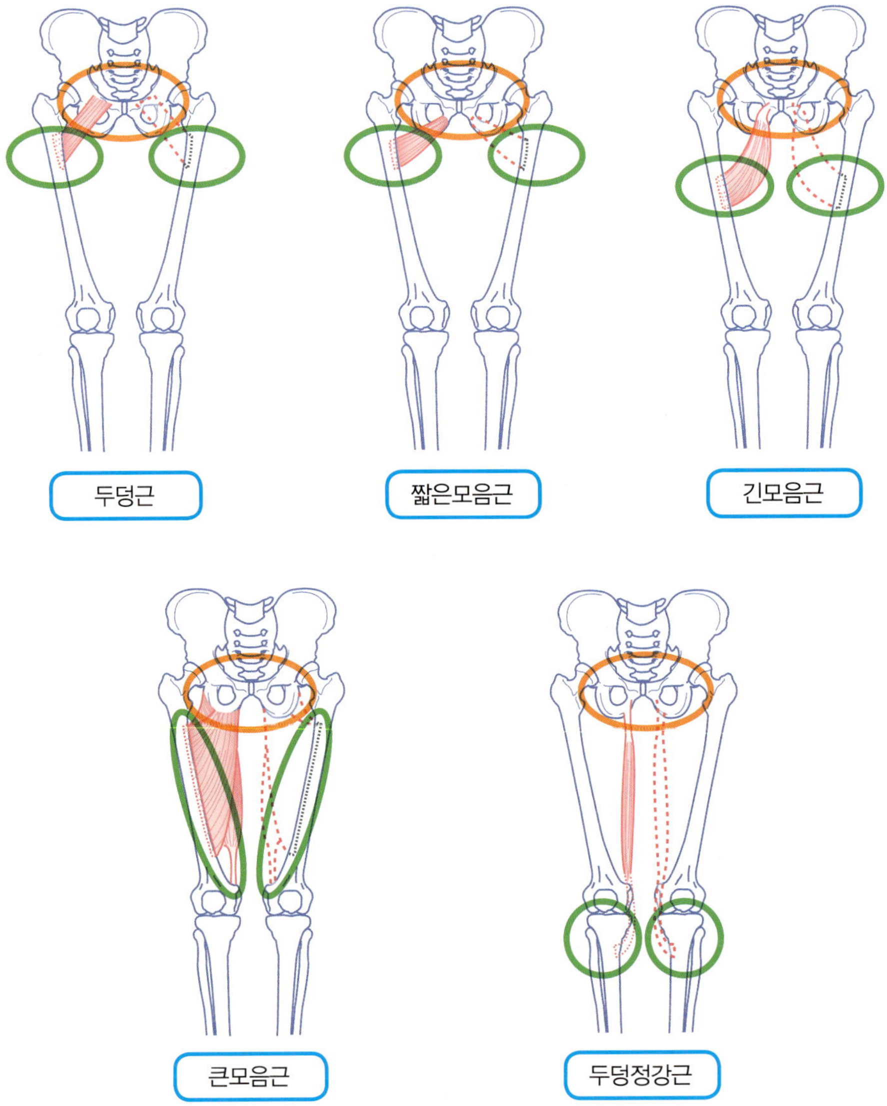

(앞쪽에서 본 모습)

◉ 두덩근(치골근, pectineus muscle)

이는곳 : 두덩뼈위가지(두덩뼈빗)

닿는곳 : 넙다리뼈 뒤안쪽면(두덩근선)

두덩근의 이는곳과 닿는곳

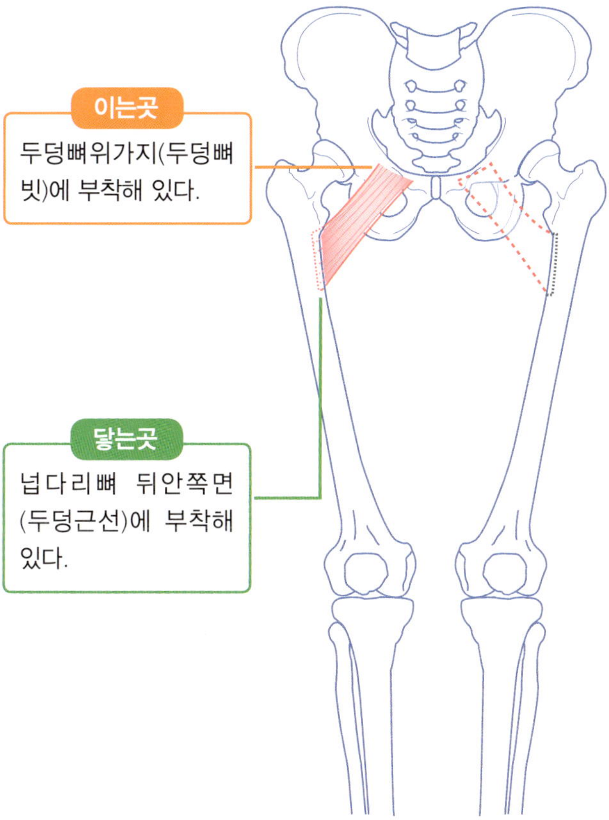

(앞쪽에서 본 모습)

◉ 짧은모음근(단내전근, adductor brevis muscle)

이는곳 : 두덩뼈몸통·두덩뼈아래가지

닿는곳 : 넙다리뼈 뒷면(거친면) 위쪽

짧은모음근의 이는곳과 닿는곳

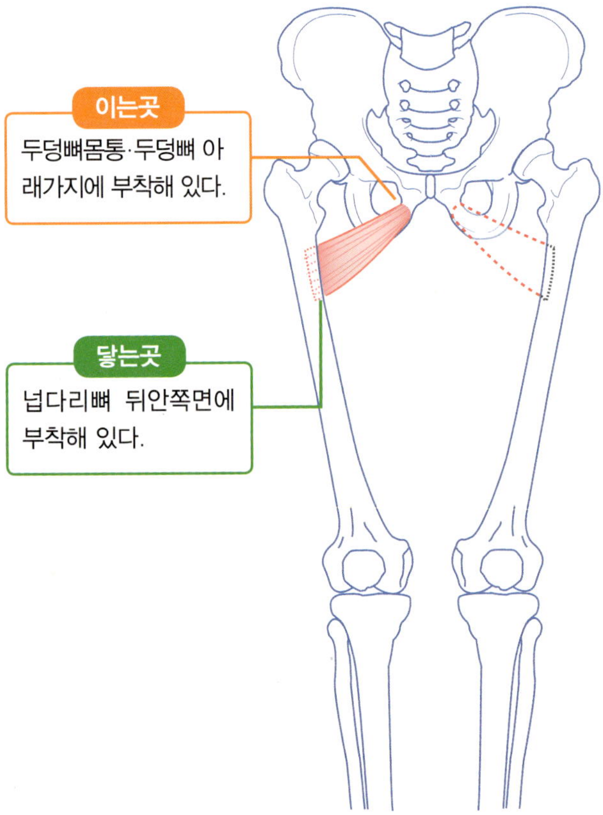

(앞쪽에서 본 모습)

긴모음근(장내전근, adductor longus muscle)

이는곳 : 두덩뼈몸통

닿는곳 : 넙다리뼈 뒷면(거친면)

긴모음근의 이는곳과 닿는곳

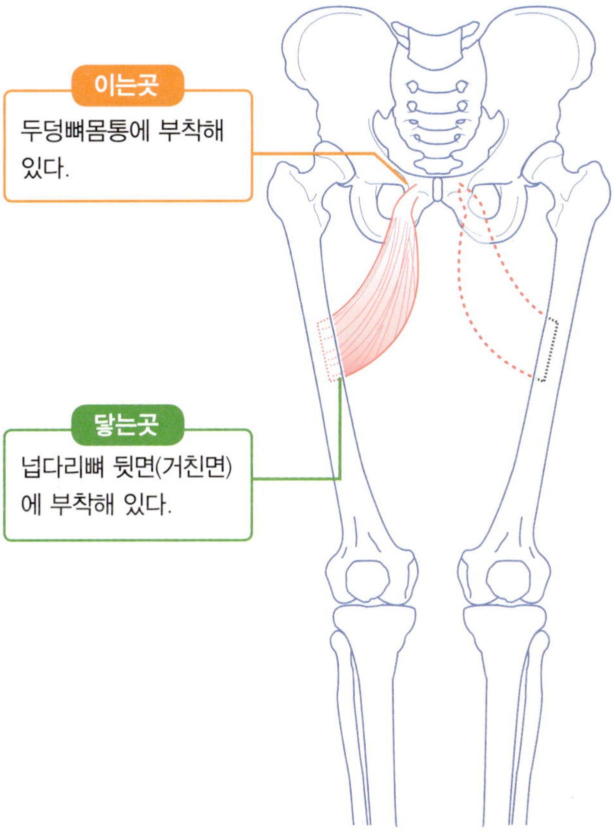

(앞쪽에서 본 모습)

5

⊙ 큰모음근(대내전근, adductor magnus muscle)

이는곳 : 두덩뼈아래가지, 궁둥뼈가지, 궁둥뼈결절
닿는곳 : 넙다리뼈 뒷면(거친면), 모음근결절

◆ 큰모음근의 이는곳과 닿는곳

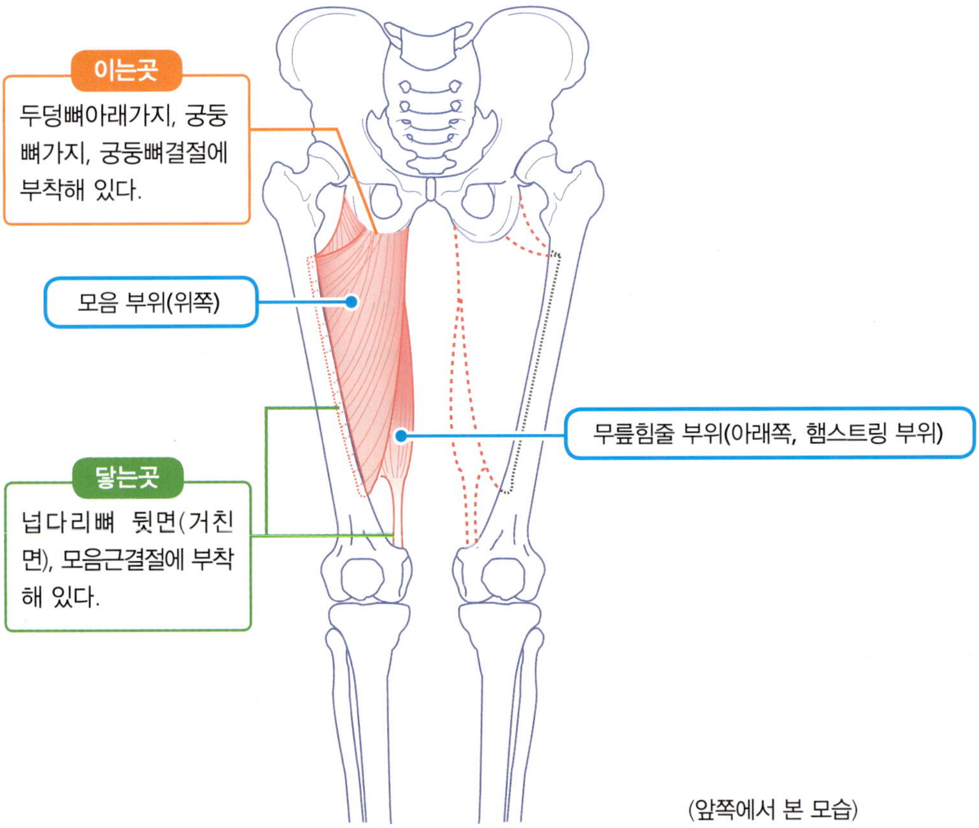

(앞쪽에서 본 모습)

5

⊙ 두덩정강근(박근, gracilis muscle)

이는곳 : 두덩뼈 몸통, 두덩뼈아래가지

닿는곳 : 거위발(정강뼈의 위안쪽면)

거위발에는 넙다리빗근, 반힘줄모양근, 두덩정강근의 3개 근육이 부착해 있습니다(반막모양근을 포함한다는 문헌도 있습니다).

두덩정강근의 이는곳과 닿는곳

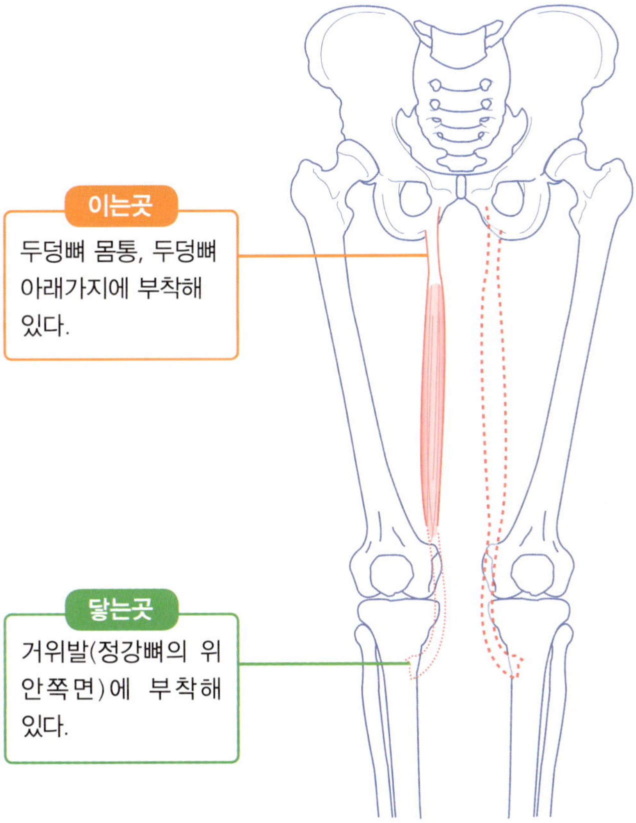

(앞쪽에서 본 모습)

작용의 확인

그럼 「이는곳」을 A, 「닿는곳」을 B로 하여 넙다리모음근육의 작용을 확인해 보겠습니다. 여기에서는 넙다리모음근육의 이는곳, 닿는곳을 대략적으로 함께 표시합니다.

관상면(이마면)의 움직임(좌우의 움직임)

넙다리모음근육이 수축하면 A(이는곳)와 B(닿는곳)의 거리가 짧아집니다. B(닿는곳)가 A(이는곳)와 가까워지면 즉, 넙다리뼈, 종아리뼈가 두덩뼈(골반)에 가까워지면 「엉덩관절 모음」이 발생합니다.

엉덩관절의 모음

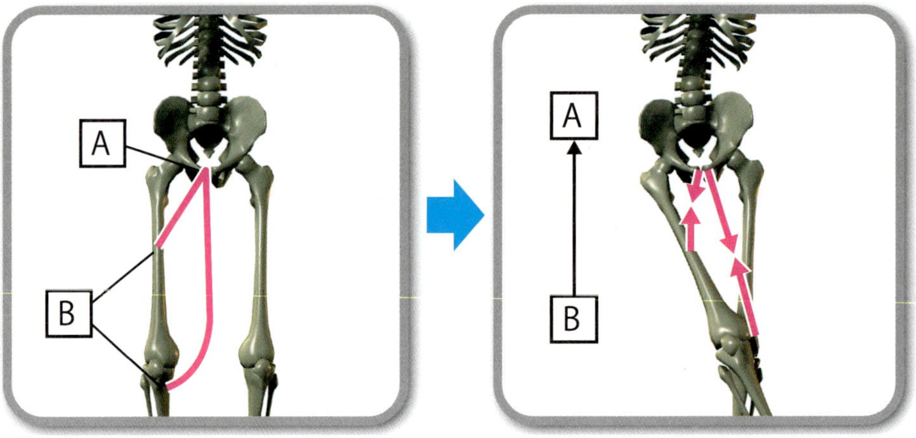

넙다리뼈, 종아리뼈가 두덩뼈(골반)에 가까워짐
→「엉덩관절 모음」이 발생한다.

시상면의 움직임(앞뒤의 움직임)

A(이는곳)의 위치는 그대로이며, 넙다리모음근육이 수축하면 B(닿는곳)가 A(이는곳)에 가까워집니다[A(이는곳)와 B(닿는곳)의 거리가 짧아집니다].

즉, 넙다리뼈·종아리뼈가 두덩뼈(골반)에 가까워지면 「엉덩관절의 굽힘」이 발생합니다.

엉덩관절의 굽힘

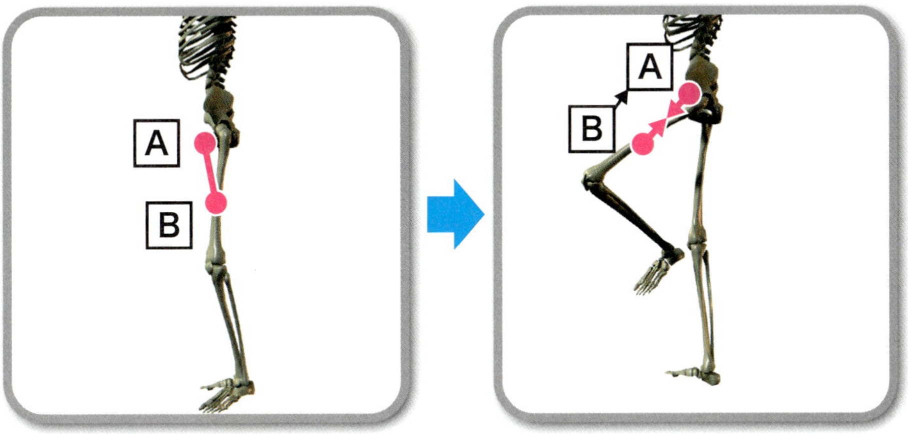

넓다리뼈·종아리뼈가 두덩뼈(골반)에 가까워짐
→「엉덩관절의 굽힘」이 발생한다.
※ 종아리뼈가 두덩정강근일 경우

다음과 같은 형태도 생각해 보자

B(닿는곳)의 위치는 그대로이며, 넙다리모음근육이 수축하면 A(이는곳)가 B(닿는곳)에 가까워집니다. 그러면 넙다리뼈·종아리뼈가 두덩뼈(골반)에 가까워지면서 「엉덩관절의 굽힘」이 발생하는데, 이는 「골반의 앞경사」라고 할 수도 있습니다.

엉덩관절의 굽힘(골반의 앞경사)

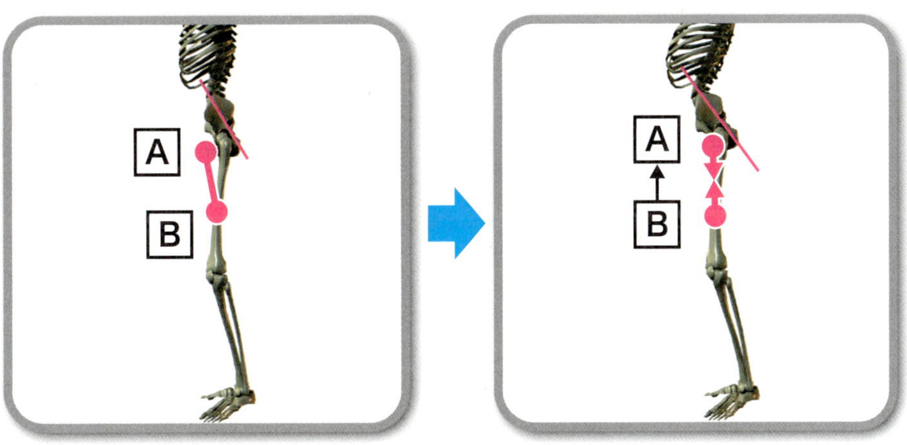

두덩뼈(골반)가 넙다리뼈, 종아리뼈에 가까워짐
→ 엉덩관절의 굽힘이지만 「골반의
앞경사」라고 할 수도 있다.
※ 종아리뼈가 두덩정강근일 경우

5

◉ 기타 작용

- 두덩근은 엉덩관절 가쪽돌림의 보조근으로도 작용합니다.
- 짧은모음근, 긴모음근은 엉덩관절 굽힘, 엉덩관절 가쪽돌림의 보조근으로도 작용합니다..
- 큰모음근은 엉덩관절 굽힘의 보조근으로도 작용합니다.
- 두덩정강근은 엉덩관절 굽힘, 엉덩관절 폄의 보조근으로도 작용합니다.

정리

	이는곳	닿는곳	주요 작용	지배신경
두덩근 (치골근)	두덩뼈위가지 (두덩뼈빗)	넙다리뼈 뒤안쪽면(두덩근선)	엉덩관절의 굽힘, 모음, 가쪽돌림 골반의 앞경사	넙다리신경, 폐쇄신경(앞가지) L2~L3
짧은모음근 (단내전근)	두덩뼈몸통, 두덩뼈아래가지	넙다리뼈 뒷면(거친면) 위쪽	엉덩관절의 모음, (굽힘, 가쪽돌림) (골반의 앞경사)	폐쇄신경 L2~L4
긴모음근 (장내전근)	두덩뼈몸통	넙다리뼈 뒷면(거친면)	엉덩관절의 모음, (굽힘) (골반의 앞경사)	폐쇄신경 L2~L4
큰모음근 (대내전근)	두덩뼈아래가지, 궁둥뼈가지, 궁둥뼈결절	넙다리뼈 뒷면(거친면), 모음근결절	엉덩관절의 모음, 폄, (굽힘)	폐쇄신경 궁둥신경 L3~L4
두덩정강근 (박근)	두덩뼈몸통, 두덩뼈아래가지	거위발 (정강뼈 위안쪽면)	엉덩관절의 모음, (굽힘, 폄) 무릎관절의 굽힘 종아리(하퇴)의 안쪽돌림	폐쇄신경 L2~L4

※ 넙다리모음근육=두덩근, 짧은모음근, 긴모음근, 큰모음근, 두덩정강근

트레이닝

넙다리모음근육이 많이 작용하는 「움직임」의 예

● 엉덩관절 모음

넙다리뼈(두덩정강근은 정강뼈)(넙다리모음근육의 「닿는곳」)가 두덩뼈(넙다리모음근육의 「이는곳」)에 가까워지는 움직임(예)

〈주로 두덩정강근을 제외한 4개의 근육〉

바로 누운 자세에서 무릎관절 굽힘 자세 / 엉덩관절 모음운동

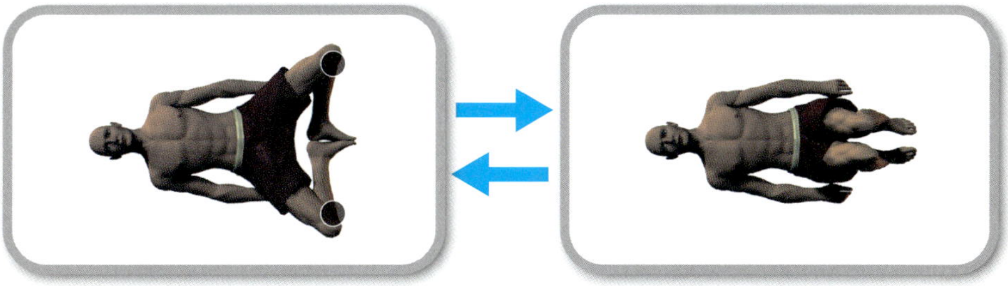

바닥에 앉은 자세에서 무릎관절 굽힘 자세 / 엉덩관절 모음운동

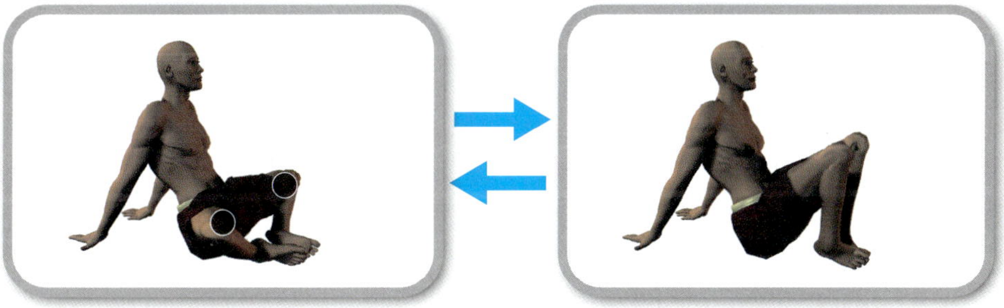

무릎관절 굽힘 자세 / 엉덩관절 모음으로 공잡기

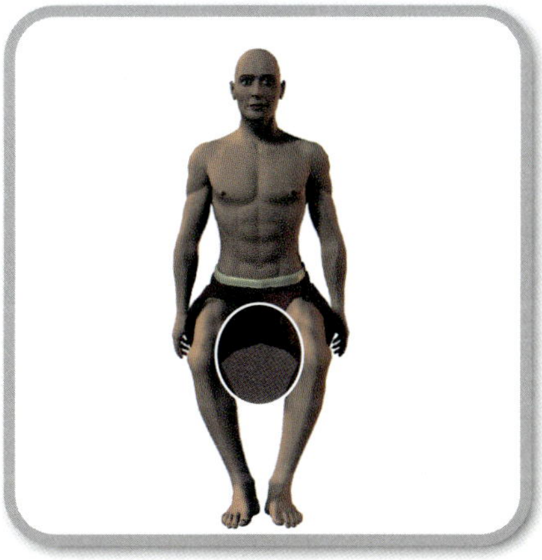

5

〈두덩정강근을 포함한 형태〉

기구를 이용한 무릎관절 폄자세 / 엉덩관절 모음운동

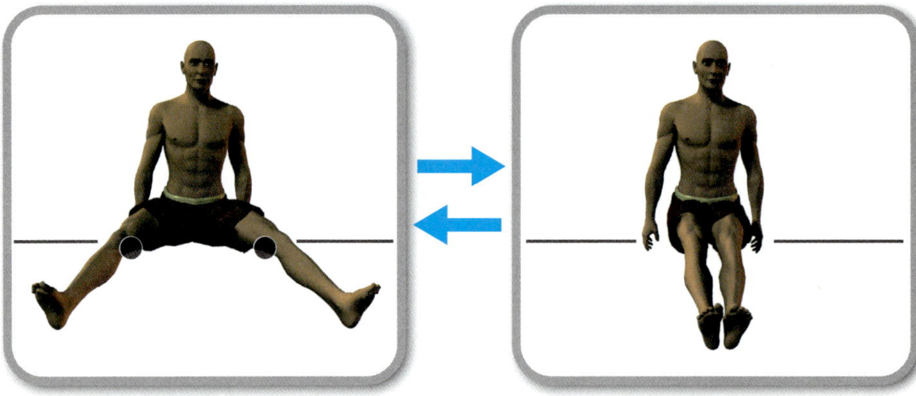

바로 누운 자세에서 무릎관절 폄자세 / 엉덩관절 모음운동

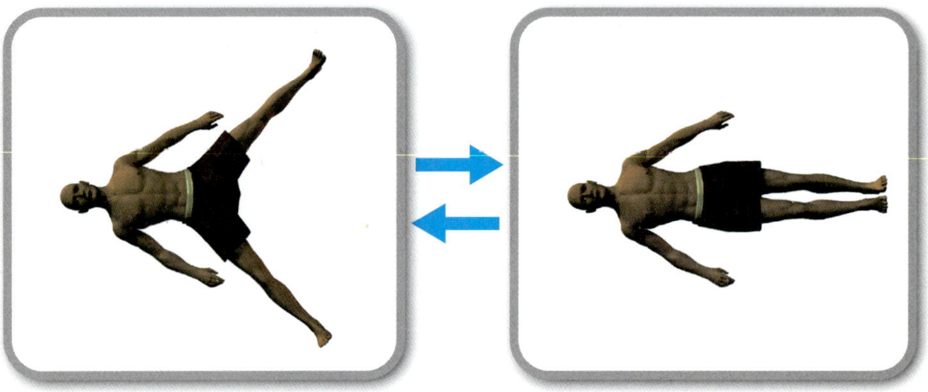

옆 누운 자세에서의 무릎관절 폄자세 / 엉덩관절 모음운동

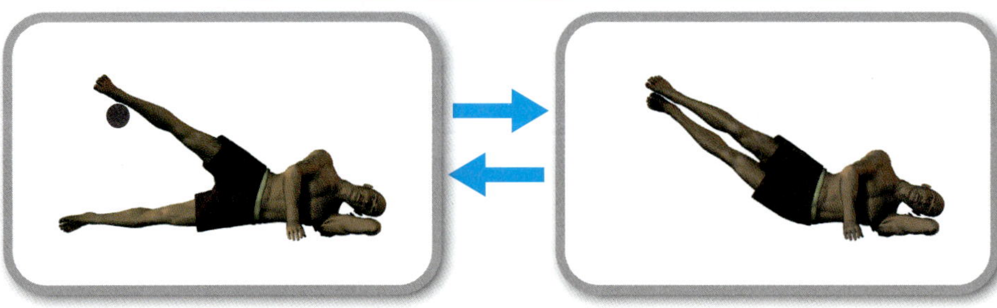

이러한 넙다리모음근육의 「이는곳」과 「닿는곳」의 거리가 짧아지는(수축하는) 움직임에 자기 체중이나 웨이트, 튜브 등으로 부하를 가하면 넙다리모음근육의 「근력 트레이닝」이 됩니다.

Chapter 4

엉덩관절 벌림-모음의 움직임으로 보는 「중간볼기근, 넙다리근막긴장근과 넙다리모음근육의 근육 컨디션」

여기에서는 「중간볼기근, 넙다리근막긴장근과 넙다리모음근육의 근육 컨디션」과 「엉덩관절 벌림-모음의 움직임」에 대해 생각해 보겠습니다.

엉덩관절 벌림-모음의 움직임과 중간볼기근·넙다리근막긴장근·넙다리모음근육의 관계

중간볼기근, 넙다리근막긴장근과 넙다리모음근육은 엉덩관절 벌림-모음 운동에서 정확히 반대되는 작용을 하는 길항 관계에 있습니다.

엉덩관절 벌림의 움직임이 충분하지 않은 경우

엉덩관절 벌림의 움직임을 충분히 시행하기 위해서는 「중간볼기근, 넙다리근막긴장근이 충분히 수축됨(짧아짐)=중간볼기근, 넙다리근막긴장근의 근력」과 「넙다리모음근육이 충분히 이완됨(길어짐)=넙다리모음근육의 유연성」이 필요합니다.

따라서, 엉덩관절 벌림의 움직임을 충분히 시행할 수 없는 사람은 아래의 2가지 경우를 추측할 수 있습니다(2가지 모두 해당할 수도 있습니다).

❶ **중간볼기근, 넙다리근막긴장근의 근력 저하가 있을지도 모릅니다.**
❷ **넙다리모음근육의 유연성 저하가 있을지도 모릅니다.**

엉덩관절 모음의 움직임이 충분하지 않은 경우

마찬가지로, 엉덩관절 모음의 움직임을 충분히 시행하기 위해서는 「넙다리모음근육이 충분히 수축됨(짧아짐)=넙다리모음근육의 근력」과 「중간볼기근, 넙다리근막긴장근이 충분히 이완됨(길어짐)=중간볼기근, 넙다리근막긴장근의 유연성」이 필요합니다.

따라서, 엉덩관절 모음의 움직임을 충분히 시행할 수 없는 사람은 아래의 2가지 경우를 추측할 수 있습니다(2가지 모두 해당할 수도 있습니다).

❶ 넙다리모음근육의 근력 저하가 있을지도 모릅니다.

❷ 중간볼기근, 넙다리근막긴장근의 유연성 저하가 있을지도 모릅니다.

정리

- **엉덩관절 벌림에서는**

  → 중간볼기근, 넙다리근막긴장근 : 수축(「이는곳」과 「닿는곳」의 거리가 짧아짐), 넙다리모음근육 : 이완(「이는곳」과 「닿는곳」의 거리가 길어짐).

- **엉덩관절의 벌림 움직임이 충분하지 않는 경우**

  → 중간볼기근, 넙다리근막긴장근의 근력 저하, 또는 넙다리모음근육의 유연성 저하 가능성이 있다 (양쪽 모두 해당하는 경우도 있다).

- **엉덩관절 모음에서는**

  → 넙다리모음근육 : 수축(「이는곳」과 「닿는곳」의 거리가 짧아짐), 중간볼기근, 넙다리근막긴장근 : 이완(「이는곳」과 「닿는곳」의 거리가 길어짐).

- **엉덩관절의 모음 움직임이 충분하지 않는 경우**

  → 넙다리모음근육의 근력 저하, 또는 중간볼기근, 넙다리근막긴장근의 유연성 저하 가능성이 있다 (양쪽 모두 해당하는 경우도 있다).

Chapter 5

선 자세(골반의 앞경사 상태)에서 보는 「중간볼기근, 넙다리근막긴장근, 넙다리모음근육의 근육 컨디션」

여기에서는 선 자세(골반의 앞경사 상태)와 「중간볼기근, 넙다리근막긴장근, 넙다리모음근육의 근육 컨디션」(특히, 두덩근 등)에 대해 생각해 보겠습니다.

골반 앞경사가 큰 타입·허리를 뒤로 젖힌 자세

「골반의 앞경사가 크고, 허리를 뒤로 젖힌 자세」의 경우, 다음과 같이 말할 수 있습니다.

❶ **표준적인 선 자세에 비해 넙다리근막긴장근의 「이는곳」「닿는곳」의 거리가 짧다.**
→ 넙다리근막긴장근의 근긴장(유연성의 저하)이 있을지도 모릅니다.

❷ **표준적인 선 자세에 비해 넙다리모음근육(특히, 두덩근)의 「이는곳」「닿는곳」의 거리가 짧다.**
→ 넙다리모음근육에 대한 근긴장(유연성의 저하)이 있을지도 모릅니다.

◇ 넙다리근막긴장근의 근육 컨디션(골반 앞경사가 큰 타입·허리를 뒤로 젖힌 자세)

표준적인 선 자세

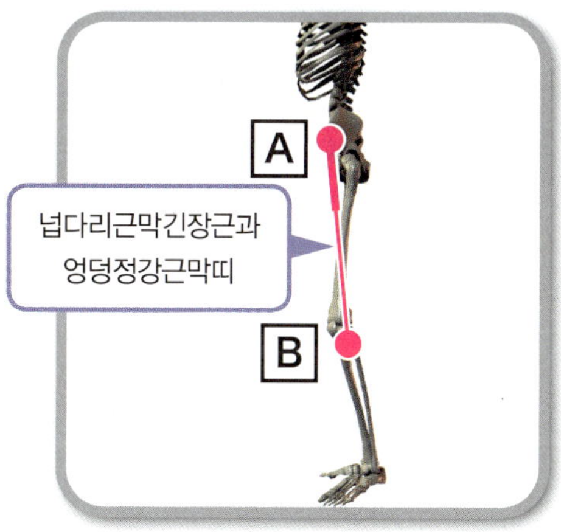

골반 앞경사가 큰 타입·허리를 뒤로 젖힌 자세

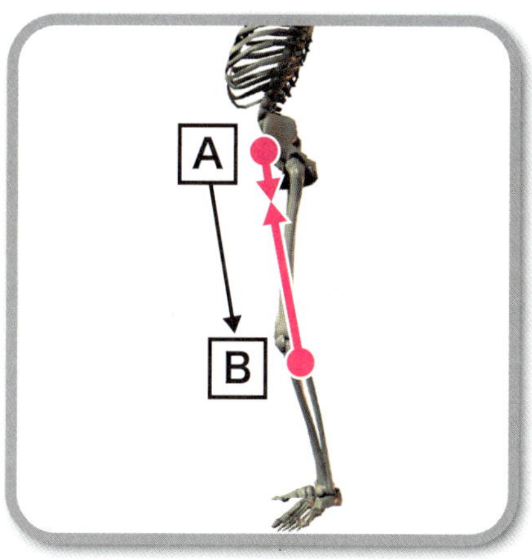

표준적인 선 자세에 비해 넙다리근막긴장근의 「이는곳」「닿는곳」의 거리가 짧아지고 있다.

◆ 넙다리모음근육의 근육 컨디션(골반 앞경사가 큰 타입·허리를 뒤로 젖힌 자세)

표준적인 선 자세

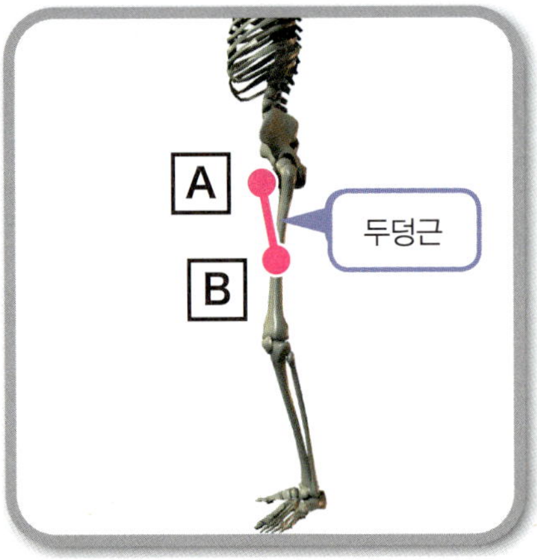

골반 앞경사가 큰 타입
·허리를 뒤로 젖힌 자세

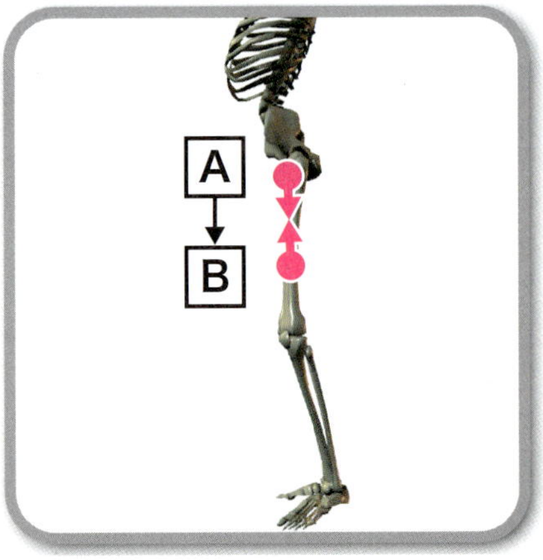

표준적인 선 자세에 비해 넙다리 모음근육의 「이는 곳」 「닿는곳」의 거리가 짧아지고 있다.

골반 앞경사가 작은(골반 뒤경사) 타입·허리를 둥글게 구부린 자세

5

이번에는 「골반 앞경사가 작은(골반 뒤경사) 타입·허리를 둥글게 구부린 자세」의 사람을 생각해 보겠습니다.

❶ **표준적인 선 자세에 비해 넙다리근막긴장근의 「이는곳」「닿는곳」의 거리가 길다.**
→ 넙다리근막긴장근에 근력 저하가 있거나 근력 저하가 되기 쉬운 상태일지도 모른다.

❷ **표준적인 선 자세에 비해 넙다리모음근육의 「이는곳」「닿는곳」의 거리가 길다.**
→ 넙다리모음근육에 근력 저하가 있거나, 근력 저하가 되기 쉬운 상태일지도 모른다.

운동 지도에 활용하는 '학습방법'의 팁

선 자세와 넙다리근막긴장근·넙다리모음근육

「골반 앞경사가 작은(골반 뒤경사) 타입·허리를 둥글게 구부린 자세」로 예를 들면, 허리통증이 있는 사람에 대해 지금까지 각 장에서 배운 지식을 종합하면 아래와 같은 예측이 됩니다.

❶ **근긴장(유연성 저하)이 있을지도 모르는 근육은 ① 배곧은근, ② 큰볼기근, ③ 햄스트링**

❷ **근력 저하가 있을지도 모르는 근육은 ① 척주세움근, ② 엉덩허리근, ③ 넙다리곧은근, ④ 넙다리근막긴장근, ⑤ 넙다리모음근육**

한편, 「골반 앞경사가 큰 타입·허리를 뒤로 젖힌 자세」의 사람의 경우에는 아래의 예측이 가능합니다.

❶ **근긴장(유연성 저하)이 있을지도 모르는 근육은 ① 척주세움근, ② 엉덩허리근, ③ 넙다리곧은근, ④ 넙다리근막긴장근, ⑤ 넙다리모음근육**

❷ **근력 저하가 있을지도 모르는 근육은 ① 배곧은근, ② 큰볼기근, ③ 햄스트링**

실제로 체크해 보고 그렇다면, 유연성 저하에 대해서는 유연성을 높이는 운동을 실시하고, 근력 저하에 대해서는 근력 트레이닝을 실시하면 골반의 앞뒤 당김 상태(기초 장력)를 바꿀 수 있습니다. 그러면 골반의 앞경사가 개선되기 쉬워지고, 허리에 부담이 경감되어 결과적으로 허리통증에 도움이 될지도 모릅니다.

5

Chapter 6

자세(관상면의 뼈배열)와 「엉덩관절 모음·벌림」 작용을 하는 근육의 「근육 컨디션」

여기에서는 자세(관상면의 뼈배열=좌우 밸런스)와 「엉덩관절 모음·벌림」 작용을 하는 근육의 「근육 컨디션」과의 관련에 대해 정리해 두겠습니다.

「골반의 좌우 기울기가 큰 타입」의 자세

「엉덩관절 모음·벌림」 작용을 하는 근육의 좌우 근육 컨디션(유연성이나 근력 등)에 차이가 있는 경우에 대해 확인합니다.

우선 다음 그림에서 엉덩관절 벌림·모음에 작용하는 근육의 이는곳과 닿는곳을 확인해 보겠습니다.

◆ 엉덩관절 벌림 작용의 근육

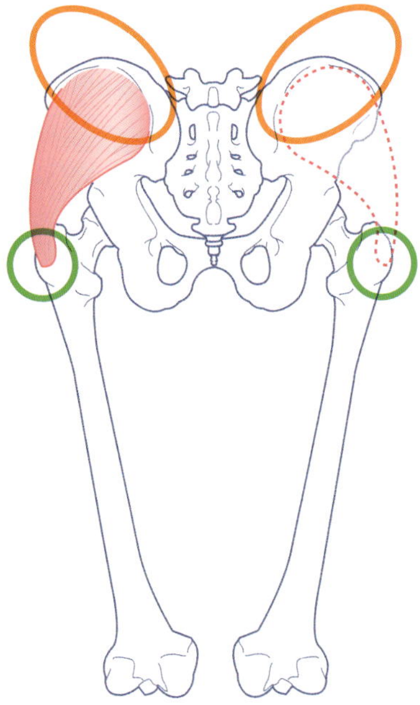

중간볼기근

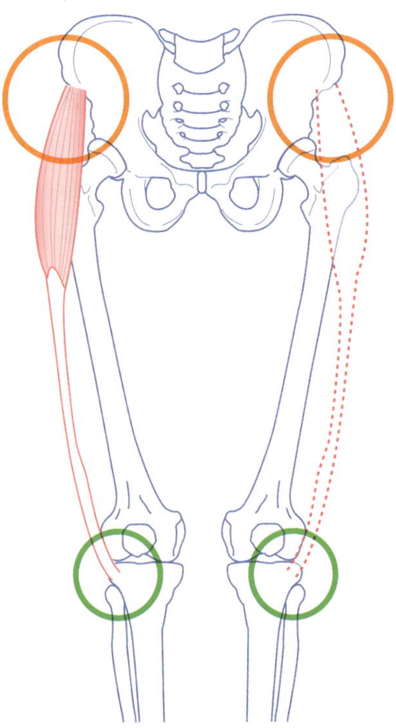

넙다리근막긴장근

엉덩관절 모음 작용의 근육

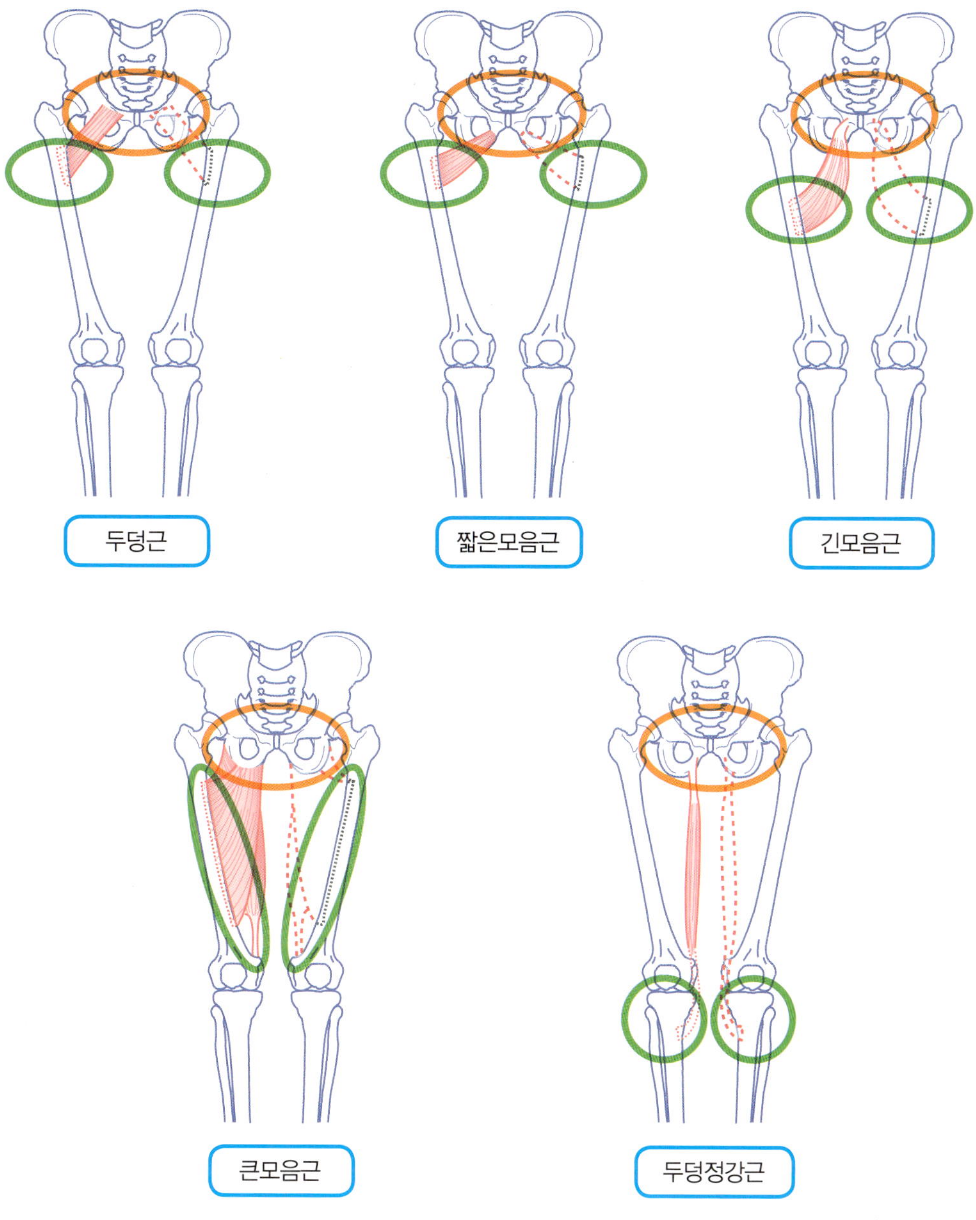

(앞에서 본 모습)

엉덩관절의 벌림·모음에 작용하는 근육의 이는곳과 닿는곳에서 생각해 보면 이러한 근육 컨디션은 **관상면(좌우의 밸런스)에서 골반과 넙다리뼈의 배열 등**에 나타나는 것을 알 수 있습니다.

넙다리근막긴장근과 두덩정강근은 정강뼈에 붙어 있기 때문에 넙다리뼈와 종아리뼈의 배열과도 관계가 있습니다.

따라서 이러한 근육의 근육 컨디션(유연성이나 근력 등)에 좌우 차이가 있으면「골반 좌우 기울기가 큰 타입」의 자세(뼈의 배열)가 됩니다. 바로 누운 자세에서는「좌우 다리의 길이 차이」의 요인이 되기도 합니다.

반대로 말하면,「골반의 좌우 기울기가 큰 타입」의 사람은 엉덩관절 벌림·모음에 작용하는 근육 컨디션(유연성이나 근력 등)에 좌우 차이가 있는 것을 생각할 수 있습니다.

◆ 외관상 보이는 다리 길이의 차이(오른쪽 다리가 짧은 예)

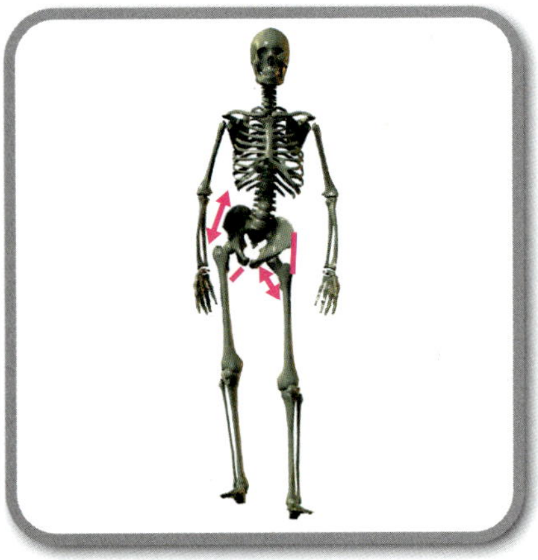

바로 누운 자세

그림에서 바로 누운 자세로「외관상 다리 길이」가 오른쪽 다리가 짧습니다.

이 경우 뼈의 배열에서 보면 엉덩관절의 모음근과 벌림근의 좌우 길이에 차이가 있음을 알 수 있습니다.

예를 들어, 엉덩관절 모음근에서는 오른쪽이 더 짧고, 벌림근에서는 왼쪽이 더 짧다는 식입니다.

살펴보면 재미있는 것은 바로 누운 자세에서「외관상 다리 길이」가 오른쪽 다리가 짧아진(골반의 오른쪽이 올라감) 경우는 선 자세가 되면「골반의 왼쪽이 올라감」이 되는 경우가 많습니다.

바로 누운 자세와 선 자세의 「외관상 다리 길이」가 다른 예

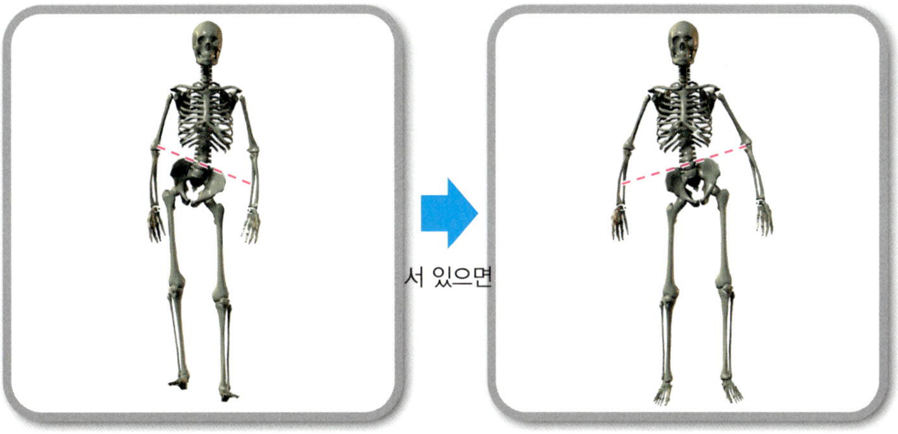

바로 누운 자세　　　　선 자세

※ 골반의 좌우 기울기가 큰 타입의 선 자세에서는 몸통 부위의 가쪽굽힘에 작용하는 근육과 다른 근육의 컨디션에도 좌우 차이를 볼 수 있습니다.

※ 「외관상 다리 길이의 차이」에는 엉덩관절에 걸친 근육이나 무릎관절에 걸친 근육, 몸통 부위의 근육 컨디션 외에 엉치엉덩관절, 엉덩관절, 무릎관절, 발목관절 등의 컨디션 등 다른 요인도 관련이 있습니다.

Chapter 7

중간볼기근, 넙다리근막긴장근, 넙다리모음근육의 유연성을 보는 방법

중간볼기근, 넙다리근막긴장근, 넙다리모음근육의 유연성 저하를 판단하는 하나의 기준으로 활용하기 바랍니다.

중간볼기근의 유연성을 보는 방법(예)

방법

① 옆으로 누운 자세를 하며 양쪽 엉덩관절을 110도 굽힙합니다.

② 아래의 엉덩관절, 무릎관절을 폄하고 아래 다리는 몸쪽과 일직선이 되도록 합니다. 위쪽 엉덩관절이 30도 이상 모음하는지 확인합니다(골반은 바닥과 수직 상태를 유지합니다).

③ 위쪽 엉덩관절 30도 굽힘 자세에서도 30도 이상 모음하는지 확인합니다(골반은 바닥과 수직 상태를 유지합니다).

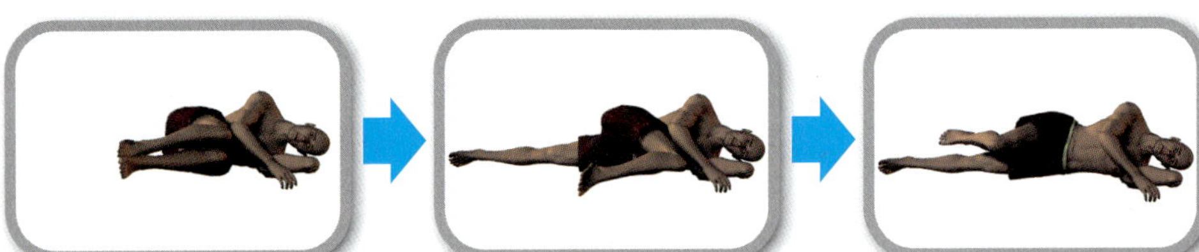

판단 기준

엉덩관절 굽힘 자세가 30~110도 정도이고, 엉덩관절 모음이 30도 미만이면 중간볼기근 주위에 유연성 저하가 있을지도 모릅니다.

중간볼기근의 유연성이 저하된 사람의 특징

① 엉덩관절 모음의 움직임이나 골반을 좌우로 기울이는 움직임이 충분히 이루어지지 않을 수 있습니다.

② 중간볼기근의 유연성에 좌우 차이가 있는 경우는 「골반 좌우의 기울기가 큰 타입」의 선 자세일지도 모릅니다(P.73 ③ 그림 참조).

5

넙다리근막긴장근의 유연성을 보는 방법(예)

방법

① 옆으로 누운 자세를 합니다.

② 양쪽 엉덩관절, 무릎관절을 90도로 굽힙니다.

③ 그대로 위쪽 엉덩관절을 폄(신전)합니다.

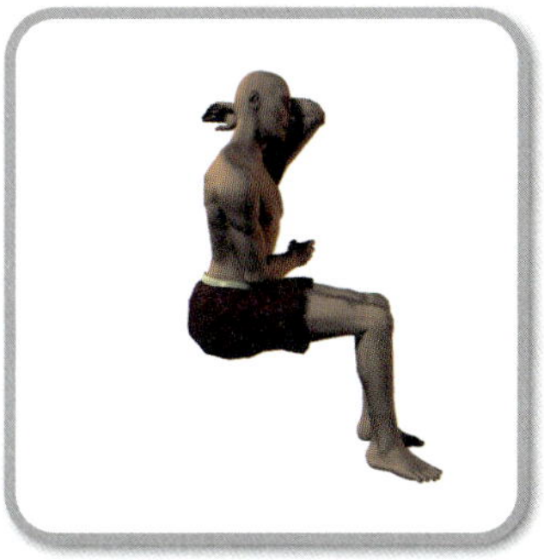

위에서 본 모습

판단 기준

이때, 넙다리근막긴장근의 주위에 유연성 저하, 근긴장이 없는 경우에는 넙다리뼈 큰돌기보다 무릎이 10cm 정도 아래로 내려간 위치에서 엉덩관절 폄(신전)이 가능합니다. 넙다리근막긴장근 주위에 유연성 저하, 근긴장이 있으면 무릎은 올라갑니다=엉덩관절은 벌림합니다.

넙다리근막긴장근에 근긴장 (유연성 저하)이 없는 경우

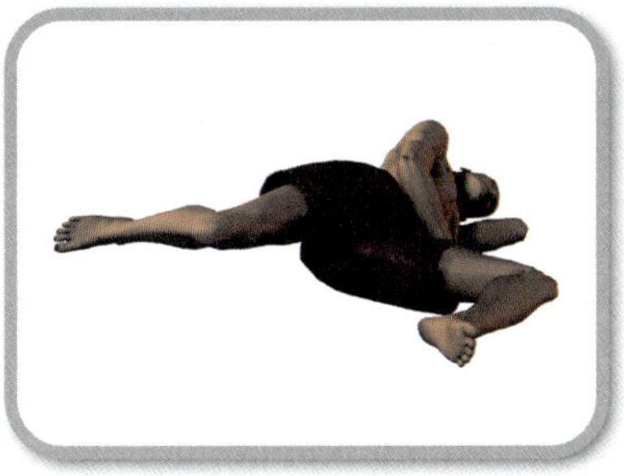

넙다리근막긴장근 주위에 유연성 저하, 근긴장이 없으면 넙다리뼈 큰돌기보다 10cm 정도 무릎이 내려간 상태에서 엉덩 관절 폄이 가능하다.

넙다리근막긴장근에 유연성 저하(근긴장)가 있는 경우

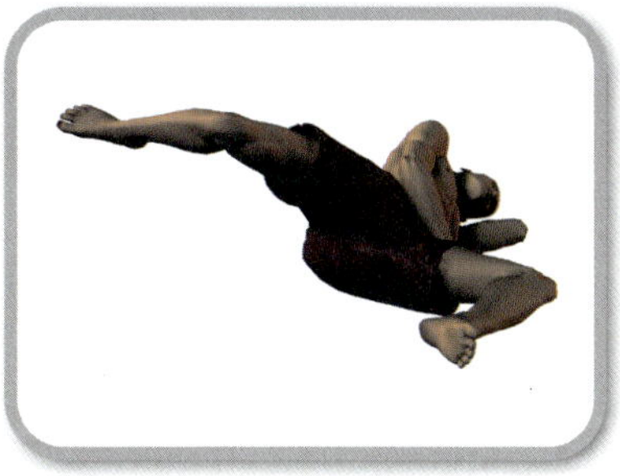

넙다리근막긴장근 주위에 유연성 저하(근긴장)가 있으면, 엉덩관절 벌림을 동반 하는 엉덩관절 폄이 된다.

넙다리근막긴장근의 유연성이 저하된 사람의 특징

① 「골반 앞경사가 큰 타입·허리를 뒤로 젖힌 자세」일지도 모릅니다(P.74 ① 그림 참조).

② 유연성에 좌우 차이가 있는 경우에는 「골반 좌우 기울기가 큰 타입」 또는 「골반 위치의 비틀림이 큰 타입」의 선 자세일지도 모릅니다(P.74 ③ 그림 참조).

넙다리모음근육의 유연성을 보는 방법(예)

◉ 두덩정강근(박근)을 제외한 4개의 근육

방법

① 바로 누운 자세에서 한쪽 다리의 엉덩관절과 무릎관절을 굽힘하고 바닥에 수직으로 세웁니다(무리가 가지 않을 정도로 발꿈치를 엉덩이에 가깝게 가져갑니다).

② 무릎을 가쪽으로 벌리듯이 다리 가쪽을 바닥에 가깝게 합니다(엉덩관절을 벌림합니다).

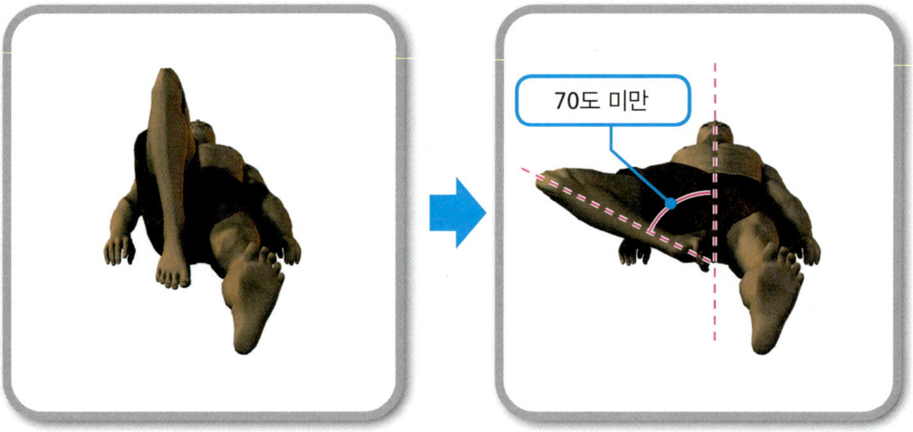

판단 기준

넙다리뼈가 70도 이상 벌어지지 않는 경우에는 두덩정강근을 제외한 넙다리모음근육에 유연성 저하가 있을지도 모른다고 생각하는 기준이 됩니다.

※ 다음 페이지의 그림처럼 발바닥을 서로 맞대고 양쪽 다리를 동시에 벌려 체크할 수도 있습니다.

다만, 이 검사에서는 종아리뼈(하퇴골)에 과다안쪽돌림 등의 치우침이 있을 경우, 넙다리모음근육에 유연성 저하가 없어도 엉덩관절 벌림이 충분히 이루어지지 않을 수 있습니다. 이 검사로 엉덩관절 벌림이 충분하지 않다고 판단되는 경우, 반드시 한쪽 다리씩 측정해 봅니다.

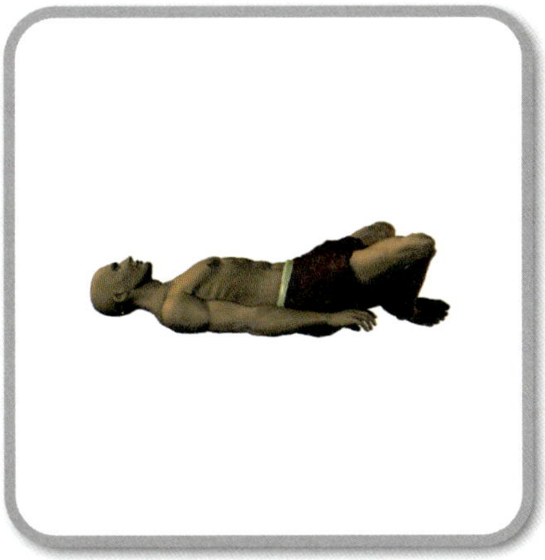

◉ 두덩정강근(박근)

방법

① 바로 누운 자세에서 무릎을 편 채로 최대한 다리를 밖으로 벌립니다. 이때 엉덩관절의 벌어진 각도를 봅니다.

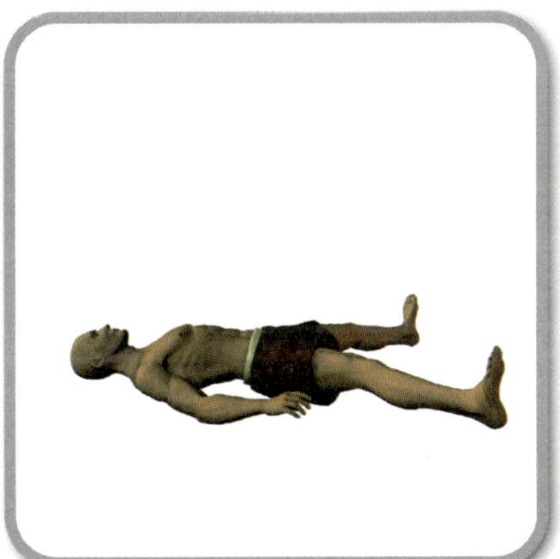

옆에서 본 모습

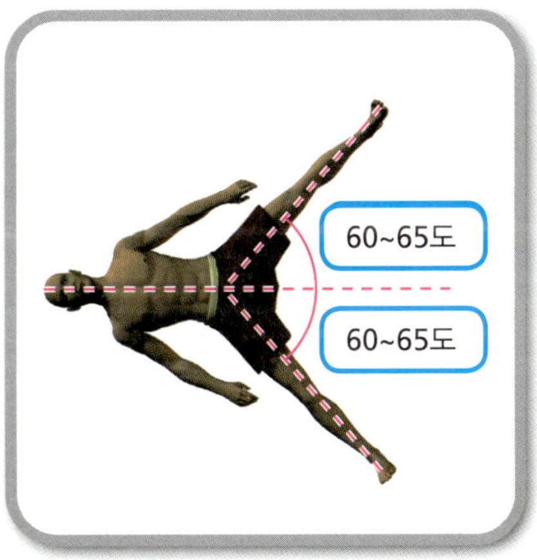

위에서 본 모습

판단 기준

다리의 벌어진 각도가 120~130도 정도(한쪽 다리는 60~65도 정도)를 기준으로 하며, 그 미만이면 두덩정강근의 유연성 저하가 있을지도 모릅니다.

넙다리모음근육의 유연성이 저하된 사람의 특징

① 「엉덩관절 폄」(골반 뒤경사)의 움직임이나 자세, 포즈를 잘 취할 수 없습니다.
「엉덩관절 폄」의 움직임으로 「허리 부위의 폄」이 커져 허리 부위에 과다폄(너무 젖혀짐)의 부하가 가해지기 쉬워집니다.

② 「엉덩관절 벌림」의 움직임을 충분히 할 수 없습니다(잘되지 않습니다).

③ 「골반 앞경사가 큰 타입·허리를 뒤로 젖힌 자세」일지도 모릅니다(P.74 ① 그림 참조).

④ 넙다리모음근육에서 유연성 저하의 좌우 차이가 있는 경우는 「골반 좌우 기울기가 큰 타입」의 자세일지도 모릅니다(p.73 ③ 그림 참조).

5

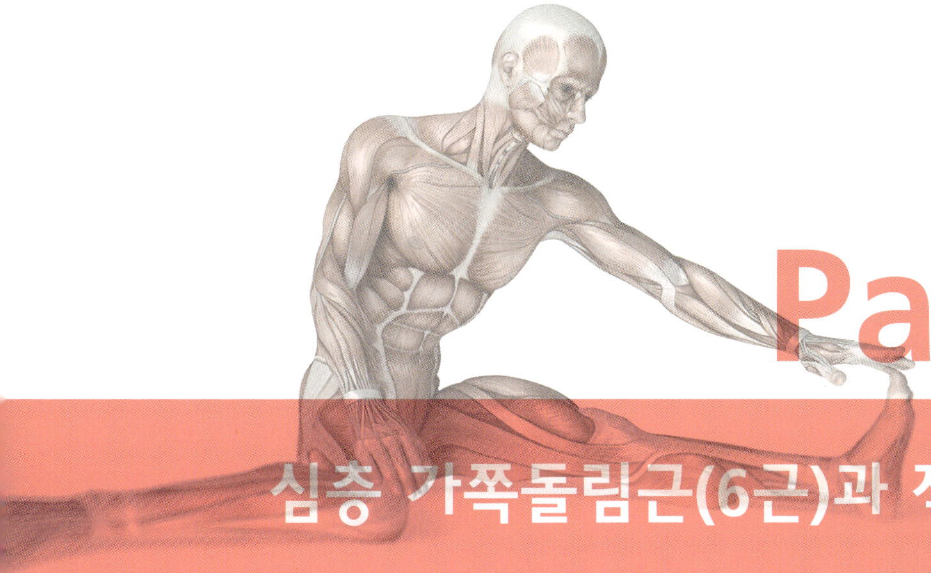

Part 6

심층 가쪽돌림근(6근)과 작은볼기근

- 엉덩관절의 가쪽돌림·안쪽돌림에 작용하는 근육 -

여기에서는「엉덩관절의 가쪽돌림·안쪽돌림에 작용하는 근육」으로 심층 가쪽돌림근(6근)과 작은볼기근을 다룹니다. 심층 가쪽돌림근(6근)은 엉덩관절 가쪽돌림의 주동근, 작은볼기근은 엉덩관절 안쪽돌림의 주동근입니다. 이들 근육으로부터「자세와 움직임」을 보기 위한 기초지식을 확인해 보겠습니다.

● 「엉덩관절의 가쪽돌림」에 작용하는 근육

주동근 심층 가쪽돌림근(6근)(궁둥구멍근, 위쌍동이근, 아래쌍동이근, 바깥폐쇄근, 속폐쇄근, 넙다리네모근), 큰볼기근

보조근 엉덩허리근, 넙다리빗근, 두덩근, 넙다리두갈래근, 중간볼기근, 작은볼기근, 긴모음근, 짧은모음근

● 「엉덩관절의 안쪽돌림」에 작용하는 근육

주동근 작은볼기근

보조근 반힘줄모양근, 반막모양근, 중간볼기근

Chapter 1

심층 가쪽돌림근(6근)(궁둥구멍근, 위쌍동이근, 아래쌍동이근, 바깥폐쇄근, 속폐쇄근, 넙다리네모근)의 이는곳 · 닿는곳과 작용

심층(깊은층)에서 엉덩관절을 가쪽돌림하는(넙다리뼈를 가쪽돌림하는) 작용을 가진 근육=궁둥구멍근, 위쌍동이근, 아래쌍동이근, 바깥폐쇄근, 속폐쇄근, 넙다리네모근을 총칭하여 「심층 가쪽돌림근(6근)」이라고 합니다.

심층 가쪽돌림근(6근)을 구성하는 근육

전체적인 그림으로 확인합니다.

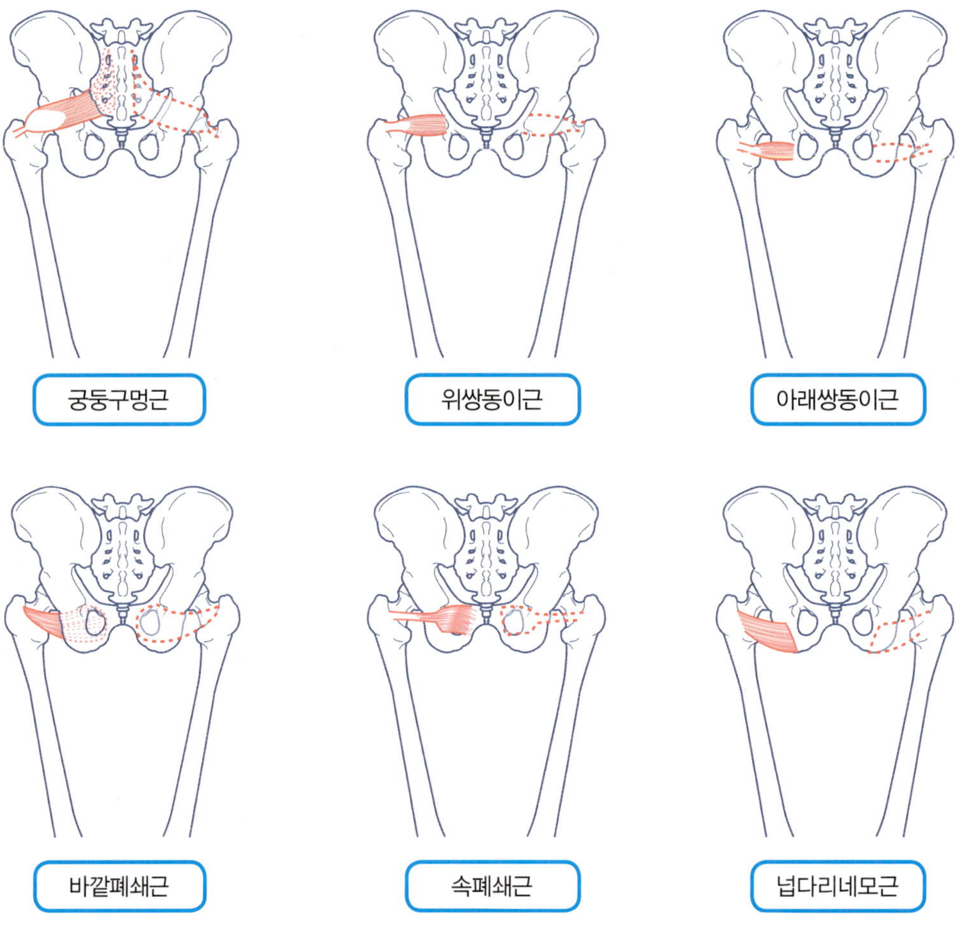

(뒤쪽에서 본 모습)

이는곳과 닿는곳의 확인

궁둥구멍근(이상근, piriformis muscle)

이는곳 : 엉덩뼈, 제2~4 엉치뼈 앞면
닿는곳 : 넙다리뼈 큰돌기

궁둥구멍근의 위, 아래에는 큰 혈관이나 신경이 지나가고 있어 매우 중요한 부위 중 하나입니다. 몸의 표면을 통해 궁둥구멍근의 위치를 대략 파악할 수 있도록 합니다.

또한, 인체 최대의 신경인 궁둥신경이 궁둥구멍근 아래에서 나와 넙다리 뒷면을 거의 수직으로 내려가고 있습니다(다만, 그 중에는 궁둥구멍근 자체를 통과하여 궁둥신경으로 나오는 사람도 있다고 합니다).

이 궁둥신경(도중에 여러가지 이름으로 달라집니다만)은 종아리와 다리 대부분의 피부, 넙다리 뒷면 근육, 종아리와 다리의 모든 근육으로 뻗어 있습니다. 궁둥신경 통증으로 진단을 받은 사람이 넙다리 뒷면에서 무릎 뒤, 종아리, 발까지 저림이나 통증 등을 느낄 수 있는 것은 이러한 인체 구조에 따릅니다.

궁둥구멍근의 이는곳과 닿는곳

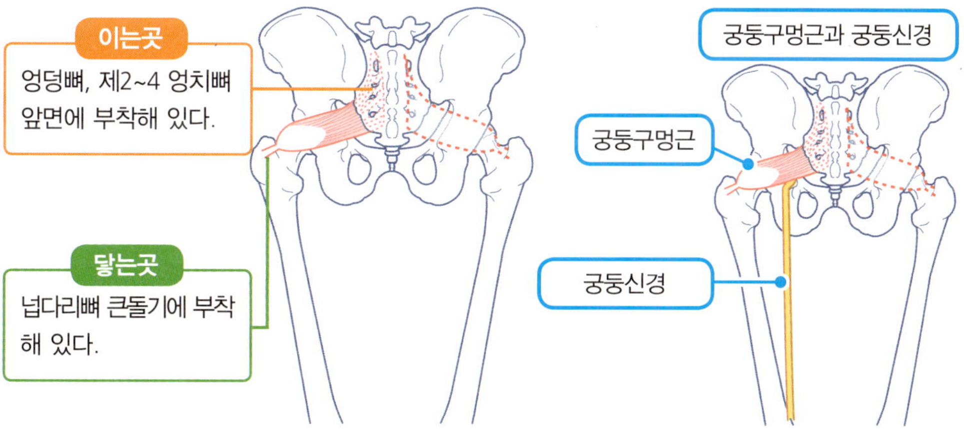

(뒤쪽에서 본 모습)

◉ 위쌍동이근(상쌍자근, superior gemellus muscle)

이는곳 : 궁둥뼈가시(좌골극)
닿는곳 : 속폐쇄근의 힘줄(넙다리뼈 큰돌기 안쪽면)

위쌍동이근의 이는곳과 닿는곳

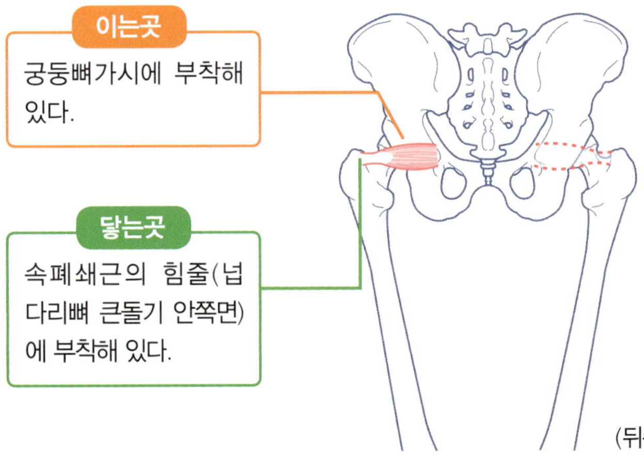

(뒤쪽에서 본 모습)

◉ 아래쌍동이근(하쌍자근, inferior gemellus muscle)

이는곳 : 궁둥뼈결절
닿는곳 : 속폐쇄근의 힘줄(넙다리뼈 큰돌기 안쪽면)

위쌍동이근과 아래쌍동이근은 이는곳과 닿는곳을 보면 위아래로 나뉜 쌍둥이 같은 근육입니다.

아래쌍동이근의 이는곳과 닿는곳

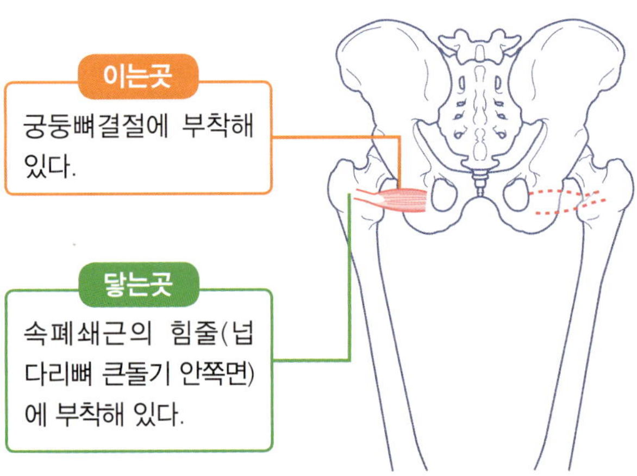

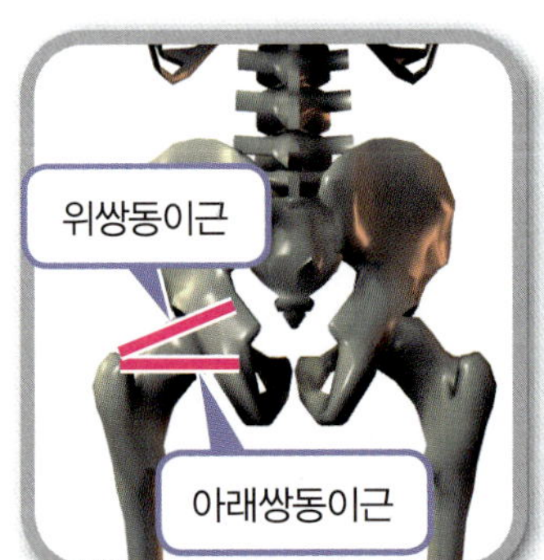

(뒤쪽에서 본 모습)

⊙ 바깥폐쇄근(외폐쇄근, obturator externus muscle)

이는곳 : (두덩뼈), (궁둥뼈), 폐쇄막 가쪽면

닿는곳 : 넙다리뼈의 돌기오목

◘ 바깥폐쇄근의 이는곳과 닿는곳

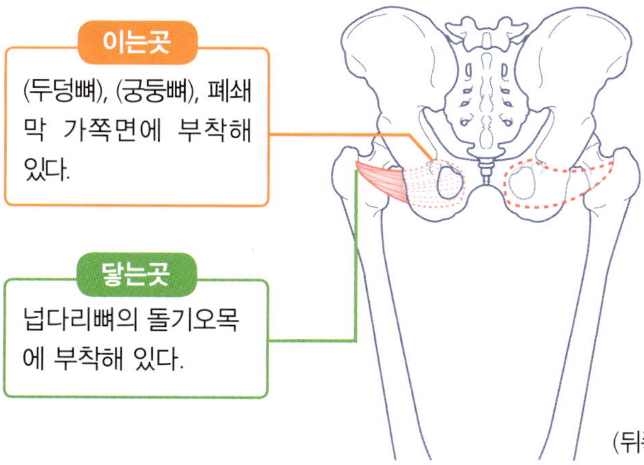

(뒤쪽에서 본 모습)

⊙ 속폐쇄근(내폐쇄근, obturator internus muscle)

이는곳 : (두덩뼈), (궁둥뼈), 폐쇄막 안쪽면

닿는곳 : 넙다리뼈의 돌기오목

◘ 속폐쇄근의 이는곳과 닿는곳

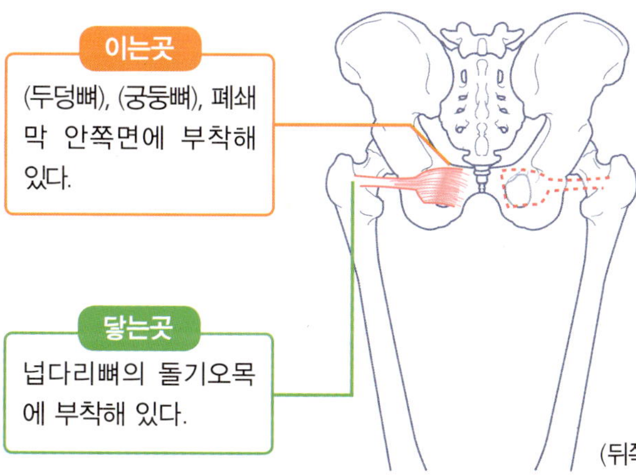

(뒤쪽에서 본 모습)

골반의 폐쇄구멍(폐쇄공)과 넙다리뼈 돌기오목의 위치 관계를 확인합니다.

넙다리뼈 돌기오목은 넙다리뼈의 뒤쪽 방향입니다. 거기에서 폐쇄구멍을 막는 「**폐쇄막**」 등에 **골반의 가쪽에 부착하는 것**이 「**바깥폐쇄근**」, **안쪽에 부착하는 것**이 「**속폐쇄근**」입니다.

골반의 폐쇄구멍과 넙다리뼈 돌기오목의 위치 관계

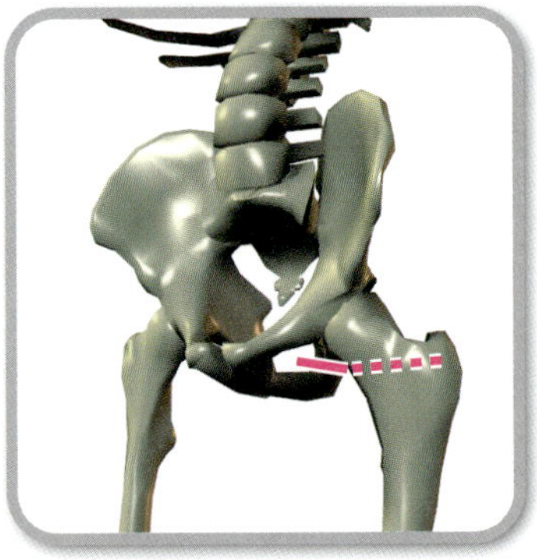

바깥폐쇄근

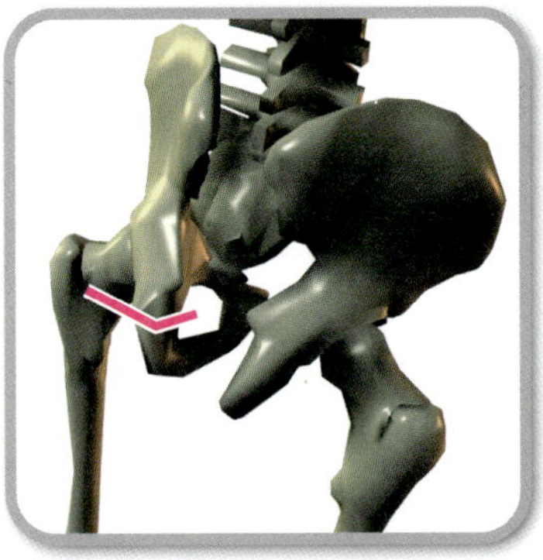

속폐쇄근

넙다리네모근(대퇴방형근, quadratus femoris muscle)

이는곳 : 궁둥뼈결절

닿는곳 : 넙다리뼈의 돌기사이능선

넙다리네모근의 이는곳과 닿는곳

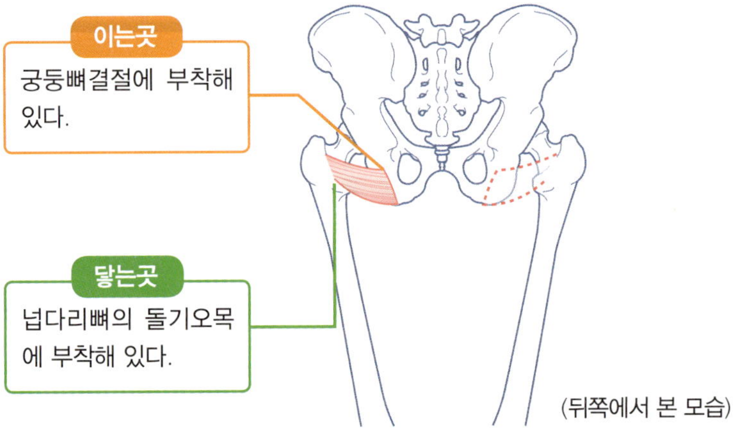

작용의 확인

「이는곳」을 A, 「닿는곳」을 B라 하고, 심층 가쪽돌림근(6근)의 작용을 확인해 보겠습니다(심층 가쪽돌림근(6근)의 이는곳과 닿는곳을 대략적으로 정리해 표시하고 있습니다).

심층 가쪽돌림근(6근)이 수축하면, A(이는곳)와 B(닿는곳)의 거리가 짧아집니다.

B(닿는곳)가 A(이는곳)에 가까워지면, 즉, 넙다리뼈 큰돌기가 골반에 가까워지면 「엉덩관절의 가쪽돌림」이 발생합니다.

또한, 옆에서 보면 A(이는곳)가 B(닿는곳)보다 약간 뒤쪽에 위치하고 있기 때문에 B(닿는곳)를 고정하고 양쪽의 심층 가쪽돌림근(6근)이 동시에 수축하면, 약간이지만 골반의 뒤경사가 발생합니다.

엉덩관절의 가쪽돌림

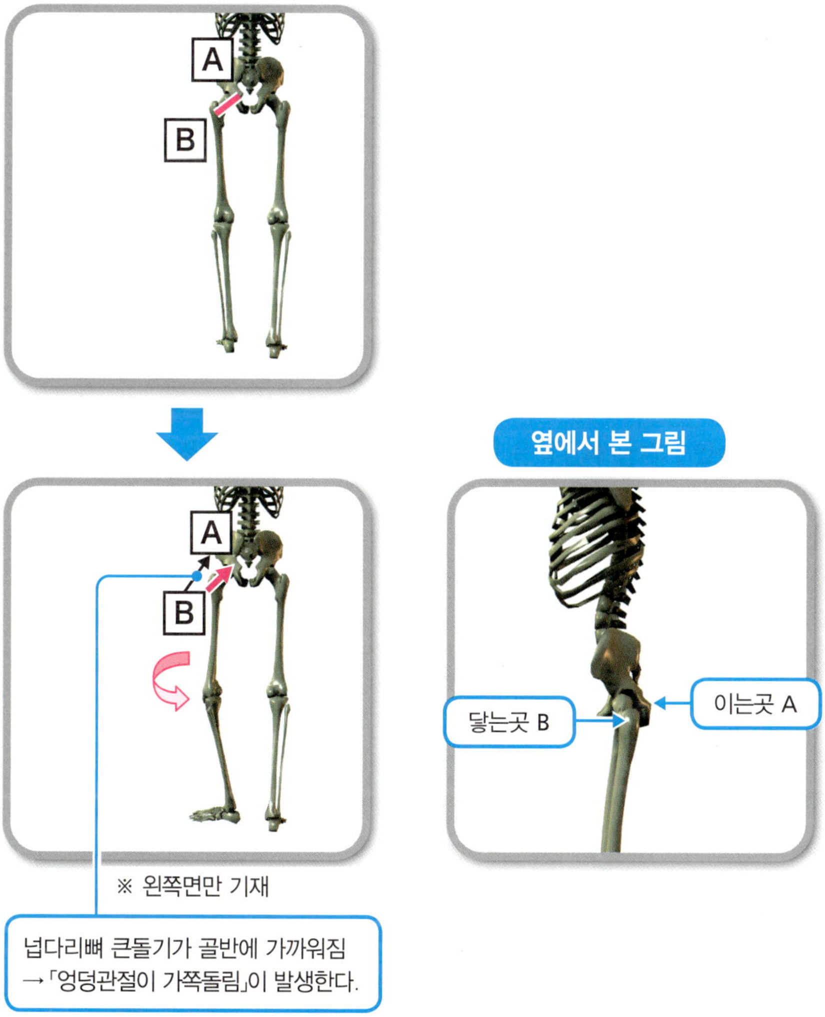

심층 가쪽돌림근(6근)은 심층으로 엉덩관절 운동의 중심점 주위에 부착하고 있기 때문에 엉덩관절의 안정성을 유지하는 기능이 있습니다.

궁둥구멍근은 엉치뼈에 부착해 있기 때문에 엉치뼈의 움직임과 엉치엉덩관절의 컨디션에도 영향을 미칩니다.

정리

	이는곳	닿는곳	주요 작용	지배신경
궁둥구멍근	엉덩뼈, 제2~4 엉치뼈 앞면	넙다리뼈 큰돌기	엉덩관절의 가쪽돌림, (폄, 벌림) (골반의 뒤경사)	엉치신경얼기 L4(L5), S1
위쌍동이근	궁둥뼈가시	속폐쇄근의 힘줄 (넙다리뼈 큰돌기 안쪽면)	엉덩관절의 가쪽돌림, (벌림, 모음) (골반의 뒤경사)	엉치신경얼기 L4~S2
아래쌍동이근	궁둥뼈결절	속폐쇄근의 힘줄 (넙다리뼈 큰돌기 안쪽면)	엉덩관절의 가쪽돌림, (벌림, 모음) (골반의 뒤경사)	엉치신경얼기 L4~S2
바깥폐쇄근	(두덩뼈), (궁둥뼈), 폐쇄막 가쪽면	넙다리뼈의 돌기오목	엉덩관절의 가쪽돌림, (모음)	폐쇄신경 L3~L4
속폐쇄근	(두덩뼈), (궁둥뼈), 폐쇄막 안쪽면	넙다리뼈의 돌기오목	엉덩관절의 가쪽돌림, (벌림, 모음) (골반의 뒤경사)	엉치신경얼기 L4~S2
넙다리네모근	궁둥뼈결절	넙다리뼈의 돌기사이능선	엉덩관절의 가쪽돌림, (모음) (골반의 뒤경사)	엉치신경얼기 L4~S1

※ 심층 가쪽돌림근(6근)=궁둥구멍근, 위쌍동이근, 아래쌍동이근, 바깥폐쇄근, 속폐쇄근, 넙다리네모근

Chapter 2

작은볼기근의 이는곳·닿는곳과 작용

볼기근은 표층에서 「큰볼기근」 → 「중간볼기근」 → 「작은볼기근」의 차례로 3개의 층으로 되어 있습니다. 작은볼기근은 중간볼기근에 의해 거의 덮여 있으며, 중간볼기근의 깊은곳에 있습니다 (P.83 참조).

이는곳과 닿는곳의 확인

작은볼기근은 어느 뼈에서 어느 뼈로 부착하는지 확인해 보겠습니다.

이는곳 : 엉덩뼈 뒷면(앞볼기근선과 아래볼기근선 사이)
닿는곳 : 넙다리뼈 큰돌기

비교적 넙다리뼈의 앞면에 부착되어 있다고 생각하면 됩니다.

작은볼기근의 이는곳·닿는곳

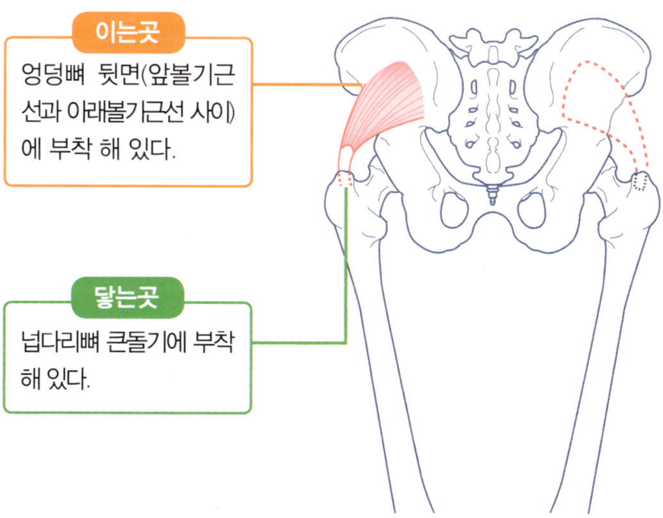

(뒤쪽에서 본 모습)

6

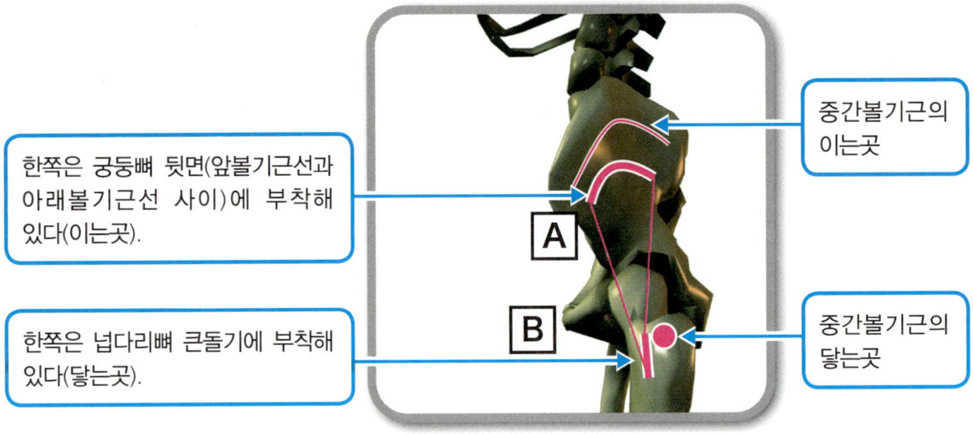

작용의 확인

「이는곳」을 A, 「닿는곳」을 B라 하고, 작은볼기근의 작용을 확인해 보겠습니다.

작은볼기근의 닿는곳은 표준 자세(선 자세)로 말하면 엉덩관절 운동의 중심보다 앞에 위치하므로 A(이는곳)의 위치는 그대로, 작은볼기근이 수축하면 B(닿는곳)가 A(이는곳)에 가까워집니다=**엉덩관절의 안쪽돌림**이 발생합니다.

또한, 옆에서 보면 A(이는곳)가 약간 B(닿는곳)보다 앞쪽에 위치하고 있으므로, B(닿는곳)를 고정하고 양쪽 작은볼기근을 동시에 수축하면, 약간이지만 골반의 앞경사가 발생할 수도 있습니다.

◆ 엉덩관절의 안쪽돌림

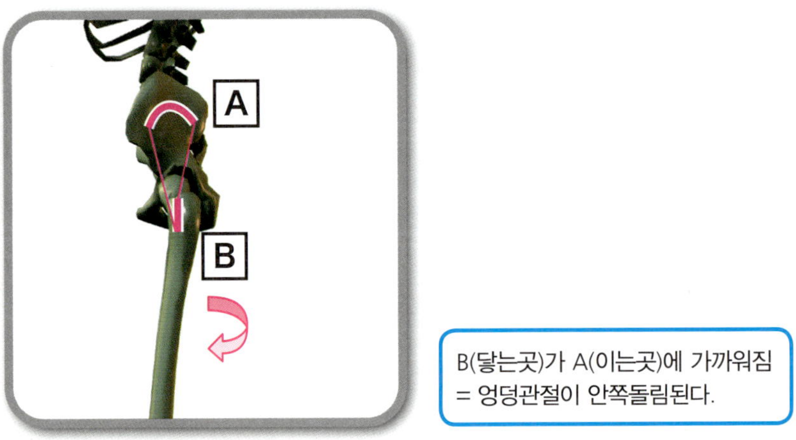

6

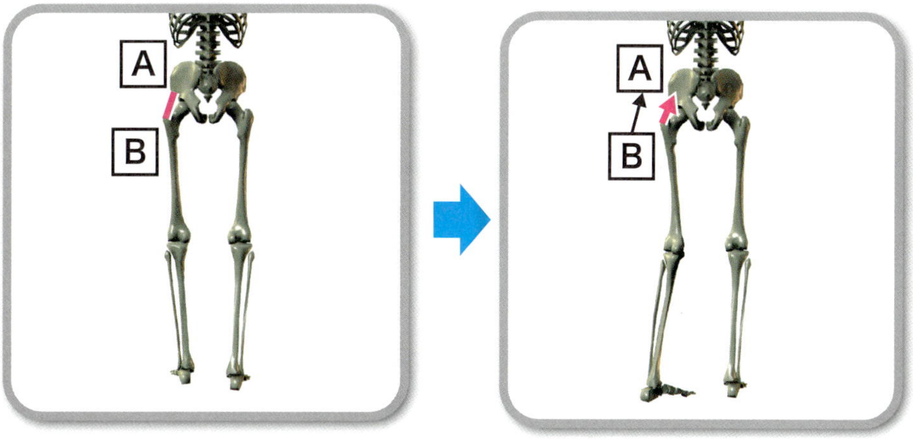

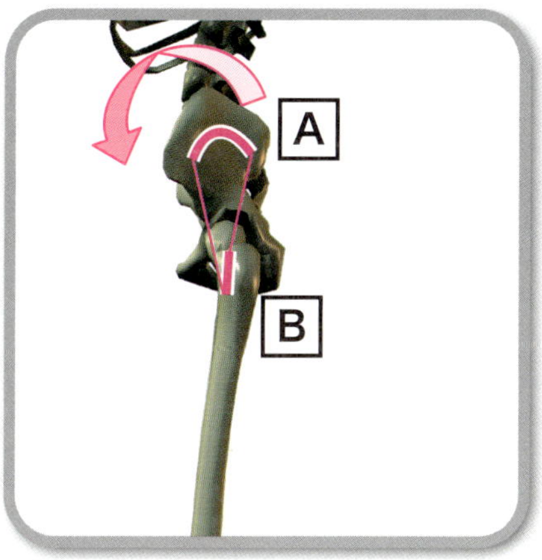

옆에서 보면, A(이는곳)는 B(닿는곳)보다 약간 앞쪽에 위치하기 때문에 B(닿는곳)를 고정하고 양쪽 작은볼기근을 동시에 수축하면 약간이지만 골반의 앞경사가 발생할 수도 있다.

기타 작용

엉덩관절의 굽힘, 폄, 벌림, 가쪽돌림의 보조근으로도 작용합니다.

정리

	이는곳	닿는곳	주요 작용	지배신경
작은볼기근	엉덩뼈 뒷면(앞볼기근선과 아래볼기근선 사이)	넙다리뼈 큰돌기	엉덩관절의 안쪽돌림, 벌림(굽힘, 폄, 가쪽돌림)	위볼기신경 L4~S1

※ 작은볼기근은 중간볼기근보다 깊은곳에 존재한다.

Chapter 3

엉덩관절 가쪽돌림-안쪽돌림의 움직임으로 보는 「심층 가쪽돌림근(6근), 큰볼기근과 작은볼기근의 근육 컨디션」

여기에서는 엉덩관절 가쪽돌림의 주동근인 심층 가쪽돌림근(6근), 큰볼기근과 엉덩관절 안쪽돌림의 주동근인 작은볼기근의 근육 컨디션과 「엉덩관절 가쪽돌림-안쪽돌림의 움직임」에 대해 확인해 보겠습니다.

엉덩관절의 가쪽돌림-안쪽돌림 운동과 심층 가쪽돌림근(6근)·큰볼기근·작은볼기근의 관계

심층 가쪽돌림근(6근), 큰볼기근과 작은볼기근은 엉덩관절 가쪽돌림-안쪽돌림의 운동에서 정확히 서로 반대 작용을 하는 길항관계입니다.

엉덩관절 가쪽돌림의 움직임이 충분하지 않은 경우

엉덩관절 가쪽돌림의 움직임을 충분히 실시하기 위해서는 「심층 가쪽돌림근(6근), 큰볼기근이 충분히 수축한다(짧아진다)=심층 가쪽돌림근(6근)·큰볼기근의 근력」과 「작은볼기근이 충분히 이완된다(길어진다)=작은볼기근의 유연성」이 필요합니다.

따라서 엉덩관절 가쪽돌림의 움직임이 충분하지 못한 사람은 다음 두 가지로 추측됩니다(두 가지 모두 해당되는 경우도 있습니다).

❶ 심층 가쪽돌림근(6근), 큰볼기근의 근력 저하가 있을지도 모른다.
❷ 작은볼기근의 유연성 저하가 있을지도 모른다.

엉덩관절 안쪽돌림의 움직임이 충분하지 않은 경우

마찬가지로 엉덩관절 안쪽돌림의 움직임을 충분히 실시하기 위해서는 「작은볼기근이 충분히 수축한다(짧아진다)=작은볼기근의 근력」과 「심층 가쪽돌림근(6근)·큰볼기근이 충분히 이완된다(길어진다)=가쪽돌림근(6근), 큰볼기근의 유연성」이 필요합니다.

따라서 엉덩관절 안쪽돌림의 움직임이 충분하지 못한 사람은 다음 두 가지로 추측됩니다(두 가지 모두 해당되는 경우도 있습니다).

❶ 작은볼기근의 근력 저하가 있을지도 모른다.

❷ 심층 가쪽돌림근(6근), 큰볼기근의 유연성 저하가 있을지도 모른다.

정리

- **엉덩관절 가쪽돌림에서는**

  → 심층 가쪽돌림근(6근), 큰볼기근 : 수축(「이는곳」과 「닿는곳」의 거리가 짧아진다), 작은볼기근 : 이완(「이는곳」과 「닿는곳」의 거리가 길어진다).

- **엉덩관절 가쪽돌림의 움직임이 충분하지 않은 경우**

  → 심층 가쪽돌림근(6근), 큰볼기근의 근력 저하, 또는 작은볼기근의 유연성이 저하될 가능성이 있다(양쪽 모두 해당될 수 있다).

- **엉덩관절 안쪽돌림에서는**

  → 작은볼기근 : 수축(「이는곳」과 「닿는곳」의 거리가 짧아진다), 심층 가쪽돌림근(6근), 큰볼기근 : 이완(「이는곳」과 「닿는곳」의 거리가 길어진다).

- **엉덩관절 안쪽돌림의 움직임이 충분하지 않은 경우**

  → 작은볼기근의 근력 저하 또는 심층 가쪽돌림근(6근), 큰볼기근의 유연성이 저하될 가능성이 있다(양쪽 모두 해당될 수 있다).

선 자세(골반 앞경사 상태)로 보는「심층 가쪽돌림근(6근)과 작은볼기근의 근육 컨디션」

여기에서는 선 자세(골반 앞경사 상태)와「심층 가쪽돌림근(6근)과 작은볼기근의 근육 컨디션」에 대해 생각해 보겠습니다.

골반 앞경사가 작은(골반 뒤경사) 타입·허리를 둥글게 구부린 자세

심층 가쪽돌림근(6근)이 짧아지면「골반을 뒤경사」시키고, 작은볼기근이 짧아지면「골반을 앞경사」시키는 경향이 있습니다. 그렇다면「골반 앞경사가 작은(골반 뒤경사) 타입·허리를 둥글게 구부린 자세」의 경우 다음과 같이 말할 수 있습니다.

❶ 표준적인 선 자세에 비해 심층 가쪽돌림근(6근)의「이는곳」「닿는곳」의 거리가 짧다.

→ 심층 가쪽돌림근에 근긴장(유연성의 저하)이 있을지도 모른다.

❷ 표준적인 선 자세에 비해 작은볼기근의「이는곳」「닿는곳」의 거리가 길다.

→ 작은볼기근에 근력 저하가 있거나 근력 저하가 일어나기 쉬운 상태일 수도 있다.

골반 앞경사가 큰 타입·허리를 뒤로 젖힌 자세

한편,「골반 앞경사가 큰 타입·허리를 뒤로 젖힌 자세」인 사람을 생각해 보겠습니다.

❶ 표준적인 선 자세에 비해 작은볼기근의「이는곳」「닿는곳」의 거리가 짧다,

→ 작은볼기근에 근긴장(유연성 저하)이 있을지도 모른다.

❷ 표준적인 선 자세에 비해 심층 가쪽돌림근(6근)의「이는곳」「닿는곳」의 거리가 길다.

→ 심층 가쪽돌림근(6근)에 근력 저하가 있거나 근력 저하가 일어나기 쉬운 상태일 수 있다.

운동 지도에 활용하는 '학습방법'의 팁

선 자세와 작은볼기근 · 심층 가쪽돌림근(6근)

「골반 앞경사가 작은(골반 뒤경사) 타입 · 허리를 둥글게 구부린 자세」로 예를 들면, 허리통증을 겪는 사람에 대해 앞에서 배운 지식을 종합하면 다음과 같이 예측할 수 있습니다.

❶ 근긴장(유연성 저하)이 있을지도 모르는 근육은 ① 배곧은근, ② 큰볼기근, ③ 햄스트링, ④ 심층 가쪽돌림근(6근)

❷ 근력 저하가 있을지도 모르는 근육은 ① 척주세움근, ② 엉덩허리근, ③ 넙다리곧은근, ④ 넙다리근막긴장근, ⑤ 넙다리모음근육, ⑥ 작은볼기근

한편, 「골반 앞경사가 큰 타입 · 허리를 뒤로 젖힌 자세」를 가진 사람의 경우, 다음과 같은 예측이 가능합니다.

❶ 근긴장(유연성 저하)이 있을지도 모르는 근육은 ① 척주세움근, ② 엉덩허리근, ③ 넙다리곧은근, ④ 넙다리근막긴장근, ⑤ 넙다리모음근육, ⑥ 작은볼기근
❷ 근력 저하가 있을지도 모르는 근육은 ① 배곧은근, ② 큰볼기근, ③ 햄스트링, ④ 심층 가쪽돌림근(6근)

실제로 체크해 보고 그렇다면, 유연성 저하에 대해서는 유연성을 높이는 운동을, 근력 저하에 대해서는 근력 트레이닝을 통해 골반의 전후 당김 상태(기초 장력)를 바꿀 수 있습니다. 그러면 골반의 앞경사 상태도 개선되기 쉬워지고, 허리에 부담이 경감되어 결과적으로 허리통증이 개선될지도 모릅니다.

Chapter 5

심층 가쪽돌림근(6근), 작은볼기근의 유연성을 보는 방법

심층 가쪽돌림근(6근), 작은볼기근 주위의 유연성 저하를 판단하는 하나의 기준으로서 활용합니다.

심층 가쪽돌림근(6근)의 유연성을 보는 방법(예) ①

방법

① 허리 넓이 만큼 다리를 벌린 바로 누운 자세입니다.

② 이때, 엉덩관절은 약간 가쪽돌림되는 것을 표준으로 생각합니다(무릎뼈가 약간 가쪽을 향하고 있습니다).

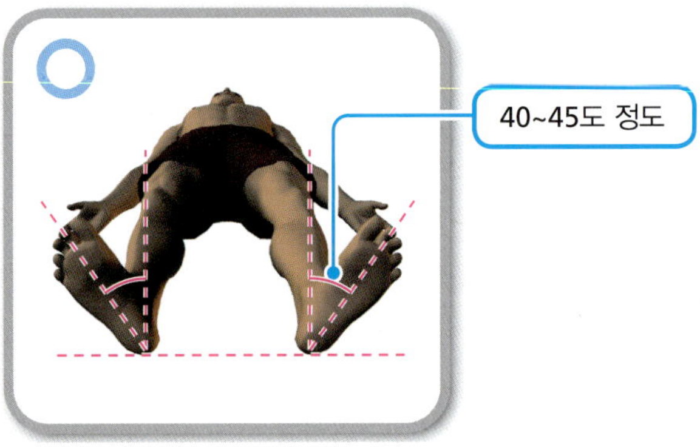

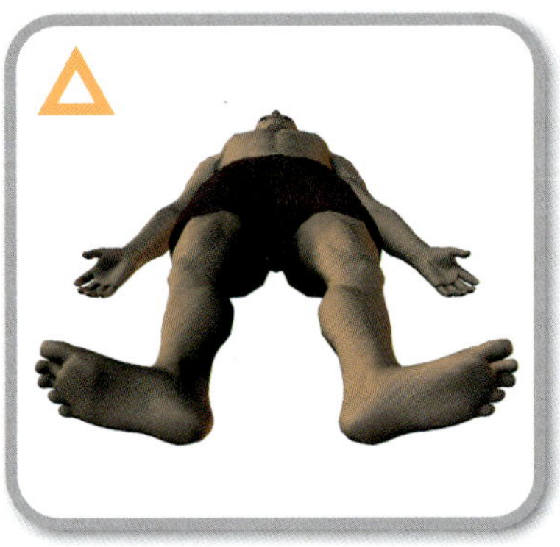

양쪽 엉덩관절의 과도한 가쪽돌림 자세

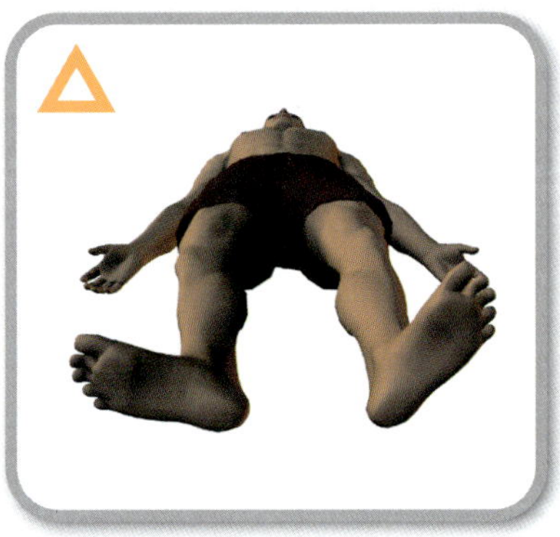

오른쪽 엉덩관절의 과도한 가쪽돌림 자세

판단 기준

발바닥이 벌어진 상태로 말하면 40~45도 정도가 기준입니다. 이보다 많이 벌어지면 심층 가쪽돌림근(6근)의 유연성이 저하되어 있을지도 모릅니다.

엉덩관절의 가쪽·안쪽돌림 상태는 예를 들면「골반 위치의 비틀림」등도 관련되어 있습니다. 여기에서는「골반 위치의 비틀림」은 없다고 가정하고 살펴봅니다.

또한, 다리가 벌어지는 각도에는 엉덩관절 외에 무릎관절, 다리, 발관절의 컨디션이나 그들을 에워싼 근육 컨디션 등도 관계하고 있지만, 여기에서는 이번 장의 주제인「심층 가쪽돌림근(6근)」,「작은볼기근」의 근육 컨디션만 살펴봅니다.

심층 가쪽돌림근(6근)의 유연성을 보는 방법(예) ②

방법

① 엎드린 자세를 한다.

② 엎드린 자세에서 엉덩관절은 약간 안쪽돌림하는 것이 표준이다(무릎뼈가 약간 안쪽을 향하고 있다).

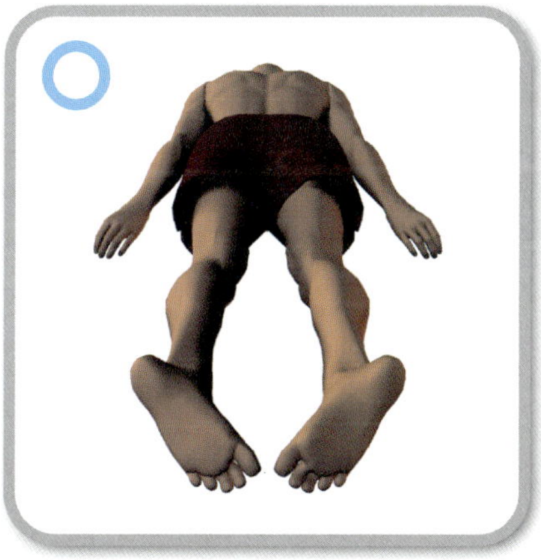

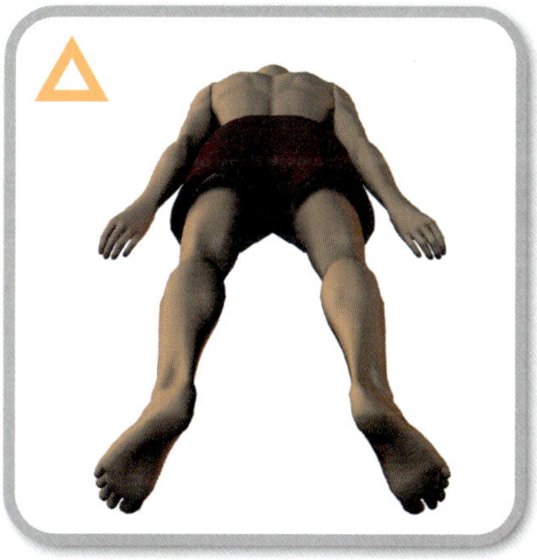

양쪽 엉덩관절의 과도한 가쪽돌림 자세

판단 기준

엎드린 자세에서는 종아리도 안쪽을 향하고, 발은 발바닥굽힘되어 양쪽 다리는 역팔자(八字) 모양으로 되는 것이 표준입니다. 엎드린 자세에서도 엉덩관절이 가쪽돌림되어 있으면, 심층 가쪽돌림근(6근)의 유연성이 저하되어 있을지도 모릅니다.

심층 가쪽돌림근(6근)의 유연성이 저하된 사람의 특징

① 바로 누운 자세에서 엉덩관절이 가쪽돌림되어 있습니다.

② 엎드린 자세에서도 엉덩관절이 가쪽돌림되어 있습니다.

③ 좌우의 심층 가쪽돌림근(6근)에서 유연성 저하의 차이가 있는 경우는 선 자세에서 유연성 저하가 있는 쪽(바로 누운 자세로 과도한 가쪽돌림이 있는 쪽)의 골반 끝이 앞으로 나와 있을지도 모릅니다(「골반 위치의 비틀림이 큰 타입」의 선 자세).

④ 「골반 앞경사가 작은(골반 뒤경사) 타입·허리를 둥글게 구부린 자세」일지도 모릅니다(P.72 ① 그림 참조).

◆ 오른쪽 심층 가쪽돌림근(6근) 유연성 저하의 예

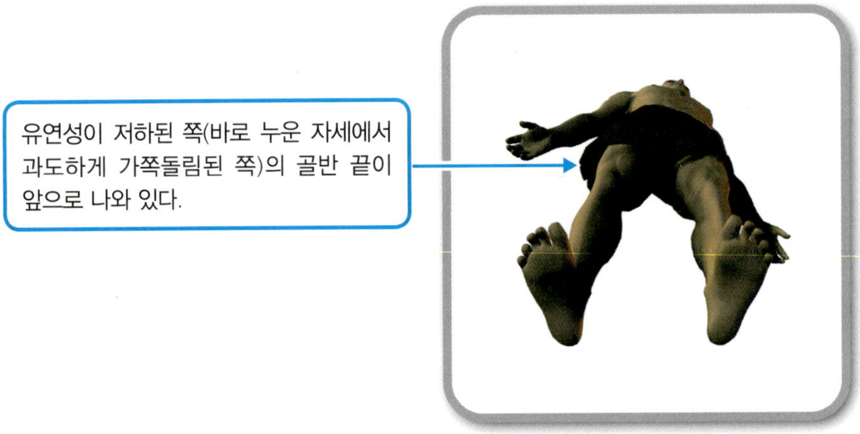

(선 자세를 아래에서 본 모습)

6

작은볼기근의 유연성을 보는 방법(예)

방법

① 바로 누운 자세를 합니다.

② 엉덩관절의 안쪽돌림 상태를 봅니다.

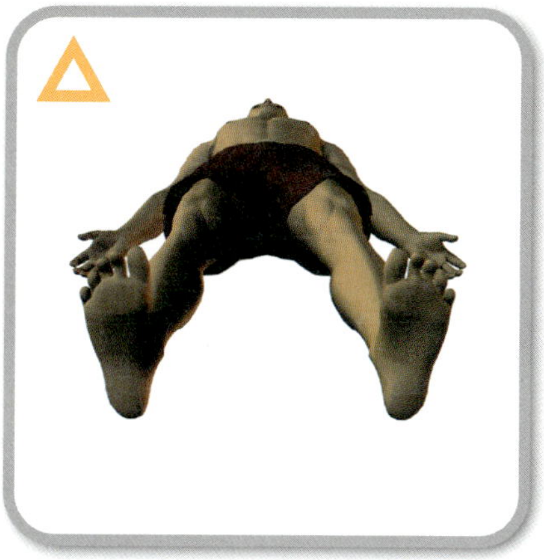

양쪽 엉덩관절의 과도한 안쪽돌림

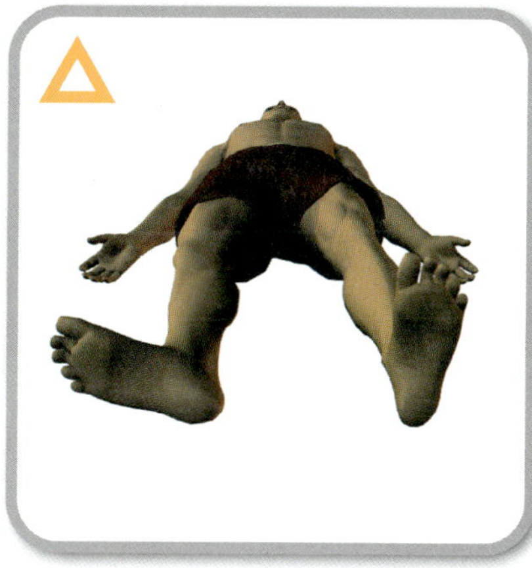

왼쪽 엉덩관절의 과도한 안쪽돌림

판단 기준

바로 누운 자세에서 엉덩관절의 안쪽돌림 상태가 커집니다.

작은볼기근의 유연성이 저하된 사람의 특징

① 좌우 작은볼기근에서 유연성 저하의 차이가 있는 경우는 선 자세에서 유연성이 저하되고 있는 쪽의 골반 끝이 뒤쪽으로 빠져 있을지도 모릅니다(「골반 위치의 비틀림이 큰 타입」의 선 자세).

② 「골반 앞경사가 큰 타입 · 허리를 뒤로 젖힌 자세」일지도 모릅니다(P.74 ① 그림 참조).

왼쪽 작은볼기근 유연성 저하의 예

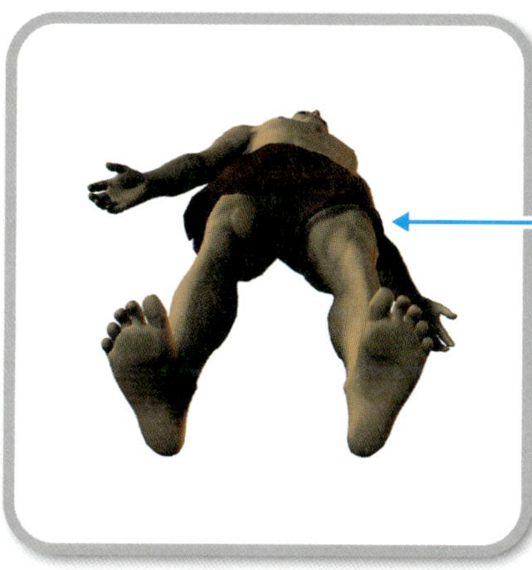

유연성이 저하된 쪽(바로 누운 자세로 과도하게 안쪽돌림된 쪽)의 골반 끝이 뒤쪽으로 젖혀져 있다.

(선 자세를 아래에서 본 모습)

6

Column

'코어'라고 불리는 공간

가로막, 배가로근, 뭇갈래근, 골반바닥근육으로 둘러싸인 공간은 「코어」라고 불리기도 합니다. 「코어」에 대한 정의는 지도자 단체 문헌에 따라 다양합니다. 여기에서는 본문에 등장하지 않는 가로막이나 골반바닥근육에 대해서 간단히 이야기하고자 합니다.

◉ 가로막(횡격막, diaphragm)

가로막은 흉강과 복강의 경계에 있으며, 갈비뼈 아래에 쭉 이어져 전체적으로 원형의 천장 형태로 흉강 안쪽으로 솟아 오른 모양을 하고 있습니다. 또한, 뒤쪽에서 뭉치듯이 모여 허리뼈에 늘어지게 연결되어 있습니다.

「막」이라고 하면 무엇인가 「얇은 것」이라는 이미지가 있을지도 모르지만, 가로막의 경우는 「단단하고 견고한 근육」이라고 인식하는 것이 좋을 듯 합니다.

이 가로막이 주로 작용하는 호흡이 복식호흡이며, 복식호흡을 통한 가로막의 작용을 확인해 봅니다.

복식호흡 시 숨을 내쉬면 아랫배에 힘이 들어가 움푹 들어가게 됩니다. 이때 가로막은 이완되며 원형 천장(돔 모양)으로 올라가고 폐를 아래에서 밀어 올리는 상태가 됩니다. 그러면 폐의 용량은 작아지게 되고 공기가 밖으로 나오게 되는 것입니다.

이것이 숨을 내쉬고 있는 상태입니다. 힘을 주어 아랫배를 움푹 들어가게 하는 것은 배가로근(복횡근) 등이 수축하는 것이지, 가로막이 수축하는 힘이 아니라는 것에 주의합니다.

복식호흡으로 숨을 들이마실 때는 움푹 들어간 배를 이완시키고, 배를 부풀리도록 합니다. 이때 가로막은 수축하여 팽팽한 상태가 되고 하강하여 흉강이 확대되게 됩니다. 그러면 폐의 용량이 증가하게 되고 공기가 폐로 들어오게 되는 것입니다.

◉ 골반바닥근육(pelvic floor muscles)

골반바닥에서 골반 내 장기를 아래 쪽에서 지탱하고 있는 근육입니다. 항문과 요도, 질을 단단히 조여 주는 역할도 하고 있습니다.

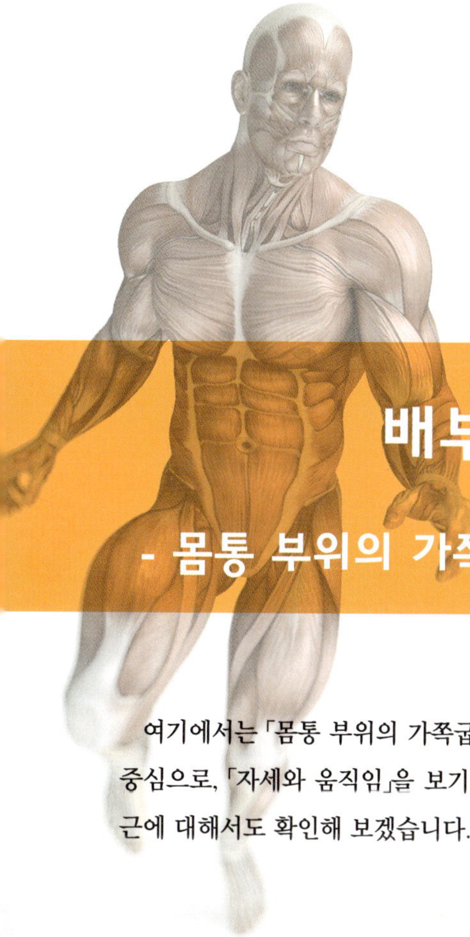

Part 7

배부위·등부위 근육과 넓은등근

- 몸통 부위의 가쪽굽힘·돌림(회전)에 작용하는 근육 등 -

여기에서는「몸통 부위의 가쪽굽힘 · 돌림에 작용하는 근육」으로써 배바깥빗근, 배속빗근, 허리네모근을 중심으로,「자세와 움직임」을 보기 위한 기초 지식을 확인해 봅니다. 또한, 짧은등근육, 배가로근, 넓은등근에 대해서도 확인해 보겠습니다.

● '몸통 부위의 가쪽굽힘'에 작용하는 근육

주동근 배바깥빗근, 배속빗근, 허리네모근, 척주세움근

보조근 배곧은근, 짧은등근육

● '몸통 부위의 돌림'에 작용하는 근육

주동근 배바깥빗근, 배속빗근, 짧은등근육, 척주세움근

Chapter 1

배부위 근육(배곧은근, 배바깥빗근, 배속빗근, 배가로근, 허리네모근)의 이는곳·닿는곳과 작용

배부위의 근육은 다층 구조로 되어 있습니다. 먼저 이 구조를 이해합니다.

배부위 근육의 구조

배부위의 가로단면(횡단면)에서 보면 배부위 근육은 아래 그림처럼 다층 구조로 되어 있습니다.

배부위 앞면에서 볼 때 가장 표층이 되는 것이 **배곧은근(복직근)**입니다. 그 아래층이 **배바깥빗근(외복사근)**, 또한 그 아래층이 **배속빗근(내복사근)**입니다.

또한, 배속빗근 아래층이 **배가로근(복횡근)**으로, **엉덩허리근(장요근)**과 **허리네모근(요방형근)**이 배부위의 뒤벽(후벽)을 이루고 있습니다.

배부위 근육의 가로단면 모형도

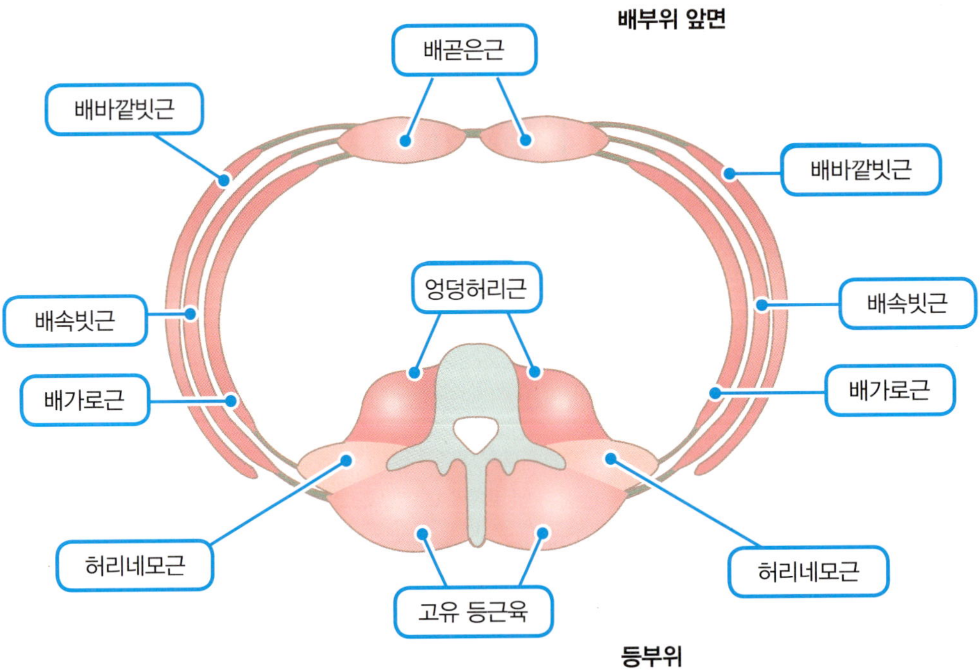

7

배부위 근육의 다층 구조

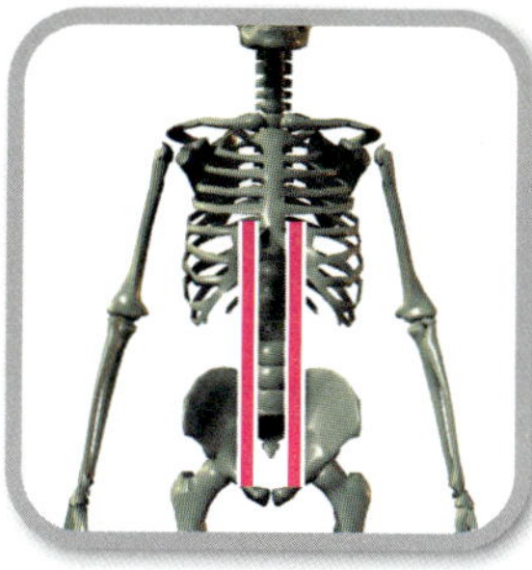

배곧은근

앞쪽에서 볼 때 가장 표층에 있다.

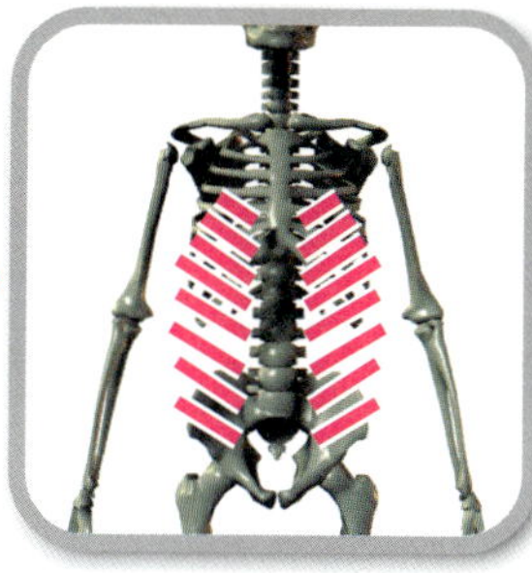

배바깥빗근

배곧은근의 아래층

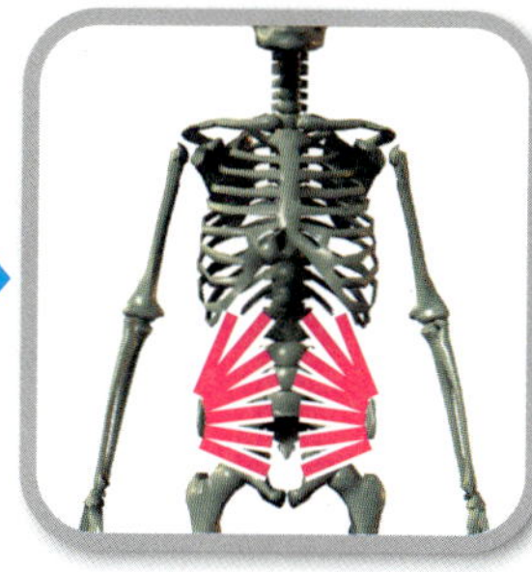

배속빗근

배바깥빗근의 아래층

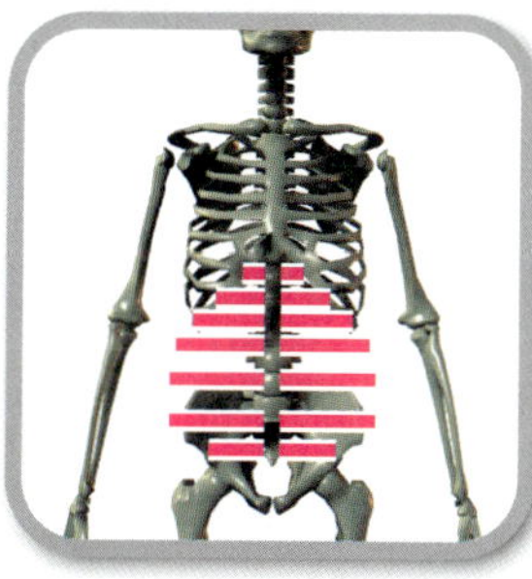

배가로근

배속빗근의 아래층

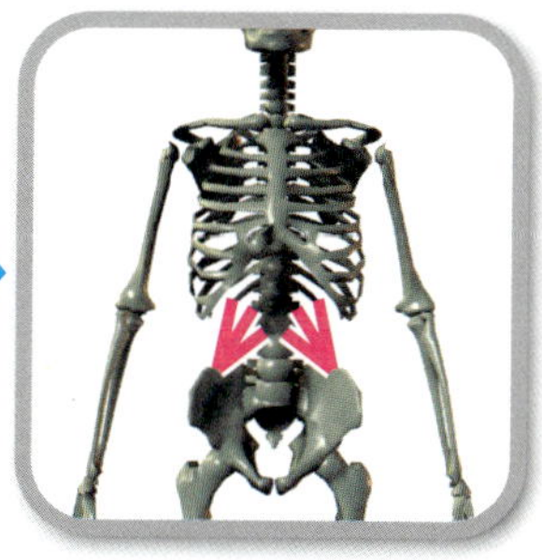

허리네모근

엉덩허리근과 함께 배부위의 뒤벽(등쪽)에 있다.

이는곳과 닿는곳의 확인

배부위 근육의 이는곳·닿는곳을 확인해 나갑니다. 배곧은근에 대해서는 part 2의 p.54를 참조하시기 바랍니다.

배바깥빗근(외복사근, external oblique abdominal muscle)

이는곳 : 제5~12 갈비뼈

닿는곳 : 배곧은근집(복직근초), 백색선(linea alba), 엉덩뼈능선

배바깥빗근의 작용을 확인할 때, 「근육의 주행」을 이해해두면 도움이 됩니다. 배바깥빗근을 앞에서 보면, 가쪽 위에서 중앙 아래로 주행하고 있습니다. 「바지 속에 손 넣기」 방향이라고 기억해 둡니다.

배바깥빗근의 이는곳과 닿는곳

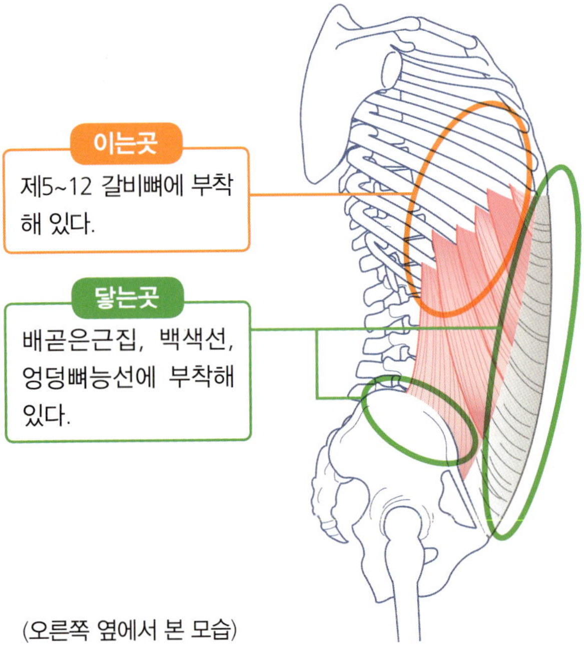

(오른쪽 옆에서 본 모습)

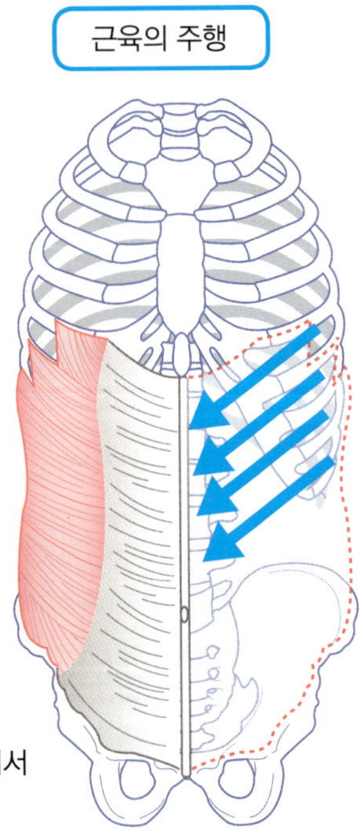

배바깥빗근을 앞쪽에서 보면 가쪽 위에서 중앙 아래로 주행하고 있다.

7

◉ 배속빗근(내복사근, internal oblique abdominal muscle)

이는곳 : 등허리근막(흉요근막), 엉덩뼈능선, 샅고랑인대

닿는곳 : 제10~12 갈비뼈, 배곧은근집, 백색선

배속빗근의 주행도 확인해 둡니다.

배속빗근은 앞에서 보면 가쪽 아래에서 중앙 위로 주행하고 있다는 그림을 기억해 둡니다.

배속빗근의 이는곳과 닿는곳

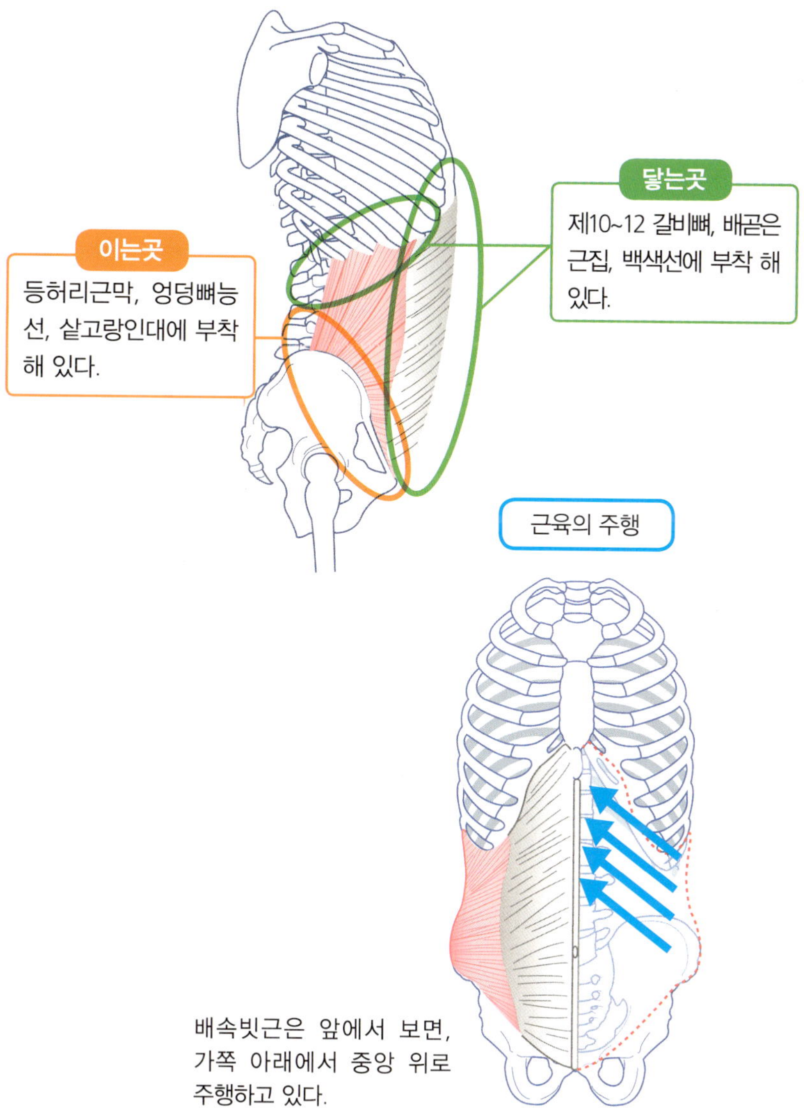

⊙ 배가로근(복횡근, transversus abdominis muscle)

이는곳 : 제7~12 갈비뼈, 등허리근막, 엉덩뼈능선, 샅고랑인대

닿는곳 : 배곧은근집

◇ 배가로근의 이는곳과 닿는곳

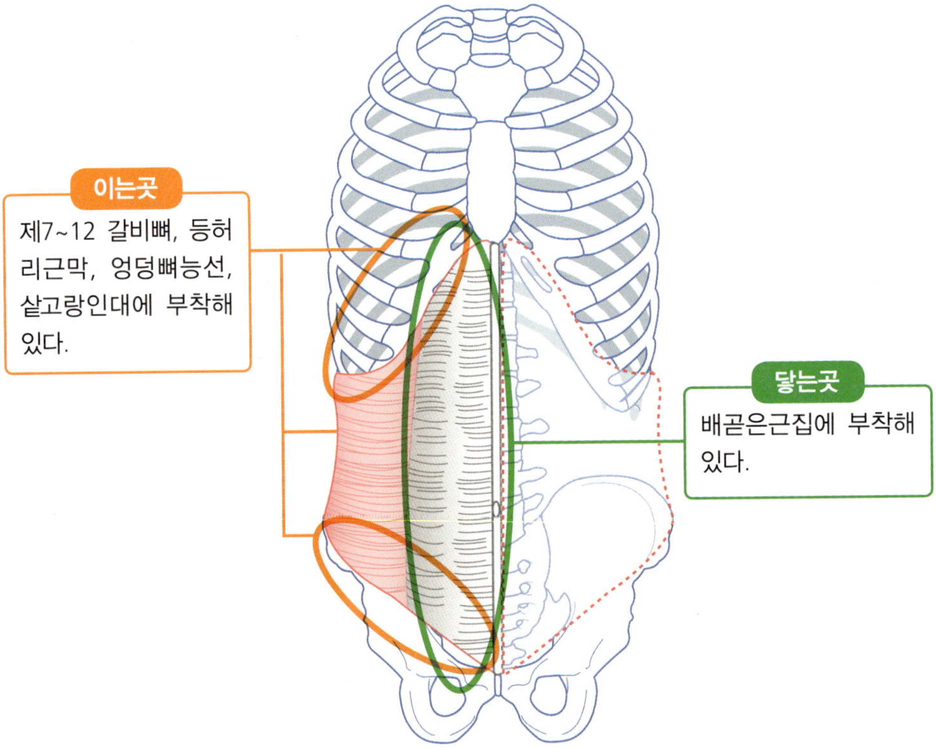

(앞에서 본 모습)

허리네모근(요방형근, quadratus lumborum muscle)

이는곳 : 엉덩뼈능선, 등허리근막

닿는곳 : 제12 갈비뼈, 제1~4 허리갈비뼈돌기

허리네모근의 이는곳과 닿는곳

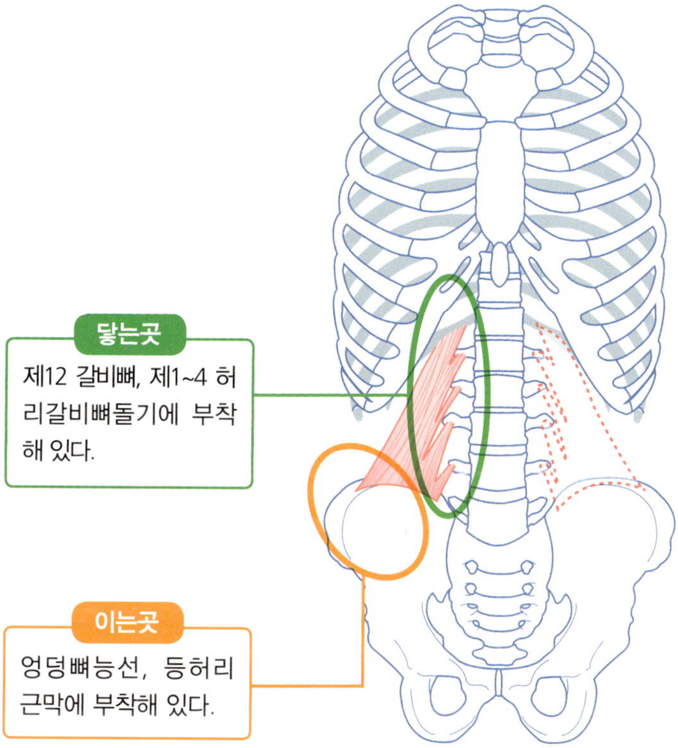

(앞에서 본 모습)

7

작용의 확인

배바깥빗근과 배속빗근

(1) 몸통 부위의 굽힘

배바깥빗근과 배속빗근은 **몸통 부위의 굽힘 작용**이 있습니다.

◆ 몸통 부위의 굽힘

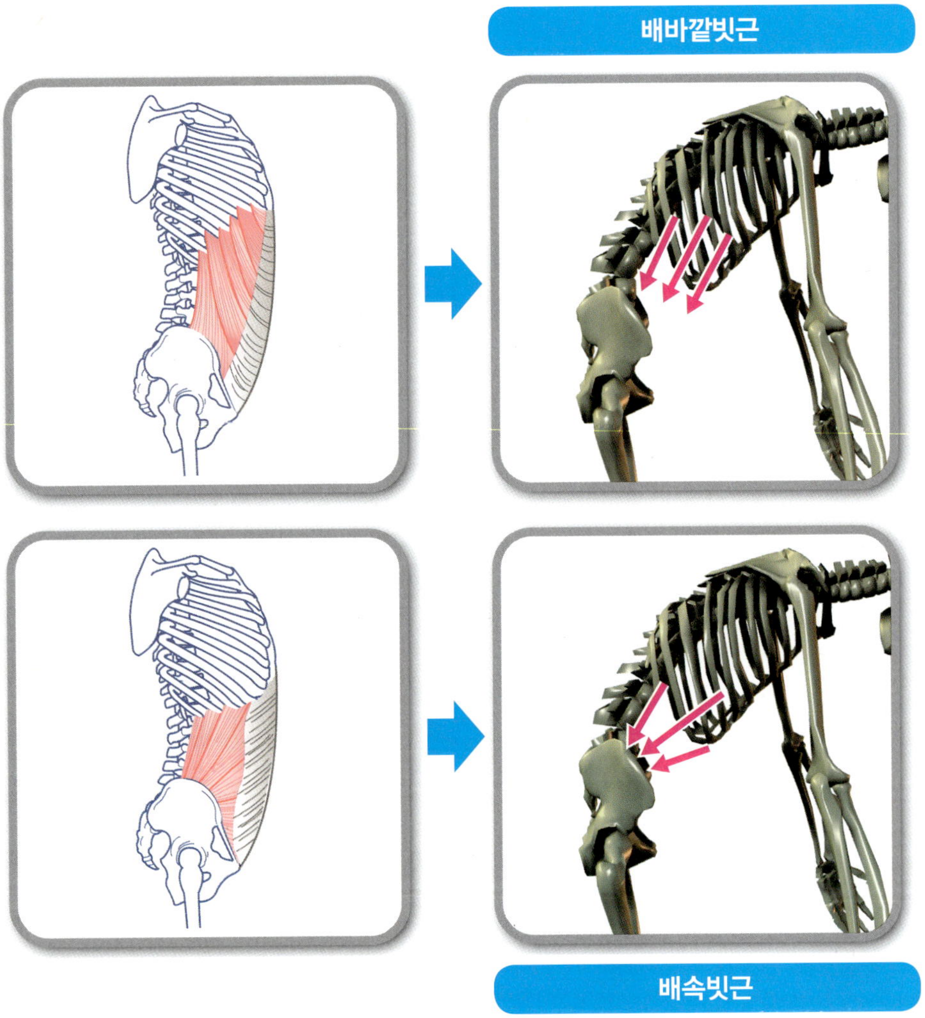

(2) 몸통 부위의 가쪽굽힘(측굴)

배바깥빗근과 배속빗근은 **몸통 부위의 가쪽굽힘 작용**이 있습니다

배바깥빗근이 한쪽만 수축하면「몸통 부위의 가쪽굽힘」이 발생합니다.

배속빗근이 한쪽만 수축하면「몸통 부위의 가쪽굽힘」이 발생합니다.

◆ 몸통 부위의 가쪽굽힘

배바깥빗근

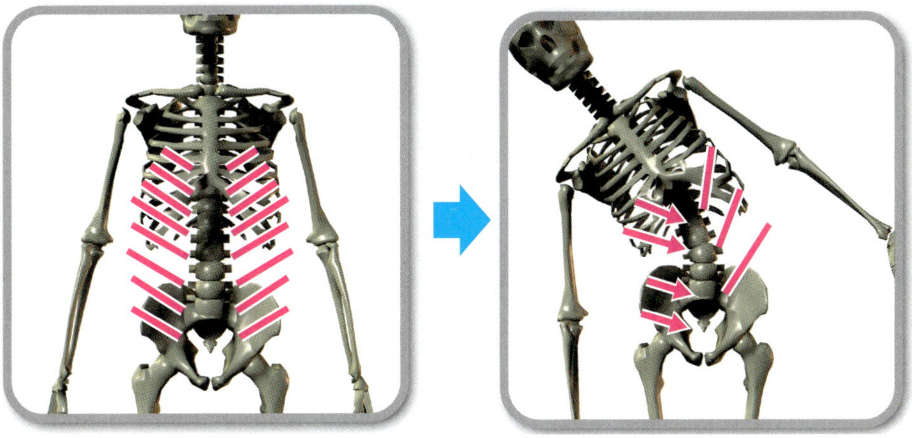

배속빗근

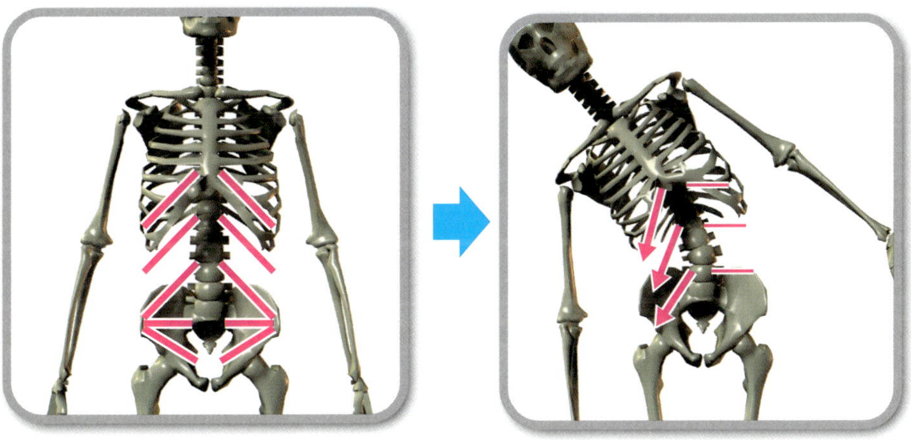

(3) 몸통 부위의 돌림(회전)

몸통 부위의 왼쪽 돌림을 예를 들어 확인해 보겠습니다.

배바깥빗근과 배속빗근의 「근육의 주행」을 기억합니다. 배바깥빗근은 「주머니에 손을 넣는 방향」= 가쪽 위에서 중앙 아래로, 배속빗근은 가쪽 아래에서 중앙 위로 주행합니다.

몸통 부위의 왼쪽 돌림은 근육의 주행에 따라 **오른쪽 배바깥빗근**과 **왼쪽 배속빗근**이 작용하여 발생합니다.

오른쪽 배바깥빗근과 왼쪽 배속빗근이 수축함으로써 가슴우리의 오른쪽이 왼쪽 볼기뼈(골반)에 가까워 지도록 몸통 부위가 왼쪽 돌림하는 것입니다.

배부위 근육으로 말하면 몸통 부위의 돌림은 반대쪽 배바깥빗근과 배속빗근의 층을 넘어선 협동 작용에 의해서 발생하는 것입니다.

몸통 부위의 왼쪽 돌림

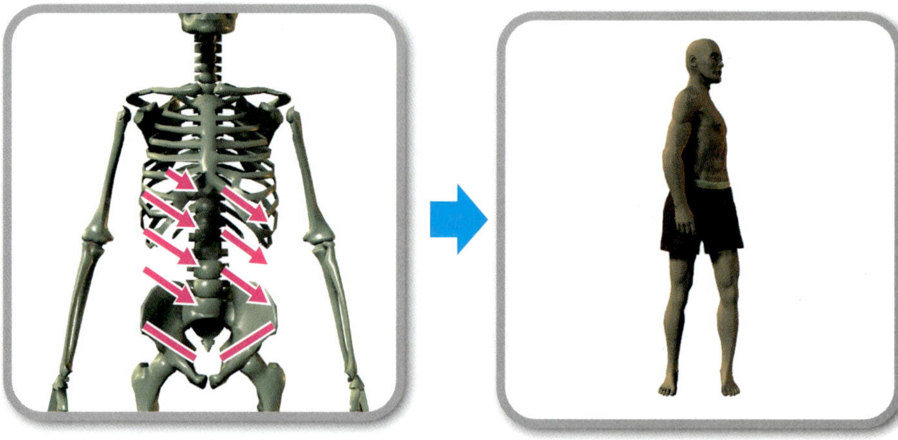

⊙ 같은 쪽 돌림, 반대쪽 돌림에 대해서

어떤 근육의 한쪽이 작용하면 몸통 부위의 같은 쪽에 돌림이 발생하는 경우(예를 들면, 근육의 오른쪽이 작용하면 몸통 부위의 오른쪽 돌림이 발생하는 경우), 그 근육의 작용을 **같은 쪽 돌림**이라고 말합니다.

또한, 근육의 한쪽이 작용하면 몸통 부위의 반대쪽에 돌림이 발생하는 경우(예를 들면, 근육의 오른쪽이 작용하면 몸통 부위의 왼쪽 돌림이 발생하는 경우), 그 근육의 작용을 **반대쪽 돌림**이라고 말합니다.

조금 전의 「몸통 부위의 왼쪽 돌림」의 경우로 말하면 **오른쪽 배바깥빗근**이 작용하여 몸통 부위의 **왼쪽 돌림**이 발생했습니다. 따라서, 배바깥빗근의 작용은 「**반대쪽 돌림**」입니다.

또한, **왼쪽 배속빗근**이 작용하여 몸통 부위의 **왼쪽 돌림**이 발생했습니다. 따라서, 배속빗근의 작용은 「**같은 쪽 돌림**」입니다.

정리하면, **몸통 부위의 왼쪽 돌림은 오른쪽 배바깥빗근과 짧은등근육, 왼쪽의 배속빗근과 척주세움근의 작용**으로 발생합니다.

몸통 부위의 오른쪽 돌림은 왼쪽의 배바깥빗근과 짧은등근육, 오른쪽의 배속빗근과 척주세움근의 작용으로 발생합니다.

7

몸통 부위 왼쪽 돌림의 경우

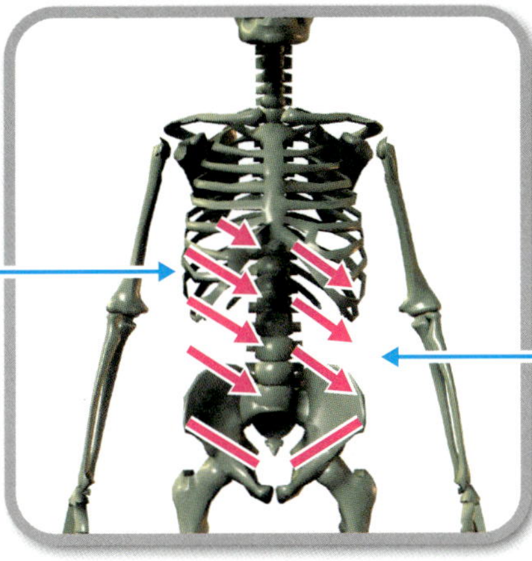

배가로근(복횡근, transversus abdominis muscle)

배가로근은 역동적인 관절운동을 일으키는 근육이 아니라 복압을 올리거나 강제로 숨을 내쉴 때 작용하는 근육입니다. 기본적으로는 골반과 가슴우리(흉곽)를 본래의 위치 관계로 만들어 「배를 움츠리게 하는 것」으로 자극할 수 있습니다.

자세를 유지하거나 몸통 부위를 안정시키는데 중요한 역할을 하고 있습니다.

허리네모근(요방형근, quadratus lumborum muscle)

주요 작용은 몸통 부위(허리 부위)의 가쪽굽힘입니다.

허리네모근의 이는곳은 엉덩뼈능선, 등허리근막이며 닿는곳은 제12 갈비뼈, 제1~4 허리갈비뼈돌기입니다.

허리네모근은 한쪽이 수축하면 골반과 허리 부위가 가까워지는 움직임=몸통 부위(허리 부위)의 가쪽굽힘이 발생합니다.

정리

	이는곳	닿는곳	주요 작용	지배신경
배바깥빗근	제5~12 갈비뼈	배곧은근집, 백색선, 엉덩뼈능선	[양쪽] 몸통 부위(등허리 부위)의 굽힘(골반의 뒤경사) [한쪽] 몸통 부위(등허리 부위)의 돌림(반대쪽 돌림), 가쪽굽힘	갈비사이신경 T5~T12
배속빗근	등허리근막, 엉덩뼈능선, 샅고랑인대	제10~12 갈비뼈, 배곧은근집, 백색선	[양쪽] 몸통 부위(등허리 부위)의 굽힘(골반의 뒤경사) [한쪽] 몸통 부위(등허리 부위)의 돌림(같은 쪽 돌림), 가쪽굽힘	갈비사이신경 T8~T12 엉덩아랫배신경 엉덩샅굴신경
배가로근	제7~12갈비뼈, 등허리근막, 엉덩뼈능선, 샅고랑인대	배곧은근집	복압 상승	갈비사이신경 T7~T12 엉덩아랫배신경 엉덩샅굴신경
허리네모근	엉덩뼈능선, 등허리근막	제12 갈비뼈, 제1~4 허리갈비뼈돌기	[한쪽] 허리 부위의 가쪽굽힘	갈비사이신경 T7~T12 엉덩아랫배신경 엉덩샅굴신경

트레이닝

몸통 부위 가쪽굽힘의「움직임」예

「몸통 부위의 가쪽굽힘」움직임에 자기 체중과 웨이트, 튜브 등으로 부하를 가하면 배바깥빗근, 배속빗근, 허리네모근, 척주세움근(보조근으로써 배곧은근, 짧은등근육)의 근력 트레이닝이 됩니다.

선 자세에서 몸통 부위의 가쪽굽힘

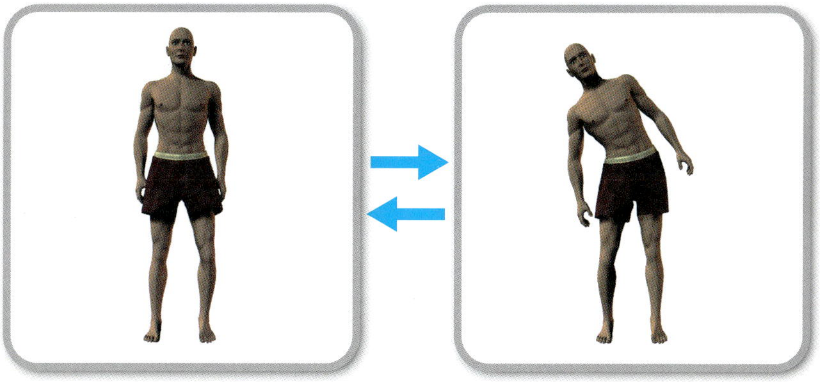

네발기기 자세에서 몸통 부위의 가쪽굽힘

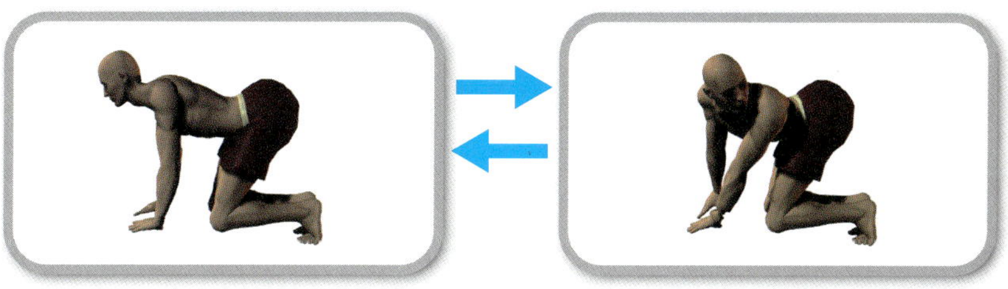

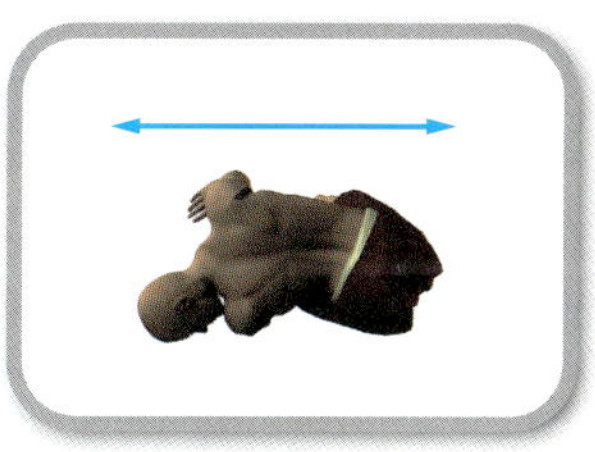

위에서 본 네발기기 자세에서 몸통 부위의 가쪽굽힘

바로 누운 자세에서 몸통 부위의 가쪽굽힘

(위쪽에서 본 모습)

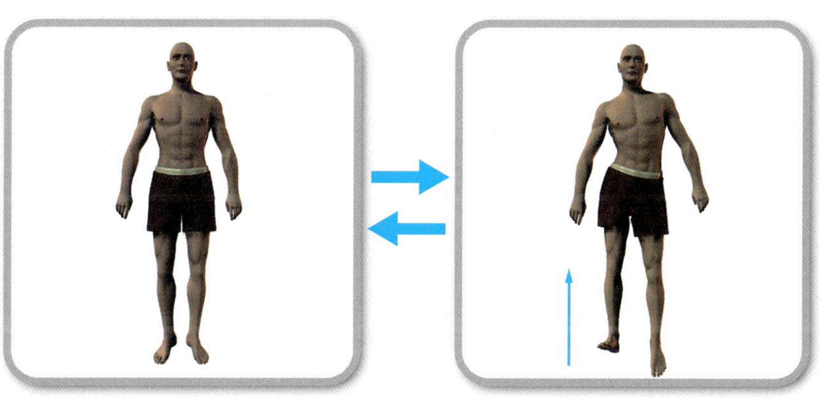

엎드린 자세에서 몸통 부위의 가쪽굽힘

(위쪽에서 본 모습)

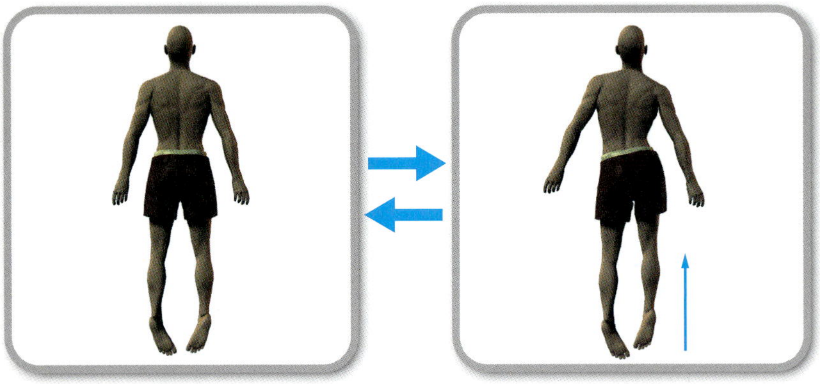

트레이닝

몸통 부위 돌림의 「움직임」 예

「몸통 부위 돌림」의 움직임에 자기 체중과 웨이트, 튜브 등에 부하를 가하면 배바깥빗근, 배속빗근, 허리네모근, 척주세움근, 짧은등근육의 「근력 트레이닝」이 됩니다.

선 자세에서 몸통 부위의 돌림

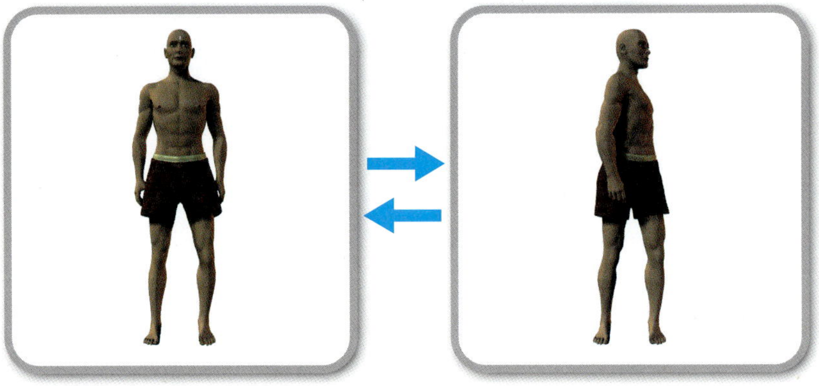

7

바로 누운 자세에서 몸통 부위의 돌림

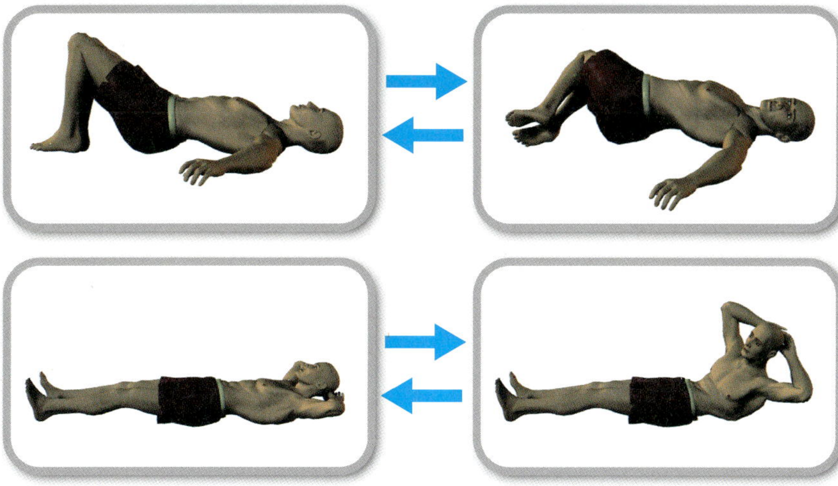

엎드린 자세에서 몸통 부위의 돌림

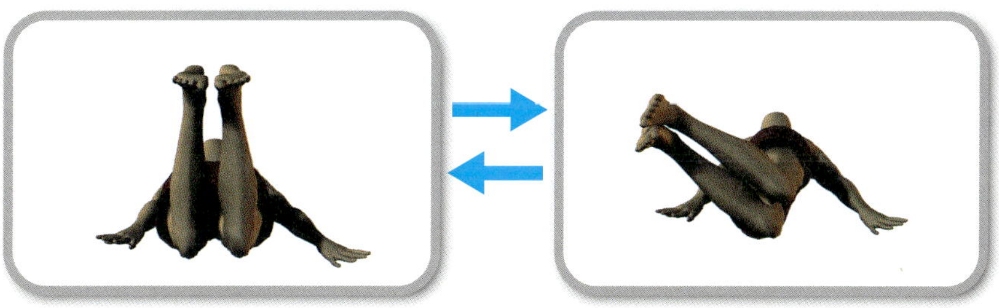

엎드린 자세에서 몸통 부위의 돌림을 옆에서 본 모습

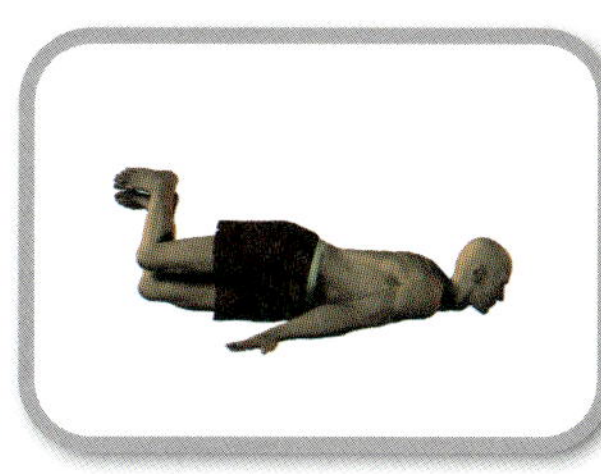

앉은 자세에서 몸통 부위의 돌림

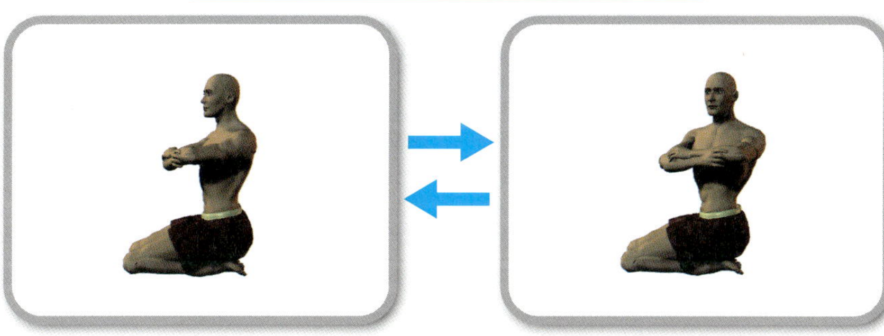

Chapter 2

등부위 근육의 분류와 작용

등부위의 근육도 다층 구조로 되어 있습니다. 여러가지 정리 방법이 있지만 여기에서는 다음과 같은 그림으로 파악합니다.

등부위 근육(고유 등근육)의 분류

긴등근육

얕은층

- ① 척주세움근
  - 엉덩갈비근(목엉덩갈비근, 등엉덩갈비근, 허리엉덩갈비근) 〈척주세움근의 가쪽 근육〉
  - 가장긴근(머리가장긴근, 목가장긴근, 등가장긴근) 〈척주세움근의 중간 근육〉
  - 가시근(머리가시근, 목가시근, 등가시근) 〈척주세움근의 안쪽 근육〉

가장 얕은층

- ② 널판근
  - (머리널판근, 목널판근)

짧은등근육

- ① 가로돌기가시근육
  - 반가시근(머리반가시근, 목반가시근, 등반가시근) — 얕은층
  - 뭇갈래근(목뭇갈래근, 등뭇갈래근, 허리뭇갈래근)
    - * 3개로 나누지 않는 경우도 많다.
  - 돌림근(목돌림근, 등돌림근, 허리돌림근) — 깊은층
- ② 가시사이근
  - (목가시사이근, 등가시사이근, 허리가시사이근) — 가장 깊은층
    - * 등가시사이근 결손이 있는 경우가 있음
- ③ 가로돌기사이근
  - (목앞가로돌기사이근, 뒤목가로돌기사이근, 등가로돌기사이근, 안쪽허리가로돌기사이근, 가쪽허리가로돌기사이근) — 가장 깊은층

뒤통수밑근육

- (큰뒤머리곧은근, 작은뒤머리곧은근, 아래머리빗근, 위머리빗근) — 제1, 2 목뼈와 뒤통수 사이에 있는 작은 근육

「고유 등근육」이란, 척수신경 뒤가지에 지배되고 있는 등근육의 총칭입니다.

인체의 등근육을 보면 표층은 등세모근(승모근)과 넓은등근(광배근)으로 덮여 있습니다. 등세모근 아래에는 마름근(능형근)과 어깨밑근(견갑하근) 등의 근육도 있습니다.

이 등세모근, 넓은등근, 마름근, 어깨밑근 등의 주요 작용은 팔부위(어깨뼈나 위팔뼈)를 움직이는 것입니다. 이 움직임을 지배하는 신경은 원래 목신경 앞가지입니다(등세모근은 뇌신경 중 하나인 척추더부신경=제11 뇌신경의 지배를 받고 있습니다).

고유 등근육은 이들 근육보다 아래층에 있으며 척추를 움직이거나 안정성을 유지하는 작용을 하는 근육입니다.

대략적으로 말하면, 인체의 등부위 표층에 있는 근육은 등세모근, 넓은등근, 마름근, 어깨밑근 등, 팔부위를 움직이는 근육으로 되어 있고, 그것보다 아래층이 척주를 움직이거나 안정성을 유지하는 작용을 가지는 고유 등근육이라는 것입니다.

고유 등근육은 ① **긴등근육**, ② **짧은등근육** ③ **뒤통수밑근육**의 크게 3가지로 분류할 수 있습니다.

⊙ 긴등근육

고유 등근육 중에서 표층에 위치하는 **척주세움근**과 **널판근**이 「**긴등근육**」이라고 불립니다.

◆ 긴등근육

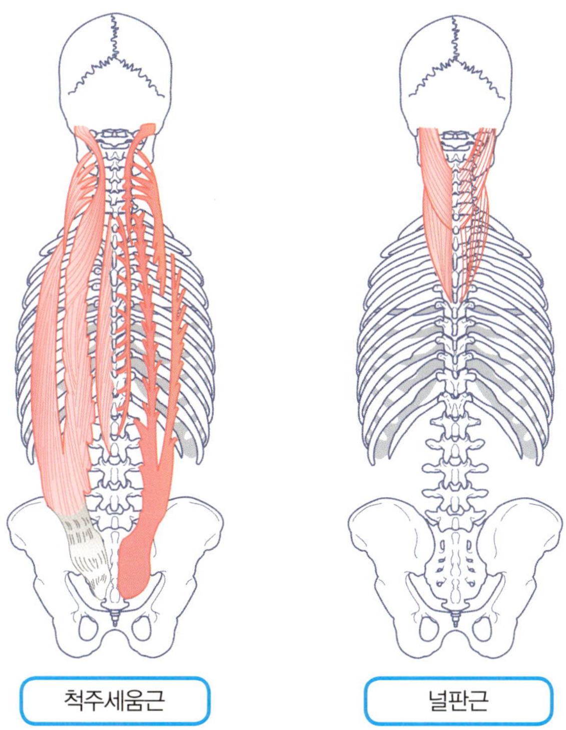

◉ 짧은등근육

「긴등근육」보다 더 깊은층(심층)에 있는 **가로돌기가시근육(반가시근, 뭇갈래근, 돌림근), 가시사이근, 가로돌기사이근**이 「**짧은등근육**」이라고 불립니다.

- 가로돌기가시근육(반가시근, 뭇갈래근, 돌림근)…… 척주가로돌기와 다른 척주가시돌기를 연결하는 근육
- 가시사이근…… 척주가시돌기와 다른 척주가시돌기를 연결하는 근육
- 가로돌기사이근…… 척주가로돌기와 다른 척주가로돌기를 연결하는 근육

◆ 짧은등근육

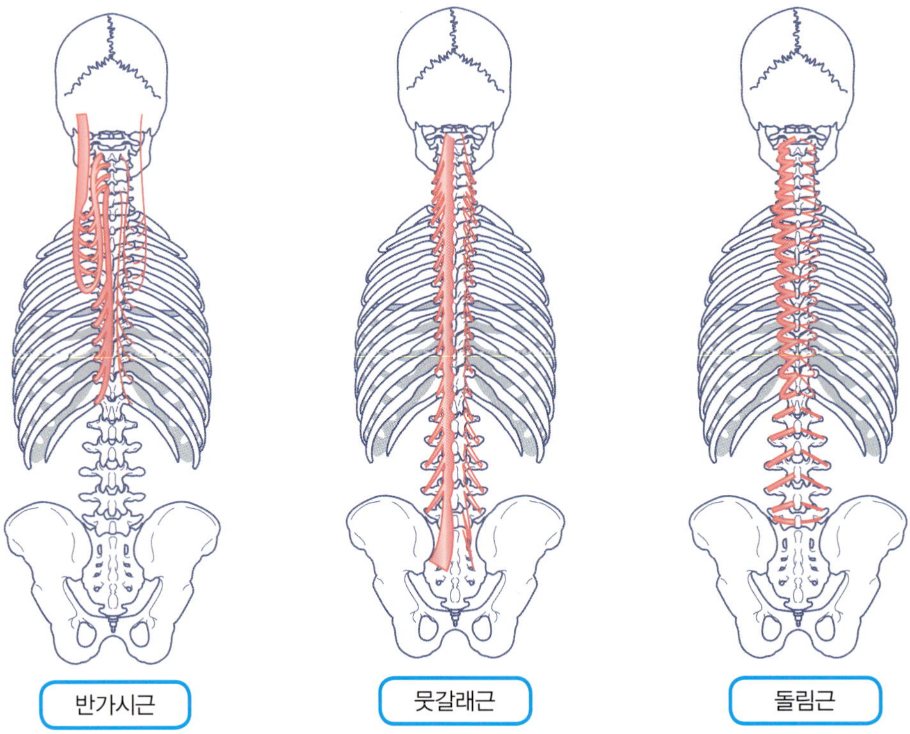

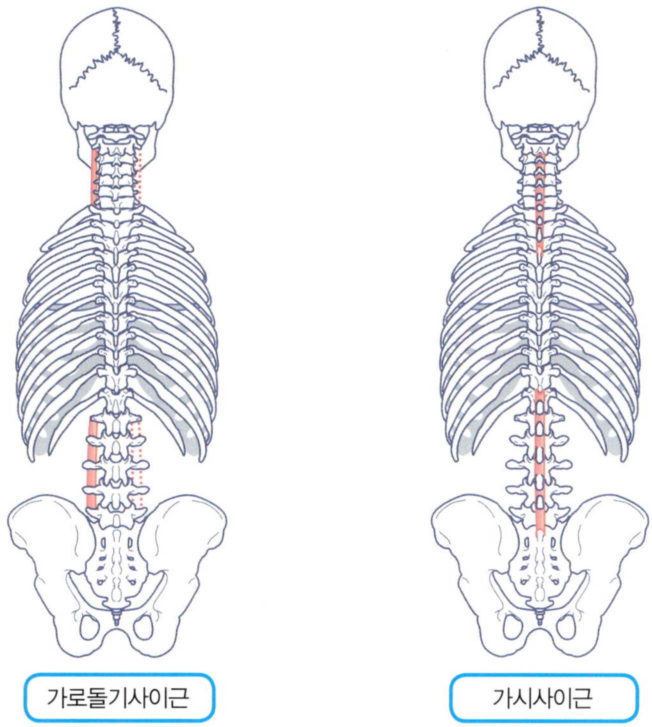

◉ 뒤통수밑근육

제1, 2 목뼈와 뒤통수 사이에 있는 작은 근육(큰뒤머리곧은근, 작은뒤머리곧은근, 아래머리빗근, 위머리빗근 등)은 「뒤통수밑근육」이라고 불립니다.

작용의 확인

여기에서는 간단하게 짧은등근육의 작용에 대해 확인해 보겠습니다. 척주세움근에 대해서는 part 2를 참조하시기 바랍니다.

짧은등근육의 작용은 「목부위·몸통 부위의 폄」 「목부위의 가쪽굽힘」(「몸통 부위 가쪽굽힘」의 보조근으로써의 작용도 있습니다) 「목부위·몸통 부위의 반대쪽 돌림」이 있습니다.

목부위·몸통 부위의 폄

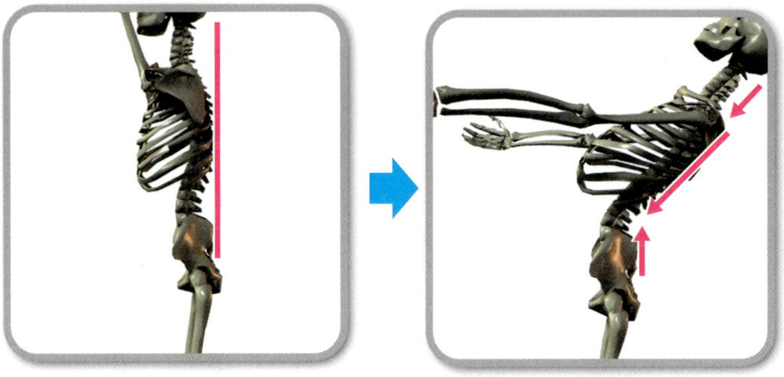

목부위 가쪽굽힘

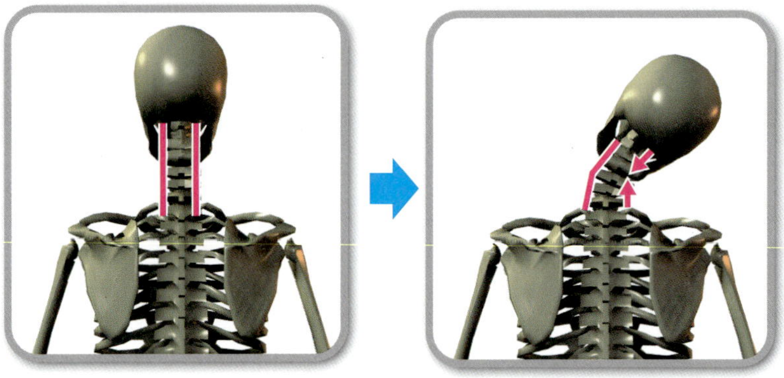

짧은등근육의 한쪽만 수축하면 '목부위 가쪽굽힘 운동'이 발생한다.

목부위·몸통 부위의 반대쪽 돌림

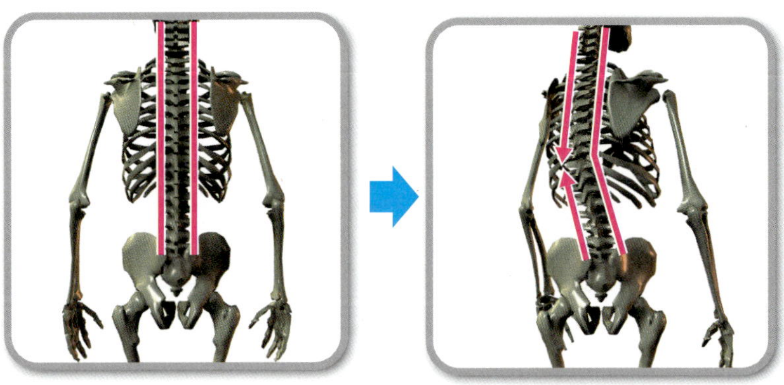

Chapter 3

넓은등근의 이는곳·닿는곳과 작용

넓은등근은 척주에서 위팔뼈(상완골)에 부착하는 유일한 근육입니다. 척주(아래 등뼈~엉치뼈)와 위팔뼈에 연결되어 있는 근육이 있다는 것은 위팔뼈의 움직임이 허리 부위의 컨디션에 영향을 미친다는 것입니다.

이는곳과 닿는곳의 확인

이는곳 : 아래 등뼈, 허리뼈, 엉치뼈 극돌기, 엉덩뼈능선, 갈비뼈 아래, 어깨뼈 아래각, 등허리근막

닿는곳 : 위팔뼈 작은결절능선

넓은등근의 이는곳·닿는곳

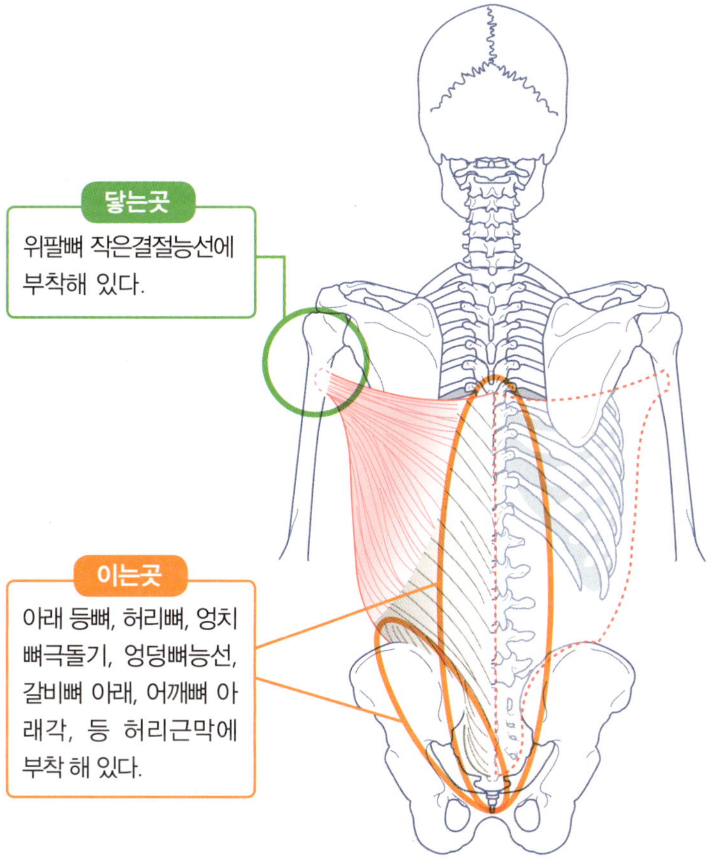

작용의 확인

어깨관절의 폄(신전)

넓은등근의「닿는곳」(위팔뼈)은 표준적인 선 자세로 말하면 넓은등근의「이는곳」(아래 등뼈 이하의 척주 등)보다 앞에 위치하기 때문에「이는곳」은 그 상태로 넓은등근이 수축하면,「닿는곳」이「이는곳」에 가까워집니다.=어깨관절의 폄(신전)이 발생합니다.

어깨관절이 굽힘하면 넓은등근은 늘어나게 되므로, 넓은등근은 어깨관절을 굽힘 자세에서 폄자세로 넘어가는 움직임으로 자주 작용합니다.

어깨관절의 폄

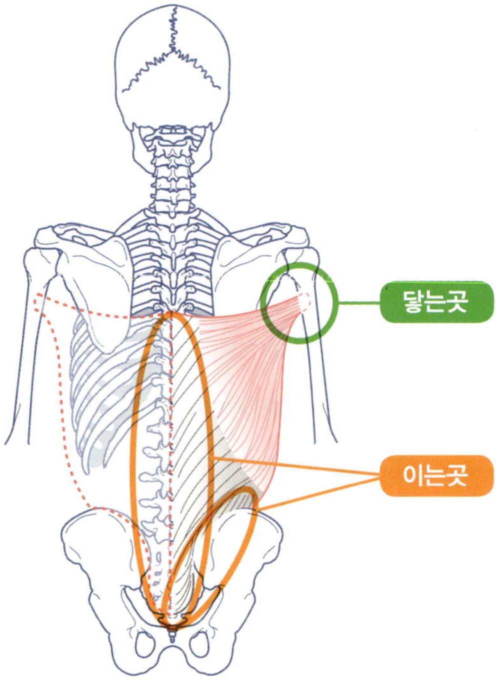

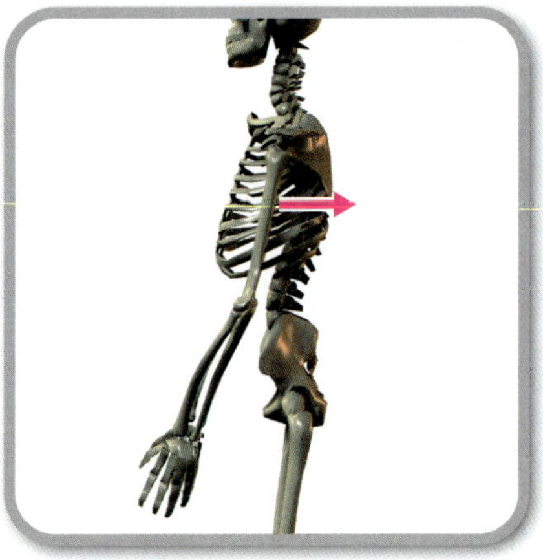

7

트레이닝

어깨관절이 굽힘 자세에서 폄자세로 넘어가는「움직임」의 예

기본적으로 이 넓은등근의「이는곳」과「닿는곳」의 거리가 짧아지는(수축하는) 움직임(=예 : 어깨관절의 폄이나 모음 등)에 자기 체중이나 웨이트, 튜브 등으로 부하를 가하면 넓은등근의「근력 트레이닝」이 됩니다.

시티드 로우(seated row)

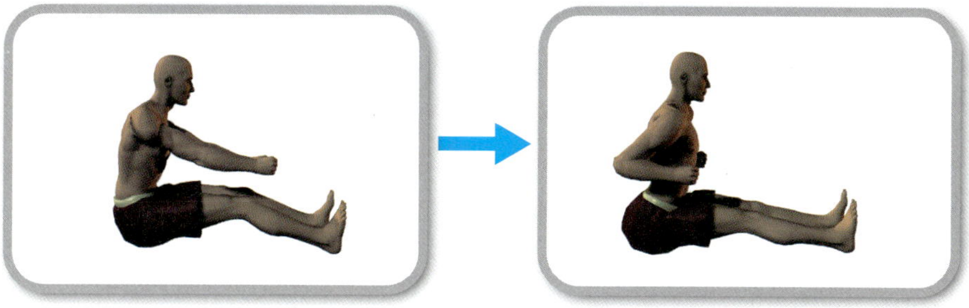

벤트 오버 로우(bent-over row)

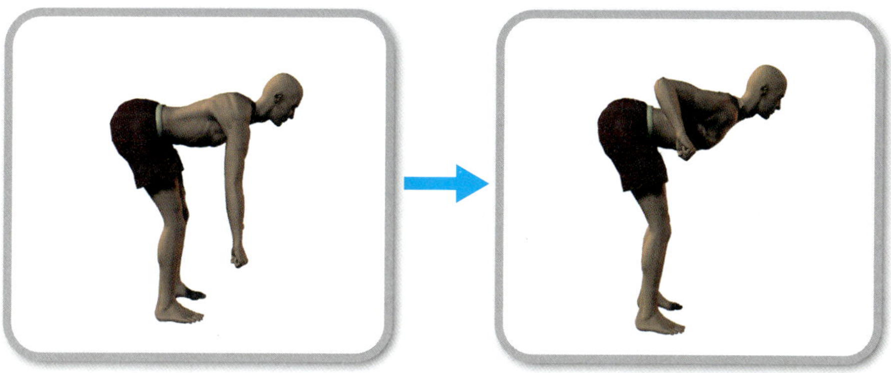

원 핸드 벤트 오버 로우(one-hand bent-over row)

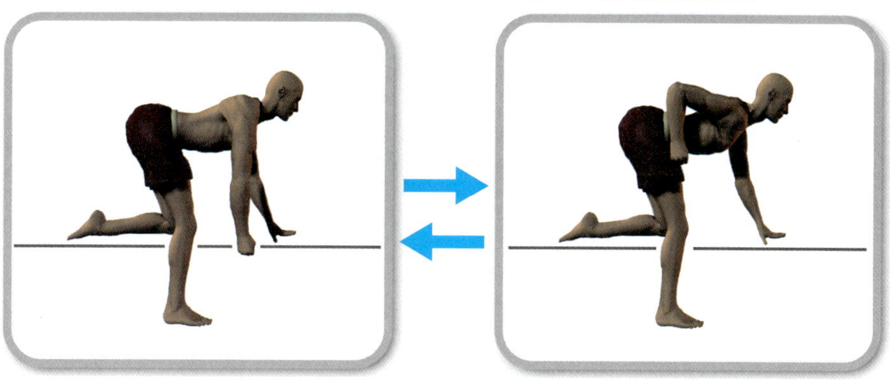

◉ 어깨관절의 모음(내전)

넓은등근의 「닿는곳」(위팔뼈)은 「이는곳」(아래 등뼈 이하의 척주 등)보다 가쪽에 위치하기 때문에 「이는곳」은 그 상태로 넓은등근이 수축하면, 「닿는곳」이 「이는곳」에 가까워짐=어깨관절이 모음(내전)됩니다.

어깨관절이 벌림(외전)하면 넓은광근은 늘어나게(신장) 되므로 어깨관절을 벌림 위치로부터 모음하는 움직임으로 자주 작용합니다.

◆ 어깨관절의 모음

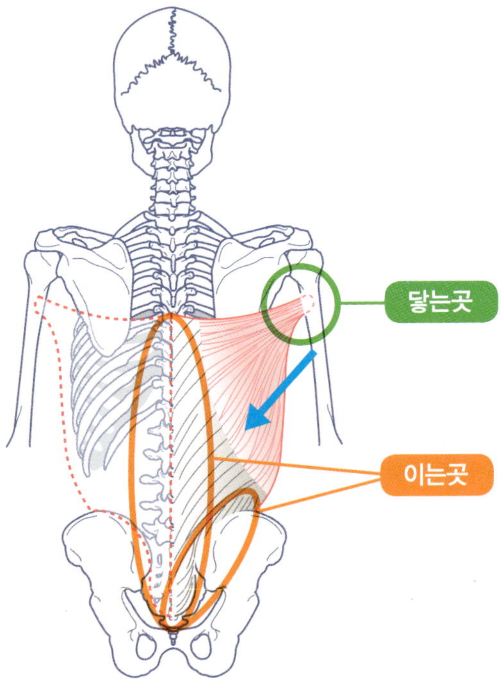

트레이닝

어깨관절이 벌림 위치에서 모음하는「움직임」의 예

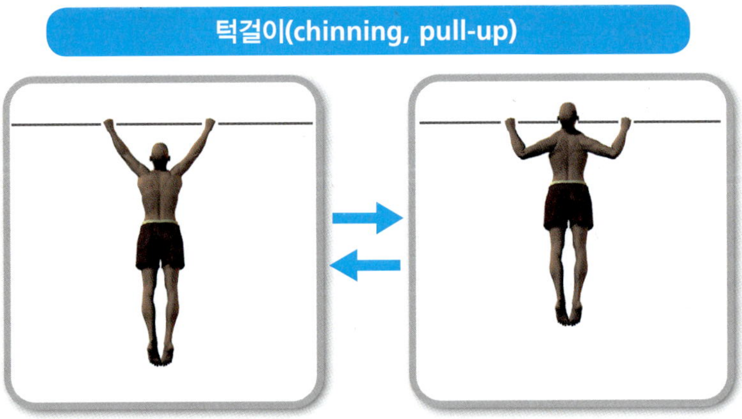

7

어깨관절의 안쪽돌림(내회전)

넓은등근의 「닿는곳」은 위팔뼈의 앞면에 부착되어 있습니다.

따라서, 「이는곳」은 그대로의 상태로 넓은등근이 수축하면 **위팔뼈가 안쪽돌림합니다(=어깨관절 안쪽돌림).**

기타 작용

어깨관절의 수평신전(수평외전) 등의 작용이 있습니다.

넓은등근과 「골반의 앞경사」

넓은등근은 아래 등뼈 이하의 척주(이는곳)로부터 위팔뼈(닿는곳)에 부착해 있습니다.

팔을 위로 올리면(어깨관절 굽힘·벌림 동작) 넓은등근의 「닿는곳」(위팔뼈)이 「이는곳」(아래 등뼈 이하 척주 등)으로부터 멀어집니다. 넓은등근 자체가 늘어나게(신장) 되는 것입니다.

이때 넓은등근에 충분한 유연성이 있으면 팔을 들어 올려도 특히, 허리 부위에는 영향을 주지 않습니다(다음 페이지 그림 참조).

그러나 넓은등근의 유연성이 없는 상태에서 팔을 들어 올리려 한다면(어깨관절 굽힘 동작) 몸통 부위를 과도하게 폄(신전)해야 합니다.

특히 테니스의 서브, 야구 등 던지는 동작이 필요한 스포츠나 수영 등 어깨보다 위팔을 올리는 동작이 필요한 스포츠에서는 넓은등근에 충분한 유연성이 없으면 팔을 들어 올리는 동작에서 몸통 부위(허리 부위)에 너무 많은 부담이 될 수 있으므로 주의가 필요합니다.

넓은등근의 컨디션이 허리 부위에 부담으로써 영향을 주는 경우가 있다는 것을 확인해 둡니다.

또한, 인체에는 근막의 연결이나 근연결 등의 구조가 있습니다. 자세히 보면 어깨보다 위로 위팔을 들어 올리는 동작으로 허리 부위에 부담이 가는 것은 단순히 넓은등근의 유연성 저하뿐만 아니라 다른 요인도 있습니다.

◆ 넓은등근에 충분한 유연성이 없는 상태에서 팔 올리기

넓은등근에 충분한 유연성이 있는 경우

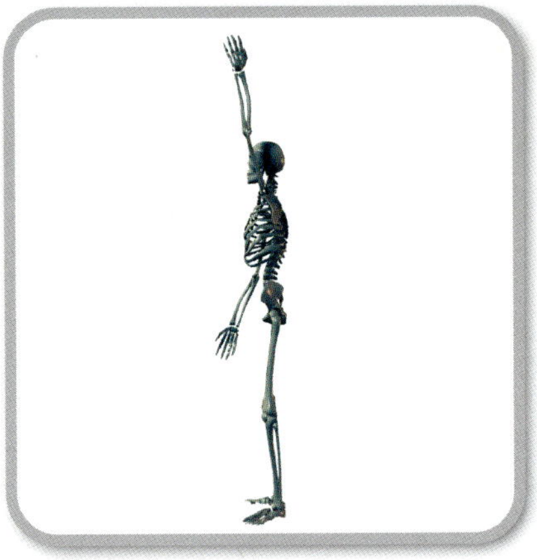

넓은등근에 충분한 유연성이 있으면 팔을 들어 올려도 허리 부위에는 영향이 나타나지 않는다.

넓은등근에 충분한 유연성이 없는 경우

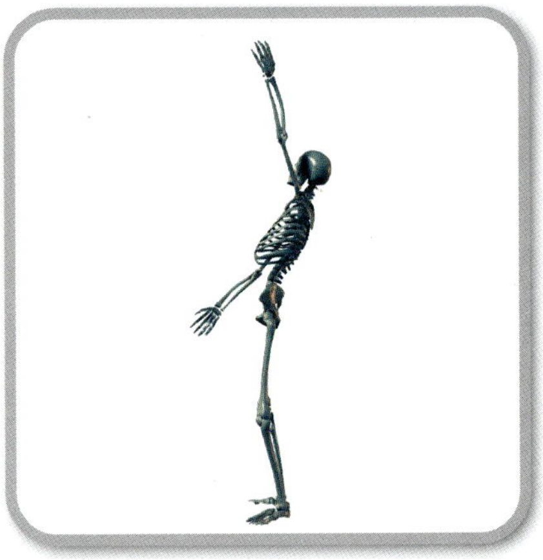

넓은등근에 충분한 유연성이 없는 상태로 팔을 들어 올리기(어깨관절 굽힘 동작) 위해서는 몸통 부위를 과도하게 늘려야 한다.

정리

	이는곳	닿는곳	주요 작용	지배신경
넓은등근	아래 등뼈, 허리뼈, 엉치뼈 극돌기, 엉덩뼈능선, 갈비뼈 아래, 어깨뼈 아래각, 등허리근막	위팔뼈 작은결절능선	어깨관절의 폄, 모음, 안쪽돌림(수평신전)	가슴등신경 C6~C8

7

Chapter 4

몸통 부위의 가쪽굽힘·돌림의 움직임으로 보는 「몸통 부위의 가쪽굽힘·돌림 작용을 하는 근육의 근육 컨디션」

여기에서는 「몸통 부위의 가쪽굽힘·돌림 작용을 하는 근육의 근육 컨디션」과 「몸통 부위의 가쪽굽힘·돌림의 움직임」에 대해 생각해 보겠습니다.

「몸통 부위의 가쪽굽힘」 작용을 하는 근육의 「근육 컨디션」과 「몸통 부위의 가쪽굽힘」의 움직임

배바깥빗근, 배속빗근, 허리네모근, 척주세움근 등 「몸통 부위의 가쪽굽힘」 작용을 하는 근육의 근육 컨디션(유연성이나 근력 등)에 좌우 차이가 있으면 좌우 가쪽굽힘 동작의 가동범위나 「편의성」에도 당연히 좌우 차이가 나타납니다.

반대로 좌우 가쪽굽힘 동작의 가동범위나 「편의성」에 좌우 차이가 있는 경우, 배바깥빗근, 배속빗근, 허리네모근, 척주세움근 등 「몸통 부위의 가쪽굽힘」 작용을 하는 근육의 근육 컨디션(유연성과 근력 등)에 좌우 차이가 있다는 것입니다.

「몸통 부위의 돌림」 작용을 하는 근육의 「근육 컨디션」과 「몸통 부위의 돌림」의 움직임

배바깥빗근, 배속빗근, 척주세움근, 짧은등근육 등 「몸통 부위의 돌림」 작용을 하는 근육의 근육 컨디션(유연성이나 근력 등)에 좌우 차이가 있으면 좌우 돌림 동작의 가동범위나 「편의성」에도 당연히 좌우 차이가 나타납니다.

반대로 좌우 돌림 동작의 가동범위나 「편의성」에 좌우 차이가 있는 경우, 배바깥빗근, 배속빗근, 척주세움근, 짧은등근육 등 「몸통 부위의 돌림」 작용을 하는 근육의 근육 컨디션(유연성과 근력 등)에 좌우 차이가 있다는 것입니다.

Chapter 5

선 자세(뼈의 배열)로 보는「몸통 부위의 가쪽굽힘·돌림 작용을 하는 근육의 근육 컨디션」

여기에서는 선 자세(뼈의 배열)와「몸통 부위의 가쪽굽힘·돌림 작용을 하는 근육의 근육 컨디션」과의 관계에 대해 정리해 보겠습니다.

「골반 좌우 기울기가 큰 타입」의 선 자세

몸통 부위의 가쪽굽힘에 작용하는 근육의 이는곳·닿는곳을 생각하면 이들 근육의 근육 컨디션에 좌우 차이가 있을 때 관상면(좌우 밸런스)에서의 가슴우리(흉곽)와 골반의 배열이나 척주의 배열 등에서 그 차이가 나타나는 것을 알 수 있습니다.

이러한 근육의 근육 컨디션(유연성과 근력 등)에 차이가 있으면「골반 좌우 기울기가 큰 타입」의 선 자세가 된다고 추측됩니다.

또한, 반대로 선 자세에서「골반 좌우 차이가 큰 타입」의 사람은 몸통 부위의 가쪽굽힘에 작용하는 근육의 근육 컨디션(유연성과 근력 등)에 좌우 차이가 있는 것으로 생각할 수 있습니다.

◆「몸통 부위의 가쪽굽힘」작용을 하는 근육

주동근

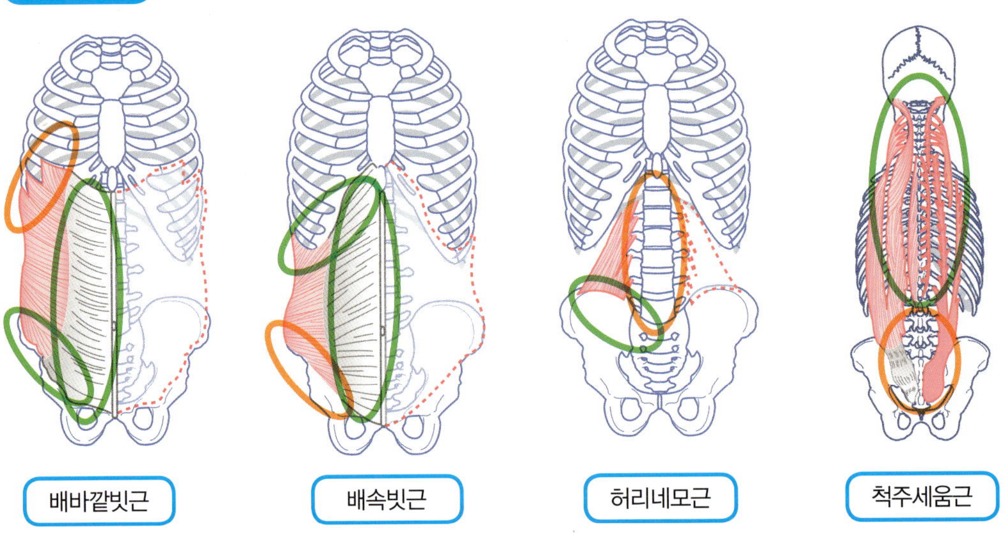

7

보조근

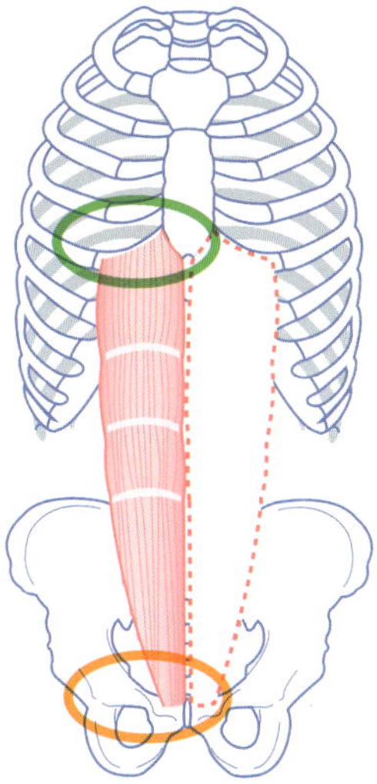

배곧은근

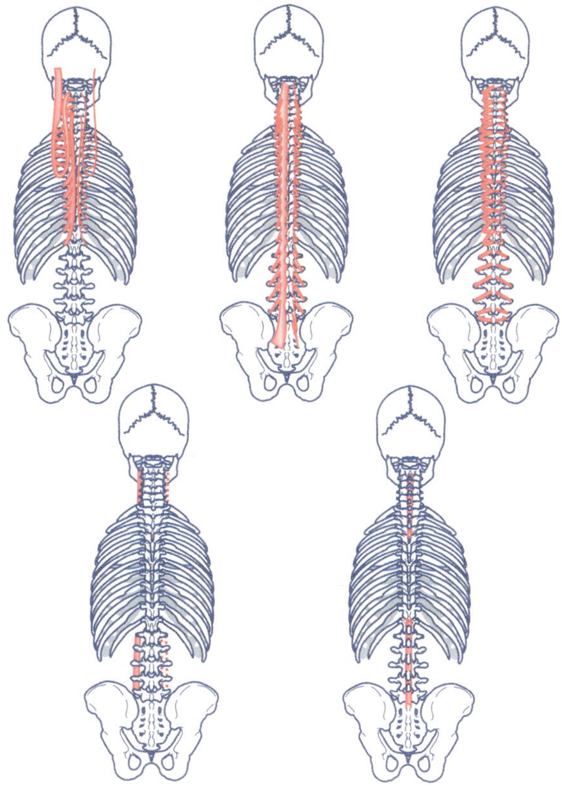

짧은등근육

골반 좌우의 기울기가 큰 타입

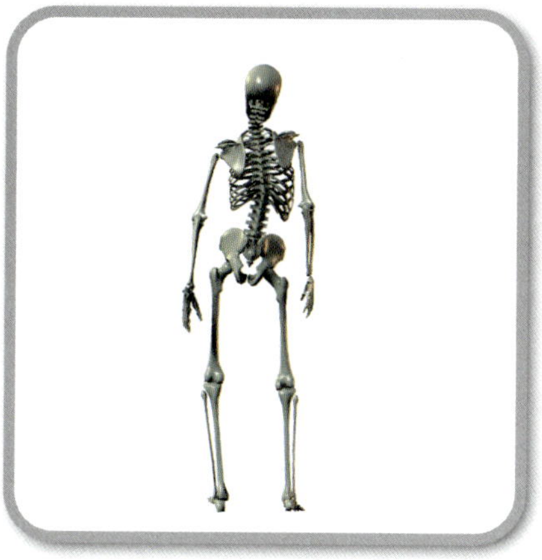

몸통 부위의 가쪽굽힘에 작용하는 근육 컨디션(유연성과 근력 등)에 좌우 차이가 있다.

7

「골반 위치의 비틀림이 큰 타입」의 선 자세

이 근육들은 간단히 말하면 몸통을 비트는 근육입니다.

따라서, 몸통 부위 돌림에 작용하는 근육의 근육 컨디션의 좌우 차이는 수평면(비틀림 정도)에서의 가슴우리와 골반 배열이나 척주 배열 등에 나타나는 것을 알 수 있습니다.

이들 근육의 근육 컨디션(유연성이나 근력 등)에 좌우 차이가 있으면「골반 위치의 비틀림이 큰 타입」의 선 자세가 될 것으로 추측됩니다.

또한, 반대로 선 자세에서「골반 위치의 비틀림이 큰 타입」인 사람은 몸통 부위 돌림에 작용하는 근육의 근육 컨디션(유연성과 근육 등)에 좌우 차이가 있는 것을 생각할 수 있습니다.

◇ 몸통 부위의 돌림 작용을 하는 근육

같은 쪽 돌림

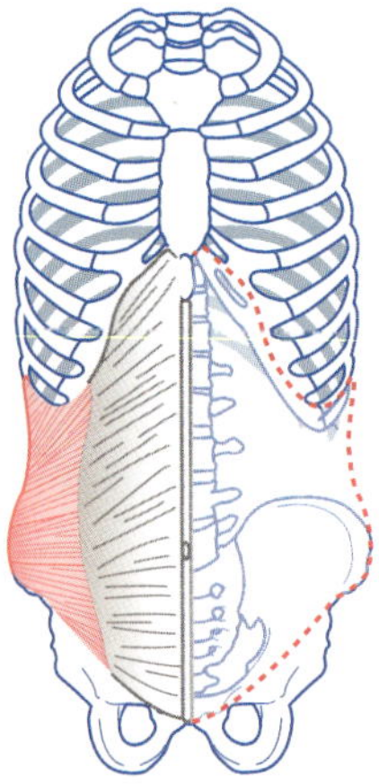

배속빗근

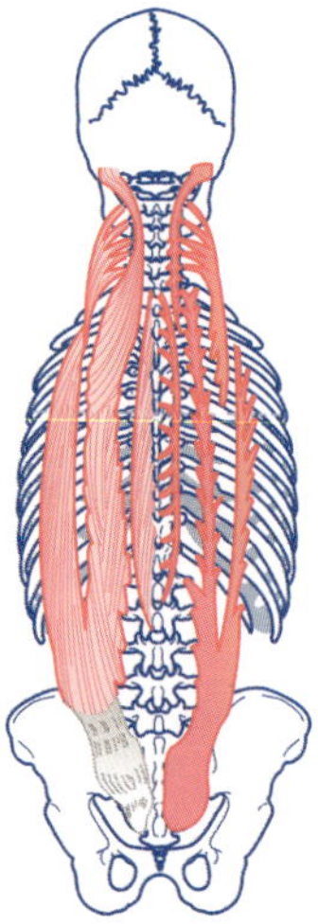

척주세움근

7

반대쪽 돌림

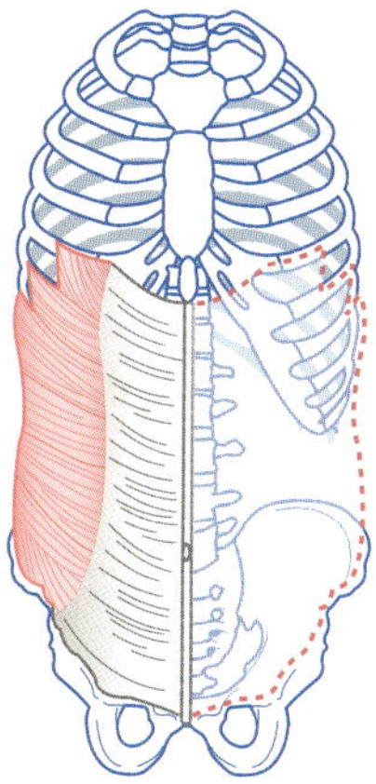

배바깥빗근

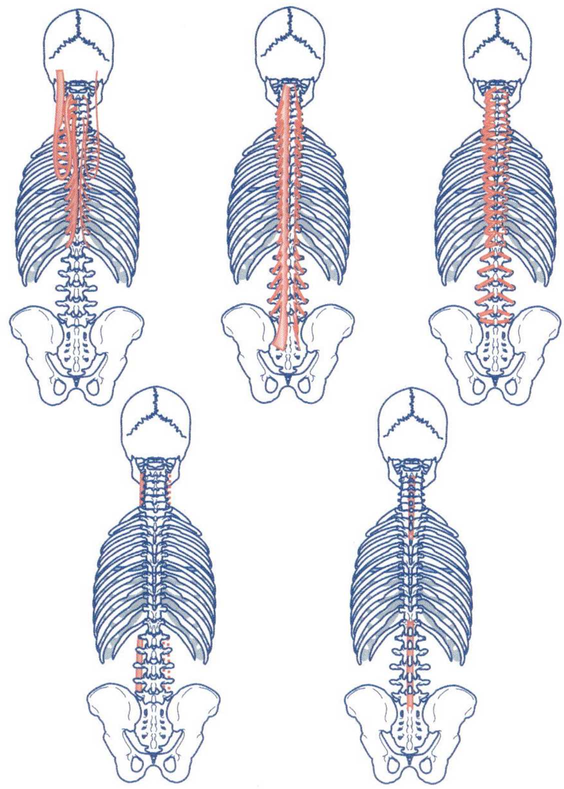

짧은등근

골반 위치의 비틀림이 큰 타입

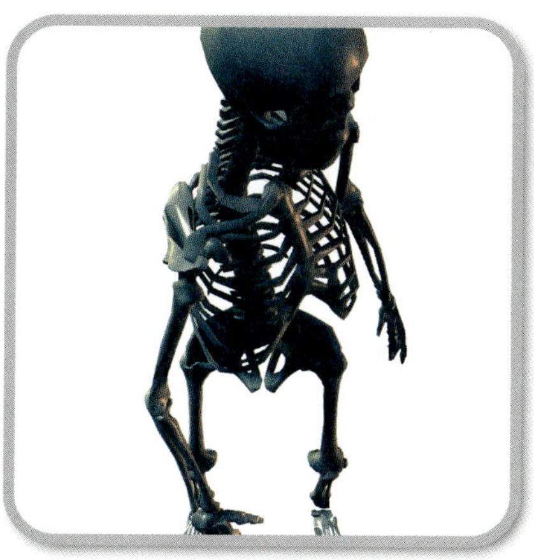

몸통 부위 돌림에 작용하는 근육의 근육 컨디션
(유연성과 근력 등)에 좌우 차이가 있다.

선 자세와 골반에 부착하는 근육

지금까지 배운 것을 포함해 선 자세(골반 앞경사의 상태)와 「골반에 부착하는 근육」의 근육 컨디션에 대해 정리합니다.

「골반 앞경사가 작은(골반 뒤경사) 타입·허리를 둥글게 구부린 자세」로 예를 들면, 허리통증이 있는 사람에 대해 지금까지 각 장에서 배운 지식을 종합하면 아래와 같은 예측이 됩니다.

❶ 근긴장(유연성 저하)이 있을지도 모르는 근육

① 배곧은근, ② 큰볼기근, ③ 햄스트링, ④ 심층 가쪽돌림근(6근), ⑤ 배바깥빗근, ⑥ 배속빗근

❷ 근력 저하가 있을지도 모르는 근육

① 척주세움근, ② 엉덩허리근, ③ 넙다리곧은근, ④ 넙다리근막긴장근, ⑤ 넙다리모음근육, ⑥ 작은볼기근, ⑦ 짧은등근육

한편, 「골반 앞경사가 큰 타입·허리를 뒤로 젖힌 자세」인 사람의 경우, 다음과 같이 예측이 가능합니다.

❶ 근긴장(유연성 저하)이 있을지도 모르는 근육

① 척주세움근, ② 엉덩허리근, ③ 넙다리곧은근, ④ 넙다리근막긴장근, ⑤ 넙다리모음근육, ⑥ 작은볼기근, ⑦ 짧은등근육

❷ 근력 저하가 있을지도 모르는 근육

① 배곧은근, ② 큰볼기근, ③ 햄스트링, ④ 심층 가쪽돌림근(6근), ⑤ 배바깥빗근, ⑥ 배속빗근

실제로 체크해 보고 그렇다면, 유연성 저하에 대해서는 유연성을 높이는 운동을, 근력 저하에 대해서는 근력 트레이닝을 하면 골반 앞뒤의 당김 상태(기초 장력)를 바꿀 수 있습니다.

그러면 골반의 앞경사 상태가 개선되기 쉬워지고, 허리에 부담이 경감되어 결과적으로는 허리통증이 개선될 수도 있습니다.

Chapter 6

배바깥빗근·배속빗근, 넓은등근의 유연성을 보는 방법

배바깥빗근·배속빗근, 넓은등근 주위의 유연성 저하를 판단하는 하나의 기준으로 활용합니다.

배바깥빗근·배속빗근의 유연성을 보는 방법(예)

방법

① 엎드린 자세에서 양쪽 무릎관절을 90도 정도 굽힘시킵니다.

② 가슴우리(흉곽)는 바닥에 붙인 채, 두 다리를 모으고 몸통 부위를 돌림(회전)합니다. 가슴 부위가 바닥에서 떨어지지 않는 범위 내에서 가능한 곳까지 몸통 부위를 돌림하고, 좌우로 실행합니다.

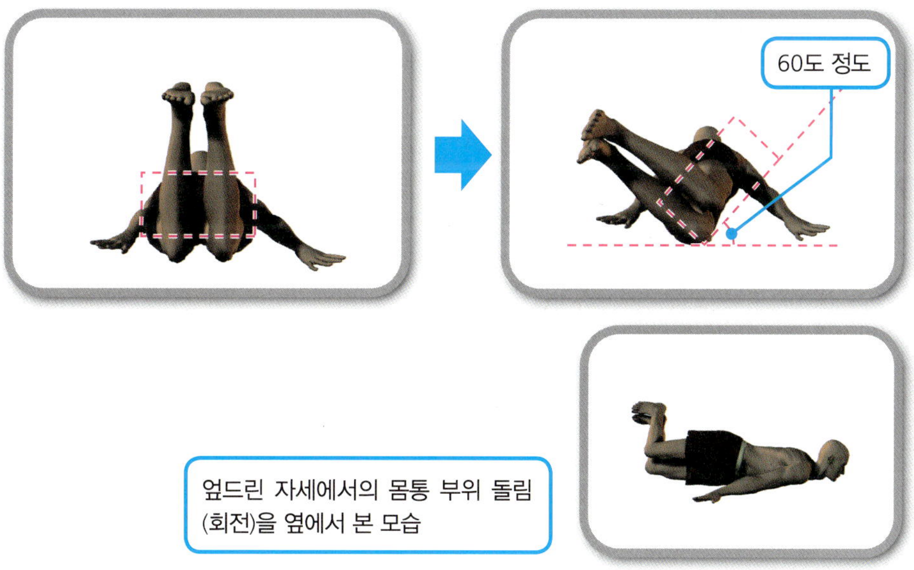

판단 기준

골반의 돌림(회전) 각도가 60도 미만인 경우, 배바깥빗근, 배속빗근 주위에 유연성 저하나 경직성이 있을지도 모릅니다.

배바깥빗근·배속빗근의 유연성이 저하된 사람의 특징

① 「골반 앞경사가 작은(골반 뒤경사) 타입·허리를 둥글게 구부린 자세」를 볼 수 있습니다(P.72 ① 그림 참조).

② 좌우 배바깥빗근·배속빗근의 유연성에 차이가 있는 경우는 「골반 위치의 비틀림이 큰 타입」의 선 자세일지도 모릅니다(P.74 ③ 그림 참조).

③ 「몸통 부위의 폄」 움직임이나 자세를 충분히 할 수 없습니다. 허리 부위는 항상 굽힘(과도한 굽힘)되어 부담이 가기 쉬운 상태로 되어 있습니다.

④ 배바깥빗근·배속빗근의 유연성에 좌우 차이가 있는 경우는 「몸통 부위의 돌림」의 움직임으로 가동범위나 감각에 좌우 차이가 나타납니다.

넓은등근의 유연성을 보는 방법(예)

방법

① 바로 누운 자세에서 팔을 귀 옆까지 올립니다.

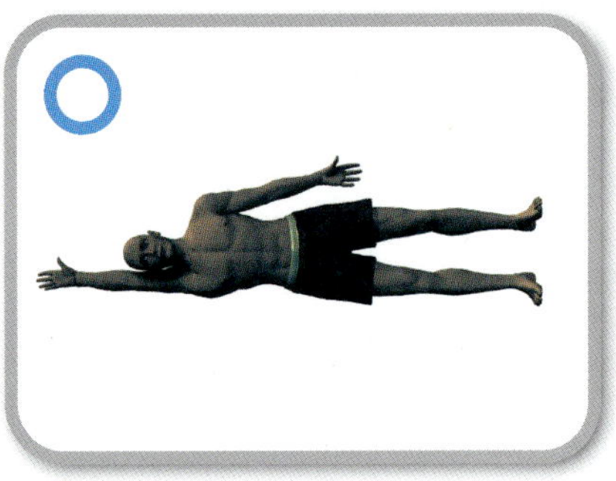

팔이 귀 옆까지 올라와 있는 예

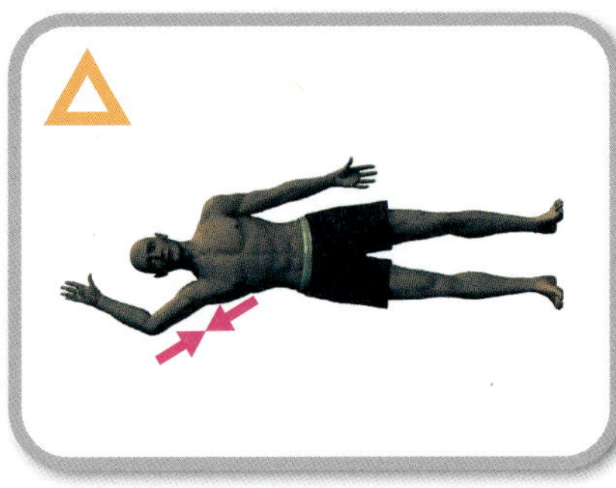

넓은등근의 유연성이 저하되고 있을지 모르는 예

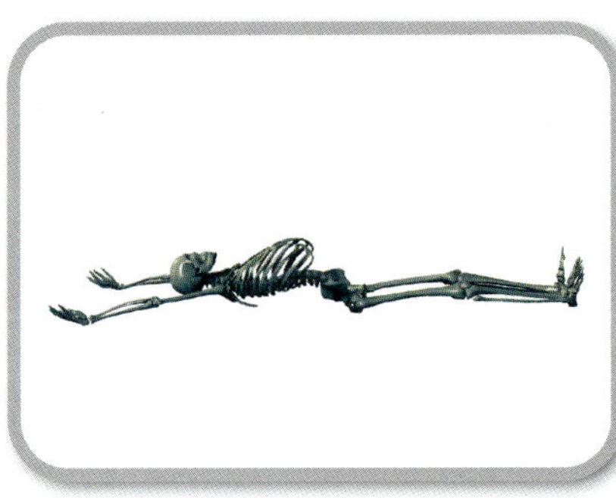

넓은등근에 유연성 저하가 있는 경우, 바로 누운 자세에서 팔을 귀 옆까지 올리려면 허리가 젖혀질 수도 있다.

판단 기준

넓은등근에 유연성 저하가 있는 경우, 바로 누운 자세에서 팔을 귀 옆까지 올리려면, 허리가 젖혀질 수도 있습니다. 또한, 바로 누운 자세에서 팔을 귀 옆으로 올리고 팔에 힘을 빼면 귀에서 팔이 떨어지게 됩니다.

넓은등근의 유연성이 저하된 사람의 특징

① 팔을 올리는 동작에서는 몸통 부위의 폄(신전)이 커집니다.
② 앞팔끼리 맞댄 상태에서 위로 올리면 팔꿈치의 위치가 코의 위치보다 위로 올라가지 않을 수 있습니다.

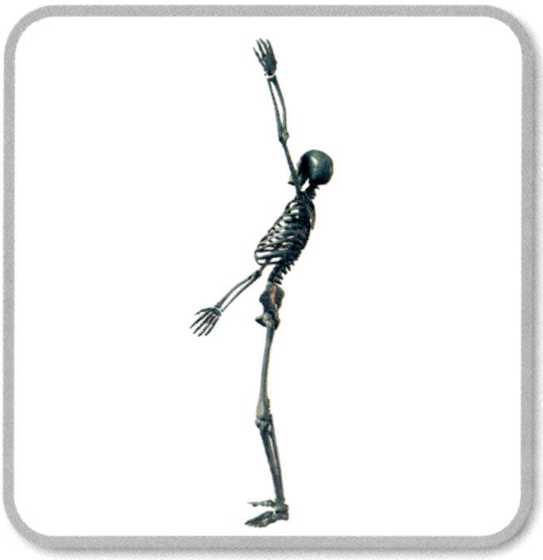

팔을 위로 올리는 동작에서는 몸통 부위의 폄(신전)이 커집니다.

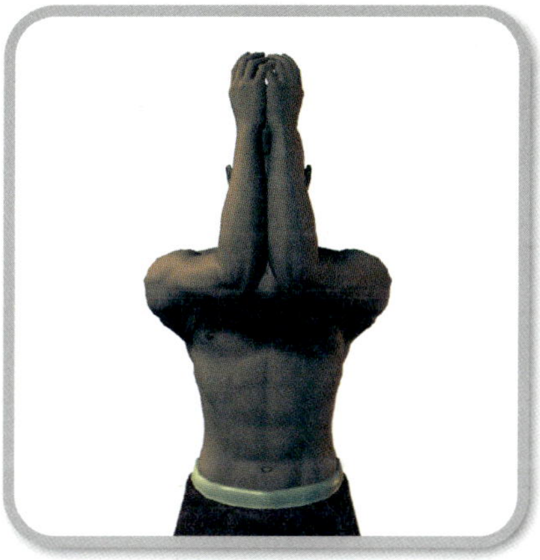

앞팔끼리 맞댄 상태에서 위로 올리면 팔꿈치의 위치가 코의 위치보다 위로 올라가지 않을 수 있습니다.

7

참고문헌

新しい解剖生理学　改訂第10版：山本敏行・鈴木泰三・田崎京二著、南江堂、1999年

医学用語読み方辞典：医学用語研究会編、ユリシス、1998年

イラストでまなぶ解剖学：松村讓兒著、医学書院、1999年

動きでわかる解剖と機能：Joseph E.Donnelly著、福林徹監修、中村千秋・渡部賢一訳、医道の日本社、1999年

動きの解剖学：Blandine Calais-Germain著、仲井光二訳、科学新聞社、1995年

動きの解剖学Ⅱエクササイズ編：Blandine Calais-Germain・Andree Lamotte著、仲井光二訳、科学新聞社、1997年

運動解剖学図譜：高橋彬監修、顧徳明・繆進昌編著、ベースボールマガジン社、1990年

運動学：斎藤宏著、（社）全国柔道整復学校協会監修、医歯薬出版、2003年

運動学（リハビリテーション医学全書4）：明石謙著、医歯薬出版、199(1年

解剖学講義　改訂2版：伊藤隆著、高野廣子改訂、南山堂、2001年

解剖実習の手びき：寺田春水・藤田恒夫著、南山堂、1994年

解剖生理学　知識の整理　第5版：伊藤一郎著、医歯薬出版、1992年

からだの地図帳：高橋長雄監修・解説、講談社、1989年

関節可動域表示ならびに測定法：日本整形外科学会、日本リハビリテーション医学会、1995年

基礎運動学　第6版：中村隆一・齊藤宏・長崎浩著、医歯薬出版、2003年

基礎力アップ　問題演習1　解剖生理学：竹内修二著、医学芸術社、1999年

基本人体解剖図：伊藤一郎監修、金園社、1984年

筋骨格系検査法：Jeffrey Gross・Joseph Fetto・Elaine Rosen著、石川斉・嶋田智明　監訳、石川斉・中島喜代彦・日高正巳・嶋田智明・奥村直之・天満和人・有馬慶美・武政誠一訳、医歯薬出版、1999年

クリニカルマッサージ：James H.Clay・David M.Pounds著、大谷素明監訳、医道の日本社、2004年

骨：ジニー・ジョンソン著、エリザベス・グレイ画、白水社、1995年

骨格（ビジュアル博物館　第3巻）：Steve Parker著、伊藤恵夫監修、同朋舎、1990年

骨格筋の形と触察法：河上敬介・磯貝香著、河上敬介・小林邦彦編集、大峰閣、1998年

コ・メディカルのための実用運動学：佐藤和男著、メヂカルフレンド社、1993年

写真で学ぶ整形外科テスト法　改訂新版：Joseph J.Cipriano著、斉藤明義監訳、医道の日本社、1995年

触診解剖アトラス　頸部・体幹・上肢：Serge Tixa著、奈良勳監訳、川口浩太郎・金子文成・藤村昌彦・佐藤春彦訳、医学書院、2002年

触診解剖アトラス　下肢：Serge Tixa著、奈良勳監訳、川口浩太郎・金子文成・藤村昌彦・佐藤春彦訳、医学書院、2001年

新・図解　機能解剖学：小出清一著、（社）日本エアロビックフィットネス協会・ヘルスネットワーク

編集室、1988年
身体運動の機能解剖：Clem W.Thompson、R.TFloyd著、中村千秋・土屋真希訳、医道の日本社、1997年
人体解剖学図譜集：川原群大監訳、アプライ、1995年
人体解剖カラーアトラス（原書第4版）：PH Abrahams・RT Hutchings・SC Marks Jr著、佐藤達夫訳、南江堂、1999年
身体所見のとりかた 第2版：川上義和編著、文光堂、1995年
人体の不思議展：人体の不思議展監修委員会監修、山鳥崇・Angelina Whalley著、吉岡直紀・安宅秀子訳、株式会社ワイプ
新・徒手筋力検査法 原著第6版：Helen J.Hislop・Jacqueline Montgomery著、津山直一訳、協同医書出版社、1996年
図解 関節・運動器の機能解剖 上肢・脊柱編：J.Castaing・J.J.Santini著、井原秀俊・中山彰一・井原和彦訳、協同医書出版社、1986年
図解 関節・運動器の機能解剖 下肢編：J.Castaing・Ph.Burdin・J.Delplace・la coll.de J.D.Le Roy著、井原秀俊・中山彰一・井原和彦訳、協同医書出版社、1986年
図解 四肢と脊椎の診かた：Stanley Hoppenfeld著、野島元雄監訳、首藤貴・狩山憲二・村上澄恵訳、医歯薬出版、1984年
図解 姿勢検査法：新関真人著、医道の日本社、2003年
図解 整形外科学検査法：新関真人著、医道の日本社、2000年
図説 運動器の機能解剖：Rene Cailliet著、荻島秀男訳、医歯薬出版、2000年
図説 関節の動きと筋力の診かた：Hazel M.Clarkson・Gail B.Gilewich著、山野慶樹監修、大久保衞監訳、医道の日本社、1998年
図説 筋の機能解剖：John H.Warfel著、矢谷令子・小川恵子著、医学書院、1993年
肉単：河合良訓監修、原島広至著、エヌ・ティー・エス、2004年
日本人体解剖学 上巻 改訂19版：金子丑之助原著、金子勝治・穐田真澄著、南江堂、2000年
入門人体解剖学 改訂第4版：藤田恒夫著、南江堂、1999年
PT・OT国家試験のための運動解剖生理学のまとめ 第5版：理学療法科学学会編、アイペック、1999年
標準人体解剖図：草間悟監修、金園社、1966年
複合運動でわかる脊柱の検査と治療：Brian C.Edwards著、辻井洋一郎監訳、医道の日本社、1999年
分冊解剖学アトラスⅠ 運動器：W.Kahle・H.Leonhardt・W.Platzer著、越智淳三訳、文光堂、1984年
骨単：原島広至著、河合良訓監修、エヌ・ティー・エス、2004年
みて，ふれて，測って学ぶ 生体のしくみ：藤井正子・桜木晃彦著、南山堂、1999年
めくってわかるからだのしくみ 人体絵本：ジュリアーノ・フォルナーリ著、加藤秀子訳、ポプラ社、1997年
目でみるからだのメカニズム：堺章著、医学書院、1994年

よくわかる筋の機能解剖：Bernard Kingston著、足立和隆訳、メディカル・サイエンス・インターナショナル、2000年
理学療法士・作業療法士・言語聴覚士のための解剖学　第3版：渡辺正仁監修、廣川書店、1999年
理学療法評価法　改訂第3版：岩倉博光監修、松澤正著、金原出版、1997年
わかりやすい解剖・生理学：新島迪夫著、鳳山社、1994年

찾아보기

한글

ㄱ

ㄴ·ㄷ·ㅁ

ㅂ·ㅅ·ㅇ

ㅈ · ㅊ

ㅌ · ㅎ

영문

A · B · C

D · E · G · H

I · L · O

P · Q · S · T · V